Dr. Sabine Gapp-Bauß

Angststörungen und Panikattacken dauerhaft überwinden

Dr. Sabine Gapp-Bauß

Angststörungen und Panikattacken *dauerhaft überwinden*

So funktioniert effektive Selbsthilfe

VAK Verlags GmbH
Kirchzarten bei Freiburg

Bibliografische Information der Deutschen Nationalbibliothek

Die Deutsche Nationalbibliothek verzeichnet diese Publikation
in der Deutschen Nationalbibliografie; detaillierte bibliografische Daten
sind im Internet über http://dnb.d-nb.de abrufbar.

VAK Verlags GmbH
Eschbachstr. 5
79199 Kirchzarten
Deutschland
www.vakverlag.de

2. Auflage 2021

Abbildungen: Sabine Gapp-Bauß u. Franziska Bauß
Lektorat: Norbert Gehlen
Coverdesign: Guter Punkt, München
Coverfoto: plprod / adobestock
Layout: Karl-Heinz Mundinger, VAK
Gesamtherstellung: Friedrich Pustet GmbH & Co KG, Regensburg
Printed in Germany
ISBN: 978-3-86731-222-6

Inhalt

„Geh an die Orte, die du fürchtest“

Pema Chödrön

Das größte Glück eines Menschen ist es,
auf einer tiefen Ebene verstanden zu werden.

Sabine Gapp-Bauß

Vorwort

Kaum eine psychische Krankheit wird hierzulande häufiger diagnostiziert als die Angst – und gleichzeitig wird darüber am seltensten gesprochen. Viele Menschen leiden still, und das seit Jahren. Dabei sind die Übergänge zwischen gesunder und krankhafter Angst fließend. Jeder vierte bis fünfte Mensch hat im Laufe seines Lebens einmal damit zu tun. Ängste und Panikstörungen erzeugen vielfach einen langwierigeren, oft auch latenten Leidensdruck. Gerade deshalb brauchen Betroffene die Hoffnung auf eine schnelle Entlastung. Mit diesem Buch möchte ich Ihnen wertvolles Wissen vermitteln, das Ihnen ermöglicht, das Wesen der Angst auf einer tieferen Ebene zu verstehen und lösungsorientiert mit der Angst umzugehen. Meine Erfahrung in der jahrelangen Arbeit mit Betroffenen hat gezeigt, dass es an diesem tieferen Verständnis für sich selbst und die eigene Art zu reagieren vielfach mangelt. Meine lösungsorientierten Empfehlungen hatten oft so positive Auswirkungen auf das Befinden, dass ich beschloss, sie in Form eines pragmatischen Handbuchs aufzuschreiben.

Dieses Buch bietet keine neue Therapiemethode, keine Patentrezepte, sondern gezielte Handlungsanleitungen aus einer ganzheitlichen Sichtweise. Salopp formuliert geht es darum, der Angst und allem, was damit zusammenhängt, auf die Schliche zu kommen und ihr systematisch das Wasser abzugraben.

In einer „vernetzten" Welt, in der sich die Innovationsspirale immer schneller dreht, gibt es vielfältige Anlässe für Ängste. Allerdings mögen uns die Angst- und Panikstörungen von Menschen in unserer relativ „geordneten" westlichen Welt fast lächerlich anmuten angesichts der Massen von Menschen, die aus *Todesangst* ihre Heimatländer verlassen und die Gefahren einer Flucht auf sich nehmen. Es hat aber keinen Sinn, die eine Angst mit der anderen zu vergleichen.

> Angst wird *ganz individuell* erlebt. Und Angst ist *immer* schlimm. Wie Sie noch erfahren werden, ist aber gerade das Phänomen Angst eine unserer mächtigsten Triebfedern, die uns überhaupt erst den Anstoß gibt, unsere Denkmuster zu verändern und neue Lösungswege zu erschließen.

Mit diesem Buch möchte ich Sie einladen, die Herausforderung der Angst anzunehmen und damit kreativ umzugehen. Damit das gelingt, brauchen wir eine grundsätzlich andere Sichtweise.

Worum es in diesem Buch geht

In meiner Arbeit als Ärztin habe ich es oft mit Menschen zu tun, die unter vielfältigen Formen von Angst leiden; unter anderem sind es Menschen mit generalisierter Angst- und Panikstörung, die schon vieles ausprobiert und oft auch wiederholte Klinikaufenthalte hinter sich haben. Unter einer Behandlung mit Tranquilizern und Antidepressiva ist die Angst meist auch recht schnell verschwunden – sie kommt jedoch nach einigen Wochen wieder. Der Grund: Es hat sich im Innern der Seele, im Körperempfinden und an geistigen Einsichten nichts Wesentliches verändert. Es ist kein neues Urvertrauen entstanden.

> Angst- und Panikstörungen werden meines Erachtens oft zu isoliert gesehen, als Symptome, die es zu beseitigen gilt. Wenn aber die Voraussetzungen fehlen – sowohl auf der körperlichen als auch auf der seelischen und der geistigen Ebene –, kann das nicht funktionieren. Mein Anliegen ist deshalb, Ihnen aufzuzeigen, wie man das Gehirn zu neuen „Verschaltungen“ anregen kann, um der übersteigerten Angst den Boden zu entziehen, und wie Sie als Betroffene seelisch wieder in die Balance kommen.

Dazu muss man Angst im Hinblick auf ihre Ursachen, aber auch auf die ganz persönlichen Ressourcen des Einzelnen als *ganzheitliches* Phänomen verstehen. Die Frage ist ja, wie es dazu gekommen ist, dass jemand schon seit Langem oder plötzlich, scheinbar „ohne Grund", unter Ängsten leidet. Ohne ständig analytisch in der Vergangenheit zu graben, gilt es die ganz eigene Sprache der Angst zu verstehen. Und sie will uns immer etwas sagen. Meist gibt es ein auslösendes Ereignis oder eine herausfordernde Situation, die das seelische Gleichgewicht eines Menschen aus den Fugen geraten lässt. Oder unterschwellig vorhandene Probleme treten aufgrund einer bestimmten Lebenssituation zutage.

Reines Analysieren reicht aber nicht, genauso wenig wie oberflächliches Trainieren alternativer Verhaltensmodelle. Wir brauchen Kopf, Herz und Hand (und Fuß), damit ein neues Selbstverständnis entsteht und Angst und Panik überflüssig werden. Immer muss man den *ganzen* Menschen in den Blick nehmen. Es ist wichtig, die körperliche Verfassung zu stärken, damit man über genügend Energie und „Standfestigkeit"verfügt, um sich mit den heftigen Emotionen und dem „Katastrophendenken" auseinandersetzen zu können. Es muss sich grundsätzlich etwas im Inneren verändern: Entscheidend ist nicht der Kampf *gegen* die Angst, sondern *für* ein neues Lebensgefühl, geprägt von Selbstvertrauen, Elan und Zuversicht.

Angst ist das Empfinden von bedrohlicher Ohnmacht, und zwar dann, wenn die Anforderungen, die an einen gestellt werden, höher zu sein scheinen als die Fähigkeit, diese zu bewältigen. Das ist auch dann so, wenn sich die Angst angeblich von ihren Auslösern schon völlig abgekoppelt hat, wie das in der medizinischen Diagnose der „generalisierten Angststörung" häufig formuliert wird. Denn auch wenn der Grund für eine Angstsymptomatik sich zunächst nicht so schnell erschließt, gibt es dafür Gründe, die man herausfinden muss.

Nicht immer und nicht in gleicher Weise haben Menschen das Empfinden von Angst – aus aktuellen Anlässen oder unterschwellig. Angst muss immer in einem ganz persönlichen Kontext gesehen werden. So ist insbesondere bei seelischen Störungen, vor allem bei traumatischen Vorerfahrungen, die Schwelle für das Empfinden von Angst deutlich herabgesetzt. Kleinste Reize von außen können als Auslöser („Trigger“) wirken und Menschen „unter Strom setzen“, sodass sie die gleichen Empfindungen hervorrufen, wie wenn das konkrete Angst auslösende Erleben von früher gerade jetzt stattfinden würde. Hier ist sehr entscheidend, ob jemand ausreichende Ressourcen hat, um diese Empfindungen zu kanalisieren: Dazu sind ein gutes Körpergefühl und seelische Stärke nötig, aber auch konkretes Wissen darüber, wie man mit den Folgen von Traumatisierungen „gehirngerecht“ umgeht.

Angst ist immer etwas Bedrohliches, das einen Menschen erst einmal aus seiner sicheren Alltagsroutine herausreißt. Oft wird die Sicherheit einer ganzen Familie in Frage gestellt; denken wir nur an eine Mutter oder einen Vater, die berufliche Versagensängste entwickeln. Da geht es um schnelle, individuell passende Hilfsangebote. Ich habe oft die Erfahrung gemacht, dass einfache Änderungen im Körpergefühl, in der Organisation des Alltags oder im Denken stabilisierend wirken. Auch psychotherapeutische Behandlungen schlagen dann besser an oder die Betreffenden kommen selbst auf kreative Ideen. Da geht es erst einmal um mehr Stehvermögen und einen klaren Kopf.

Manche Menschen leiden an einer auffallenden Erschöpfung, sodass Erholung und Tonisierung des Körpers im Vordergrund stehen. Bei anderen geht es um die Abfuhr gestauter und blockierter Energien und bei wieder anderen darum, den Alltag, das Leben und die Prioritäten zu sortieren, um mit Kraft und geistiger Klarheit statt mit Angst das Nächstliegende tun zu können. Oft haben allein diese ersten „Notfallmaßnahmen“ einen Mut machenden Effekt, sodass die Betreffenden ihr Leben wieder aus eigener Kraft in den Griff bekommen. Da in der Psychotherapie oft die Zeit fehlt, sich ausführlich mit stabilisierenden Selbsthilfemaßnahmen zu beschäftigen, erscheint es mir sinnvoll, sie hier systematisch aufzuschreiben: als ganzheitliches Konzept für Körper, Seele und Geist, aus dem sich jeder nach seinen individuellen Bedürfnissen etwas Heilsames heraussuchen kann.

Um eine klare Struktur vorzugeben und Ihnen die Übersicht über die heilenden Maßnahmen zu erleichtern, beschreibe ich im Folgenden vier „Schaltstellen", an denen man „drehen" kann, um den Ausstieg aus der Angst- und Stressspirale zu schaffen.

> Egal, um welche Angst es sich handelt – ob es sich um die Angst vor Spinnen, vor dem Autofahren oder um schwere traumatisch bedingte Angst- und Panikattacken handelt: Angst tritt immer dann auf, wenn Ihnen das Vertrauen zu sich selbst gerade abhanden kommt, warum auch immer.

Ich werde in diesem Buch deshalb ganz konkret beschreiben, was Angst auf der Körper- und der Empfindungsebene und neurobiologisch mit uns macht, damit verständlich wird, was sich ändern muss, damit diese – nicht gesunde – Angst einem gesunden Empfinden von Gelassenheit und Mut weichen kann.

Und noch etwas ist mir wichtig herauszustellen: Wenn Angst- und Panikstörungen als isoliertes Krankheitsbild gesehen werden, entsteht immer so etwas wie eine Kampfsituation, ganz nach dem üblichen Krankheitsverständnis, nämlich dass Symptome als störende Phänomene betrachtet werden, die man einfach nur „wegtherapieren" will. Ganze Psychologengenerationen haben das mit gut eingeführten verhaltenstherapeutischen Methoden versucht – mit mehr oder weniger gutem Erfolg. Die Angst war auch vielleicht erst einmal weg, kam aber bei der nächsten Stressbelastung wieder hervor. Oder sie verschob sich: Es entstanden plötzlich seltsame Krankheitssymptome oder die *eine* Angst war weg, dafür kam eine *andere.* Bei weniger tiefsitzenden Ängsten kann dieses Vorgehen durchaus sinnvoll sein. Auch gibt es inzwischen sehr effektive Methoden aus der energetischen Psychotherapie, die schnell wirken. Jedoch sind sich Psychologen inzwischen längst darüber einig, dass komplexere und systemische Faktoren aus der eigenen Biografie für das Empfinden von Angst eine große Rolle spielen.

Anders als beim bloßen „Wegtherapieren" geht es mir hier darum, der Angst und allen Lebensäußerungen, die damit zusammenhängen, eine freundliche Aufmerksamkeit zu widmen, im Sinne von: „Was willst du mir sagen?" und „Wie kann ich *dir* helfen?" Ich möchte den Fokus auf das *Gesunde* an der Angst legen.

Ansätze von dem, was in diesem Buch gesagt wird, haben Sie vielleicht schon einmal gehört oder gelesen, doch wie heißt es in einem Ausspruch von Konrad Lorenz, dem bekannten Verhaltensforscher, so treffend: „… gehört heißt nicht immer richtig verstanden, verstanden heißt nicht immer *ein*verstanden, *ein*verstanden heißt nicht immer angewendet und angewendet heißt noch lange nicht beibehalten" (Konrad Lorenz, 1903–1989, Nobelpreisträger von 1973)

Nehmen Sie sich deshalb etwas Zeit, um wirklich zu verstehen. Wer weniger Zeit aufbringen möchte, kann das Buch quer lesen. Auch können Sie sich bestimmte Teile oder einzelne praktische Übungen vornehmen, die gerade für Sie interessant sind. Ich habe mich bemüht, so zu schreiben, dass Sie an jeder Stelle des Buches „hineinlesen" können und davon profitieren.

Ich möchte betonen, dass eine psychotherapeutische Unterstützung – wenn sie für Sie stimmig ist – sehr hilfreich ist. Ein menschliches Gegenüber setzt Wegmarkierungen für den Gang durch den Nebel, geht manchmal voraus, geht mit. Möge dieses Buch Ihnen in ähnlicher Weise ein Geländer auf dem Weg aus der Angst bieten, an dem Sie sich festhalten können.

Informationen und Überlegungen zum besseren Verständnis von Angst und Panik

Das individuelle Gesicht der Angst und was daraus folgt

Alles ist mit allem verbunden. Man muss die Zusammenhänge nur verstehen.

„Die Angst kommt (plötzlich) über mich, sie fällt mich an, schleicht sich ein, überfällt mich, die Angst sitzt mir im Nacken, hat mich im Griff ...“ – Die Sprache drückt sehr treffend aus, dass ein Mensch, der Angst hat, sich übermannt, erschreckt, ohnmächtig, schwach, hilflos, ausgeliefert, machtlos oder gelähmt fühlt. Angst kann aber auch so „normal“ sein, dass die Betreffenden sie gar nicht mehr registrieren. Die Holocaust-Überlebende Anita Lasker Wallfisch antwortet in einem Interview auf die Frage, wie sie denn mit der ständigen Todesangst umgegangen sei: „Das Angstgefühl war unterschwellig immer präsent, aber man hat es nicht mehr beachtet.“ Wenn uns also etwas über lange Zeit hochgradig stresst, dann nehmen wir es nur noch wie ein „Hintergrundrauschen“ wahr, das nur dann bemerkt wird, wenn das Ausmaß an Stress akut eskaliert. Unser Gehirn stumpft also gegen Dauerreize ein wenig ab, was ja durchaus eine segensreiche Erfindung der Natur ist, denn sonst würden wir bestimmte Situationen gar nicht überleben.

Während es bei dem oben angeführten Beispiel um hochgradigen Stress geht, gibt es aber auch Menschen, die ständig eine leichte

Ängstlichkeit in sich tragen, die sich eher wie eine sorgenvolle innere Unsicherheit anfühlt. Sie trauen sich wenig zu und jede Initiative wird durch sorgenvolle Gedanken blockiert. Nun kann man die Angst, die *traumatisierte* Menschen beschreiben, nicht mit der leichten inneren Unsicherheit eines anderen Menschen vergleichen, aber das müssen wir hier auch nicht. Angst ist für die Betroffenen *immer* schlimm und lässt sie das Leben nur schwer aushalten.

Unabhängig von der Schwere des Angstgefühls verursacht uns Angst manchmal ein unendlich verzweifeltes Kleinheits- und Verlorenheitsgefühl, das zu benennen in unserer Gesellschaft nicht sehr „in" ist. Lieber nimmt man Tabletten gegen die Angst, als sich einzugestehen, dass da im Inneren etwas verzweifelt schreit. Bei der Panik kann dies die Dimension von Todesangst annehmen. Auch Erwachsene können das gleiche extreme Gefühl empfinden wie ein Kind, das gerade die Mutter aus den Augen verloren hat und in seiner Panik denkt: „Sie ist für immer weg!"

Angst hat also ganz verschiedene Hintergründe und körperliche Ausprägungen mit ganz unmittelbar spürbaren Körperempfindungen. Diese *Symptome* können wir nutzen: als wichtige Hinweise darauf, was wir tun müssen, um sie zu überwinden.

Zu den körperlichen Anzeichen von Angst gehört ein Gefühl, als würde der Boden unter unseren Füßen schwanken, manchmal ist uns schwindelig oder zittrig oder der Körper ist angespannt, die Atmung geht flach oder stockt, im Brustkorb wird es eng; das Herz trommelt vielleicht oder stolpert, die Muskeln sind angespannt und gleichzeitig fühlen sie sich schwach an.

Es kann sein, dass die Betreffenden eine hochgradige Erregung spüren und gleichzeitig ein Gefühl, als wären sie gelähmt. Alle Energie ist im Kopf. Zu viele Reize überfluten das Gehirn und verwirren das Denken. Patienten wirken nach meinem Empfinden oft so, als wären sie schwach auf den Beinen. Alle Kraft und Energie ist scheinbar „nach oben gerutscht". Die Füße haben keinen wirklichen Bodenkontakt. Die Schultern sind hochgezogen, der Rücken etwas gebeugt, der Nacken eingezogen, und dementsprechend ist die Stimme nicht mehr tief und voll, sondern eher leise und brüchig, zumindest aber ein paar Frequenzen höher als normalerweise. Die Sprache hat keine (Überzeugungs-) Kraft mehr. Sie ist oft tonlos und ausdruckslos. Auch der Gesichtsausdruck zeigt eine gewisse Starre. Das sind oft nur ganz dezente Zeichen, die kaum auffallen.

„Kindergefühle" schleichen sich bei Menschen, die unter starken Ängsten leiden, besonders dann ein, wenn die Balance zwischen Belastung und Erholung kippt, wenn der allgemeine Stresspegel zu groß wird.

Diese Empfindungen haben wie gesagt starke Auswirkungen auf die geistige Verfassung. Wenn wir in Angst sind, überschlagen sich im Gehirn die Gedanken oder sie sind blockiert, sodass wir die Realität nicht mehr sehen können. Der Angstnebel hüllt alle klaren Gedanken ein. Der Ausdruck ist deshalb oft ganz unklar, die Sätze sind manchmal sogar verworren, erregt, unrealistisch. Vielfach muss ich als Therapeutin versuchen, aus diesem Nebel von Gedanken, Gefühlen und Körperempfindungen herauszuhören: Was will mein Gegenüber mir eigentlich sagen?

Auffallend aber ist, dass die Angst bei den Betreffenden in dem Maße abnimmt, wie diese …

1. sich zutiefst verstanden fühlen und in der Lage sind, sich selbst und ihre Angst zu verstehen,
2. Hoffnung schöpfen, dass man da wieder herauskommen kann, und
3. sich imstande sehen, selbst etwas dafür zu tun, dass sie sich wieder stabilisieren.

Genau das ist auch die Reihenfolge, in der Heilung erfolgt: sich selbst verstehen, Mut fassen und selbst aktiv werden. Und genau dies möchte ich Ihnen mit diesem Buch Schritt für Schritt vermitteln. Um es einmal ganz pragmatisch auszudrücken, muss also – von den oben geschilderten Symptomen der Angst ausgehend – aus Enge Weite werden, aus Anspannung Entspannung, aus Erschöpfung Elan, aus Kopflosigkeit Erdkontakt, aus Hilflosigkeit und Ohnmacht müssen wieder Selbstvertrauen, Mut und eine neue Selbstwirksamkeit entstehen. Im Kapitel über die Schaltstelle Nr. 2 werden Sie viele konkrete Körperübungen finden, die genau darauf abzielen.

Ängste sind also ganz verschieden in ihrer Auswirkung, und je nachdem, was dahintersteckt, greifen andere Selbsthilfestrategien. Man kann das Überwinden von Ängsten mit der „Heldenreise" im Märchen vergleichen, bei der es um die Auseinandersetzung mit alten und neuen Dämonen geht, die es zu erkennen, anzunehmen und ernst zu nehmen gilt. Auch muss man sie sehr genau anschauen und durchschauen, um sie überwinden zu können.

Dafür braucht es geeignete Rahmenbedingungen, die ich hier aufzeigen möchte. Sehr hilfreich ist es, die neurobiologischen Vorgänge in unserem Gehirn zu verstehen, denn die Neurobiologie klärt uns darüber auf, wie Angstgefühle entstehen und auf welche Weise sie sich auch wieder auflösen lassen.

Die Neurobiologie der Angst

Unser Gehirn macht, was es will, aber wenn man seine Logik versteht, kann man selbst auch etwas machen.

Wie wir alle wissen, ist Angst ein wichtiges Gefühl, mit dem unser Gehirn uns warnen möchte, wenn etwas für uns und unser Leben gefährlich werden könnte. Das Gefühl der Angst tritt automatisch dann auf, wenn in unserem Gehirn eine Stressreaktion abläuft. Falls wir diesen Stress unter Kontrolle haben, ist die Angst nur gering. Oft ist sie so gering, dass wir sie gar nicht wahrnehmen, vielleicht nur als ein Gefühl von hohem Druck, ein wenig Unruhe oder Anspannung. Manchmal kommt sie uns nur wie eine besondere Herausforderung oder besondere Anstrengung vor. Falls unser limbisches System im Abgleich mit dem Cortex, also unserem *bewussten* Gehirn, die Gefahr aber für so groß hält, dass ein Kontrollverlust droht, löst es Alarm aus.

Während unser limbisches System mehr für Notfälle ausgelegt ist, ist unser präfrontaler Cortex, also das Gehirnareal, das direkt hinter unserer Stirn liegt, dafür zuständig, Dinge bewusst zu erfassen und zu reflektieren. Das limbische System ist unser emotionales Gehirn, das über die paarig angelegte Amygdala eine Bewertung aller Geschehnisse vornimmt. Es warnt uns vor Gefahren – oder gibt Entwarnung. Es vermittelt im Wesentlichen sieben Gefühlszustände: Freude, Überraschung, Angst, Wut, Trauer, Ekel und Verachtung, also überwiegend negative Empfindungen.

Wenn das Gehirn uns vor einer Gefahr warnt, dann unterscheidet es nicht, ob diese real oder nur gedacht ist, wie zum Beispiel bei dem Gedanken: „Oh Gott, ich kann das nicht!" Auch kann es sich um *gewohnheitsmäßige* Reflexe auf bestimmte bekannte Auslöser handeln, nach dem Motto: „Das konnte ich noch nie, also kann ich es auch jetzt nicht!" Gelernt ist gelernt. Der Alarm, der im limbischen System „eingeläutet" wird, läuft etwa folgendermaßen ab: Über Hypothalamus und Hypophyse werden das Hirnstammgebiet, aber vor allem die Nebenniere aktiviert, die all ihre Vorräte an Adrenalin ins Blut entlädt, das den ganzen Körper damit überflutet. Dadurch bekommt der Körper einen heftigen Energieschub, das Herz schlägt wie wild, die Muskulatur ist zum Sprung bereit.

All diese Mechanismen sind zunächst einmal sinnvoll und im Prinzip positiv zu sehen. Nicht umsonst setzen sich „Adrenalinjunkies" bewusst bestimmten Gefahren aus, um genau diesen Adrenalinkick zu bekommen. Wenn dieser Alarm ausgelöst ist, kann sich das sehr stark anfühlen, doch wenn die Stresssituation weiter besteht oder eskaliert, wird aus der zu diesem Zeitpunkt noch gewissermaßen kontrollierbaren Stresssituation eine nicht mehr kontrollierbare Situation. Eine Lawine wird losgetreten: Vom limbischen System werden über verschiedene Zwischenschritte Signale an die Nebennierenrinde gesendet, die massiv Cortisol ausschüttet. Zusätzlich zu den „Alarmglocken" gehen auch noch die „Sirenen" an. (Gerald Hüther: *Die Biologie der Angst*, siehe Literaturverzeichnis)

Jetzt sind die Betroffenen wahrscheinlich schon in heller Angst oder Panik. Aus Angst wird Verzweiflung, aus Verzweiflung Ohnmacht und Hilflosigkeit. Dauert dieser Zustand länger an, weil keine (Er-) Lösung in Sicht ist, breitet sich so etwas wie Resignation aus. Die Energiereserven werden aufgebraucht und schließlich fühlen sich die Betroffenen völlig erschöpft, ausgelaugt und hilflos. Irgendwann gehen die Vorräte an Neurotransmittern im limbischen System aus. ***Dopamin***, der Motivationsneurotransmitter, fehlt, ebenso die körpereigenen ***Opioide***, unsere Schmerzkiller für körperliche, aber auch seelische Schmerzen. Die Frustrationstoleranz sinkt auf den Nullpunkt. Schließlich fehlen auch ***Oxytocin***, unser Freundschaftsneurotransmitter, der unser Mitgefühl für uns selbst und andere fördert, und letztlich auch das ***Serotonin***, unser Gute-Laune-Neurotransmitter.

Nun ist es höchste Zeit, dass wir eine Lösung finden oder dass irgendjemand uns hilft, aus dieser verzweifelten Lage herauszukommen. Allein die *Aussicht* auf Hilfe würde schon reichen. Sie würde sofort diese ganze Stressreaktion und alle Angst stoppen. Wenn nicht, ist die Depression nicht mehr weit. Ich bezeichne die Depression gerne als einen Totstellreflex der Seele, der sinnvoll gemeint ist: damit wir all diese Panik nicht mehr spüren müssen. Leider ist dieser Mechanismus auf längere Sicht aber selbst ein Grund zur Panik. Und alles das schaukelt sich gegenseitig weiter hoch.

Was also zunächst einmal wie eine sinnlose Energieverschwendung aussieht, die das Gehirn da in Gang setzt, ist jedoch ein äußerst intelligenter Mechanismus: Vor allem die unkontrollierbare Stressreaktion mit heftigster Angst und schließlich Panik, bei der das Denken völlig ausgeschaltet ist und es nur noch um Flüchten, Kämpfen oder Totstellen geht, hat einen erstaunlichen Nebeneffekt: Sie lockert die Synapsen in unserem Gehirn für bestimmte Denkmuster und kann das Gehirn empfänglich machen für kreative Lösungen und neue Entwicklungsprozesse. Dieser Mechanismus ist sogar die Voraussetzung dafür, dass so manches eingefleischte sinnlose Verhaltensmuster endgültig „geknackt werden“ kann.

Für manche grundlegenden Änderungen menschlichen Verhaltens muss es also schon massiven Stress und eine entsprechende Angstladung geben, damit wir Menschen uns von der Stelle bewegen. Angst – und das wird wie ein roter Faden durch dieses Buch führen – ist eine wichtige Ressource für unser Verhalten, die es zu nutzen gilt. Wie oft höre ich von Menschen, die ihre Krebserkrankung oder eine Lebenskrise überwunden haben, dass sie erst durch massive Angstgefühle dazu angestoßen wurden, ihr Leben positiv zu verändern. Auf diese Weise können wir Menschen uns im Leben immer wieder neu anpassen und neu organisieren. Deshalb gilt: *Angst ist unsere stärkste Triebfeder, die es genau zu verstehen und dann zu transformieren gilt.*

Wie aber kann man die destruktive Kraft der Angst in eine Ressource umwandeln? Es ist nicht möglich, dem Gehirn einfach zu *befehlen*, die Alarmglocken oder die Sirenen abzustellen. Das geht nur indirekt. Erst wenn im Gehirn eine gewisse Beruhigung einsetzt, wenn die Betroffenen einen Hoffnungsschimmer am Horizont sehen, im Gehirn also Entwarnungssignale ankommen, erst dann kehrt das Gehirn zum normalen Erregungsmodus zurück.

Alle vorgestellten Konzepte, Maßnahmen, Übungen und Denkmodelle dieses Buches dienen dazu, im Gehirn für „geordnete Verhältnisse“ zu sorgen, damit eine gesunde Einschätzung der Realität und eine gesunde Lebensbewältigung wieder möglich werden. Und das geschieht oft über Umwege, nämlich indem wir den Körper stärken, indem wir unsere Rahmenbedingungen verbessern, unser Denken ändern und unsere Gefühle anders bewerten. Vor allem aber ist es notwendig, dass wir uns selbst in unserer Reaktionsweise sehr genau verstehen, denn nur dadurch können wir das so wichtige Verständnis für uns selbst aufbringen.

Exkurs für näher Interessierte

Die oben beschriebenen Alarmreaktionen haben auch Auswirkungen auf unser autonomes Nervensystem, das über die Wirbelsäule in Verbindung zum gesamten Körper steht. Das autonome Nervensystem sorgt dafür, dass wir uns keine Gedanken darüber machen müssen, wie hoch unser Puls beim Treppensteigen sein muss und wie oft wir unsere Blase entleeren sollen. Es besteht zum einen aus dem aktivierenden Nervenstrang, der als ***Sympathikus*** bezeichnet wird und der – wie oben beschrieben – immer dann in Aktion tritt, wenn Gefahr droht. Wenn die Gefahr vorüber ist, wird sein Gegenspieler, der ***Vagus-Nerv*** oder ***Parasympathikus*** stimuliert, der Ruhe und Sicherheit vermittelt. Ohne den Vagus kommen wir nicht in den Genuss eines wohligen Körpergefühls und einer guten Schwingungsfähigkeit im Kontakt mit anderen Menschen. Ich werde im Kapitel über traumatisch bedingte Ängste noch genauer auf die unterschiedlichen Funktionen des Nervus vagus hinweisen, die Porges 1990 unter dem Begriff „Polyvagalreflex" beschrieben hat. Dadurch lassen sich nämlich inzwischen viele Reaktionen dieser speziellen Angstproblematik sehr gut erklären. Und nicht nur das: Man kann daraus auch Heilungsstrategien ableiten.

In der Bewältigung von Angst ist es deshalb ein vorrangiges Ziel, den Nervus vagus, und zwar seinen ventralen Ast, zu stimulieren, damit all diese positiven Effekte zum Tragen kommen. Wie Sie im Verlauf dieses Buches noch sehen werden, nutzen wir diese Kenntnisse immer wieder, um zu verstehen, wie wir über verschiedene Wege das autonome Nervensystem und damit auch unser limbisches System beruhigen können. Auf Seite 232 wird erklärt, wie man das Funktionieren des Vagus selbst testen kann.

Es gibt fließende Übergänge zwischen Angstsymptomen und depressiven Symptomen; manchmal ist Angst das Hauptsymptom einer Depression. Ich möchte allerdings medizinischen Diagnosen nicht so viel Bedeutung beimessen. Es gibt keinerlei Gesetzmäßigkeiten zwischen Angst- und Depressionsentstehung. Man kann nur sagen, dass Ängste, die einfach nicht aufhören, auf die Dauer depressiv machen.

> In diesem Buch ist es mein primäres Anliegen, Ihnen verständlich zu machen, dass das Gehirn jederzeit „anders kann". Die Aktivierungsmuster im Gehirn sind äußerst flexibel. Schon kleine Erkenntnisse haben eine große Wirkung. Hier setzen alle unsere Heilungsstrategien an. Wer versteht, wie sich Stress hochschaukeln kann, der kann auch Schritt für Schritt dafür sorgen, dass wieder Ruhe einkehrt.

Das gilt gleichermaßen für Angstsymptome wie für depressive Symptome. Umso mehr konzentrieren wir uns nun auf die Konsequenzen dieses Wissens für den Heilungsprozess von Angst- und Panikstörungen, die jeder von uns sinnvoll für sich nutzen kann. Wenn es schon keinen „Knopf" gibt, mit dem man die Angst einfach abstellen kann, dann müssen wir eben genauer in den Entstehungsmechanismus einsteigen und die Angst anders, sozusagen auf Umwegen „knacken".

Es braucht einen ernsthaften Entschluss

Wirklich wollen!

Eigene Ängste zu überwinden und sich grundlegend zu verändern ist ein Kraftakt. Willst du oder willst du nicht?, das ist hier die Frage. Man muss sich entscheiden. Es ist längst erwiesen: Wirkliche Veränderungen brauchen eine absolute Dringlichkeit. Bei Halbherzigkeit hat man zu wenig Energie, es fehlt die Konsequenz. Die Seele „merkt" nichts und „denkt", es wäre alles wie immer. Der ernsthafte Entschluss, gesund zu werden, ist – auch wenn er aus der Not geboren ist – die entscheidende Triebfeder, die uns dazu bringt, Ängste nachhaltig zu überwinden. Der Zeitpunkt muss passen, der Leidensdruck muss groß genug sein und man muss bereit sein, dafür einiges an Mühen auf sich zu nehmen. Denn wie der Neurobiologe Gerald Hüther betont, ist unser Gehirn gerne im bequemen Sparmodus der

Denkgewohnheiten. (Gerald Hüther: *Die Macht der inneren Bilder. Wie Visionen das Gehirn, den Menschen und die Welt verändern,* Göttingen: Vandenhoek & Ruprecht, 2005) Es produziert immer wieder Gefühle und Gedanken, die es schon lange kennt, auch wenn das unangenehme Ängste sind. Sie werden über eingefahrene „Reflexautobahnen" ausgelöst und „beweisen" dem Betreffenden, dass man sowieso nichts ändern könne.

Halbherzige Bemühungen bringen hier also nichts, denn etwas Neues zu lernen, umzulernen und neue Reflexe zu bahnen ist für unser Gehirn richtig anstrengend. Nun könnten Sie sagen, dass Ihr Leben schon anstrengend genug sei. Die Anstrengung, die ich hier meine, hat jedoch nichts damit zu tun, dass Sie sich noch mehr stressen sollen, sondern dass Sie den Fokus, also die Richtung Ihrer Aufmerksamkeit, konsequent darauf lenken, ob Ihr Körper locker, Ihr Kopf möglichst klar ist und Sie genug Selbstfürsorge betreiben. Ab sofort sollte also Schluss sein mit „weiter so wie bisher".

Sie könnten auch einwenden, dass das doch ein recht schwieriges Unterfangen sei, wenn man gar nichts von den krankmachenden Gedanken merke. Stimmt. Doch wie Sie noch erfahren werden, kann man dem Gehirn auch etwas anderes beibringen, als nur Ängste zu produzieren. Allerdings müssen dabei alle mentalen, körperlichen, seelischen Kräfte zusammenwirken, denn es gibt keinen Trick, mit dem man die Angst einfach abschalten kann. Auch ist etwas Geduld nötig, bis das Gehirn neue Verhaltensweisen verinnerlicht hat. Doch sobald Sie sich bewusst auf den Weg machen, werden Sie eine deutliche Veränderung Ihres Befindens registrieren. Eine psychotherapeutische Unterstützung ist in jedem Falle sinnvoll. Doch nicht immer steht rechtzeitig ein passender Therapeut zur Verfügung, und selbst wenn dies der Fall ist: 50 Minuten pro Woche reichen nicht aus, um etwas gänzlich neu zu lernen. Ähnlich wie es beim Erlernen eines Musikinstruments nicht ohne Üben geht, so brauchen wir auch beim Überwinden von Ängsten die tägliche Erinnerung daran, aufmerksam und fürsorglich mit uns selbst zu sein.

Wenn *Sie* also etwas verändern wollen, dann sollten Sie ein paar Dinge ab sofort anders machen: Ihren Kopf intensiv damit beschäftigen, wie Sie Ihren Körper in eine kraftvolle Verfassung bringen und wie Sie Ihre Gefühle und Ihr seelisches Erleben besänftigen können. Günstig ist, wenn Sie Ihren Verstand dazu benutzen, jeden kleinen Fortschritt zu dokumentieren, positiv zurückzumelden und zu kommentieren. Der Verstand kann dem Körper helfen – und umgekehrt. Es ist ähnlich wie bei einem Sportler, der für die Weltmeisterschaft trainiert und nichts anderes im Kopf hat, als zu gewinnen. Geben Sie also der Angstüberwindung ab sofort die „Dringlichkeitsstufe 1".

Sie werden in diesem Buch viele Anregungen finden, wie Sie Ihr Gehirn neu ausrichten können. Das Ziel: Gelassenheit und Selbstvertrauen. Auf „magische" Weise wird so aus Angst zunehmend Liebe und Mitgefühl, aber auch Klarheit und Willensstärke.

Und nun sind Sie dran:

Ich höre den einen oder die andere förmlich stöhnen: „Ja, aber ich versuch' das schon seit Jahren – und es funktioniert nicht!" Dazu Folgendes: Zum einen gibt es Lippenbekenntnisse, die zwar vom Kopf her ernst gemeint sind, denen aber keine Taten folgen. Und zum anderen gibt es gut gemeinte „Taten", die aber die falschen sind, auch wenn viel Energie dahintersteckt. Woran erkennen Sie nun, ob Sie richtig liegen? Ganz einfach, durch Anwenden und Ausprobieren und indem Sie nicht aufgeben, auch wenn es Rückschritte und viel Frust gibt. Entscheidend ist, dass Sie dranbleiben und in Abständen von drei oder vier Wochen dokumentieren, was sich verändert und wie Sie sich verändern. Sie sollten nicht darauf „lauern", wann endlich „alles weg" ist, sondern konsequent beobachten, wie Sie sich selbst langsam immer mehr auf die Schliche kommen und in Sachen Angst Ihr eigener Coach werden.

Die vier Schaltstellen, an denen man drehen kann

Auch Komplexes ist im Prinzip einfach.

Die folgenden vier „Schaltstellen", an denen man drehen kann, dienen dazu, unsere Selbsthilfestrategien übersichtlich zu beschreiben und sinnvoll zu strukturieren. Wenn wir nämlich die Grundprinzipien im Umgang mit Angst und Panik genau verstanden haben, schützt uns dies einerseits vor blindem Aktionismus und regt uns andererseits zu eigenen Ideen an. Selbstverständlich sind diese Schaltstellen nicht völlig isoliert zu sehen, sondern sie wirken zusammen. Indem wir aber jeden „Schalter" gesondert betrachten, erschließt sich uns seine besondere Bedeutung.

- Als **Schaltstelle Nr. 1** bezeichne ich die Gesamtheit unserer heftigsten Stressoren, also *die* Faktoren in unserem Leben, die uns am meisten stressen und so die ganze Alarmkaskade im limbischen System unterhalten und jedes Mal wieder in Gang setzen. Indem Sie gezielt Ihren Stresspegel reduzieren, wird auch die Angst weniger!
- Als **Schaltstelle Nr. 2** betrachte ich das limbische System, unser emotionales Gehirn, das je nach Einstufung einer Bedrohung auf der „Gefahrenskala" den Alarm überall im Gehirn, im gesamten Körper, in allen Organen und Geweben verteilt und insbesondere über das Herz Angst- oder Panikempfindungen hervorruft. Sobald wir das limbische System beruhigen, beruhigt sich auch die Angst.
- Als **Schaltstelle Nr. 3** möchte ich eine Gehirnstruktur namens Amygdala hervorheben Sie besteht aus den beiden sogenannten

Mandelkernen im limbischen System und steuert die Neurotransmitterproduktion. Sie ist für die Stabilität unseres psychischen Empfindens verantwortlich. Eine gute Neurotransmitterausstattung sorgt dafür, dass unser limbisches System viel seltener Alarm schlägt beziehungsweise *wir selbst* seltener in Angst und Schrecken versetzt werden.

- Die **Schaltstelle Nr. 4** steht für die bewusste Kommunikation zwischen Cortex und limbischem System. Sie ist die entscheidende Schaltstelle, der (die) „innere Psychotherapeut(in)", der/die uns dabei hilft, Situationen zu analysieren, uns selbst zu verstehen und über uns selbst zu reflektieren. Eine typisch menschliche Fähigkeit, die nur unsere Spezies besitzt und die darüber entscheidet, ob wir Herr oder Herrin über unsere Ängste werden.

An diesen vier Schaltstellen, die Sie hier näher kennenlernen werden, können Sie konkret etwas verändern, wenn Sie vermeiden wollen, dass die Angst mit Ihnen macht, was sie will. Im Folgenden werde ich zunächst eine Übersicht geben, um dann ganz praktische Ausführungen zu machen.

Schaltstelle Nr. 1: Die Stressoren reduzieren

Wer sich selbst kennt, kann Einfluss nehmen.

Aus Erfahrung wissen wir: Wenn wir unter hochgradigem Stress stehen, reicht schon ein kleiner Auslöser dazu aus, uns entweder in Wut oder in Angst und Panik zu versetzen. Es ist also nur logisch, den allgemeinen Stresspegel deutlich zu senken, um das limbische System zu beruhigen oder zumindest in einem „Stand-by-Modus" zu halten. Dazu muss man aber die eigenen inneren und äußeren Stressoren sehr genau kennen und so weit wie möglich ausschalten. Nur so wird das limbische System nicht bei jeder Kleinigkeit Alarm schlagen. Sie werden sich hier vielleicht sagen: „Aber der Hauptstressor ist mein Chef, sind meine Kinder, und darauf habe ich keinen Einfluss!" Das stimmt, aber es ist ganz entscheidend, in welcher Verfassung wir

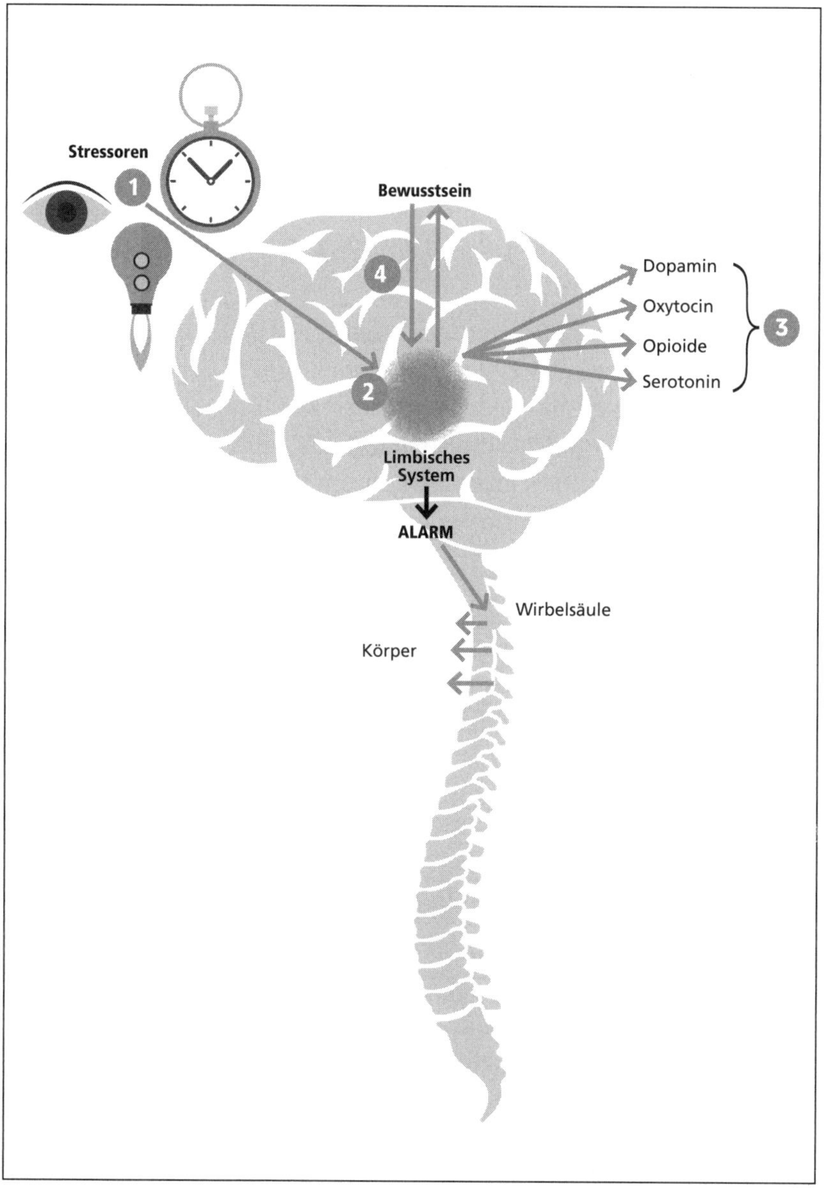

Die 4 Schaltstellen in einer schematischen Übersicht

(© DER HAUSARZT, Nr. 1/2018, Abdruck mit freundlicher Genehmigung der Redaktion; leicht bearbeitet von VAK)

selbst dabei sind. An den Umständen können wir meist nichts ändern, aber wir können etwas daran ändern, was wir fühlen und wie wir darüber denken, und das hat erhebliche Auswirkungen auf alles, was wir erleben. Schon kleine Änderungen in unserem Körperempfinden beeinflussen die Situation. Hierzu gehört auch, nach Zeichen der Selbstüberforderung zu fahnden, denn viele Menschen mit Angstsymptomen kennen ihre Belastungsgrenze nicht und muten sich zu viel zu.

In diesem Kapitel über die Schaltstelle Nr. 1 stelle ich Ihnen weiter unten einen Fragenkatalog vor, mit dem Sie Ihre körperliche Verfassung, Ihre Gefühle und Gedanken unter die Lupe nehmen und herausfinden können, welche Ihre hauptsächlichen Stressfaktoren sind. (Im Kapitel über das 3-Schritte-Programm wird dies noch einmal zusammengefasst.) Oft lässt sich mit kleinen Änderungen viel erreichen:

Betrachten wir einmal die körperliche Verfassung, so ist es schon ein Unterschied, ob wir uns jeden Abend mit Alkohol „herunterfahren", um abschalten zu können, oder ob wir in der Lage sind, uns auf harmonische Weise zu entspannen. Alkohol destabilisiert die gesunden Denkvorgänge im Gehirn, indem er bestimmte neuronale Verschaltungen stimuliert und andere abschaltet. Auf diese Weise wird unsere geistige Stabilität untergraben und wir können uns weniger gut auf uns selbst verlassen. Entscheidend ist auch, ob wir vielleicht schon seit Wochen schlecht schlafen oder einen *gesunden* Tag-Nacht-Rhythmus haben, ob wir uns ungesund ernähren oder „Brainfood" zu uns nehmen. Allein schon mit Schlafmangel kommen wir seelisch aus der Balance und eine chaotische Ernährungssituation mit zu viel Fast Food, Zucker- und Kaffeekonsum stimuliert viel zu sehr unseren Adrenalin- und Blutzuckerspiegel – mit allen negativen Auswirkungen. Eine schlechte körperliche Verfassung zieht also immer auch unsere seelische Verfassung in Mitleidenschaft und allein schon eine gezielte Selbstfürsorge würde hier die Ängste deutlich reduzieren. Ich bin immer wieder erstaunt darüber, dass die meisten Menschen überhaupt keinen Zusammenhang zwischen ihrem Körperbefinden und ihrer seelischen Stabilität sehen.

Zum anderen geht es um Ihre Gefühle. Was fühle ich und warum? Jemand, der gewohnt ist, ständig über seine eigenen Empfindungen hinwegzugehen, kann in bestimmten Situationen sehr viel leichter von Ängsten überflutet werden als jemand, der sehr bewusst auf seine Empfindungen Rücksicht nimmt. Das meine ich nicht in übertriebener Form, sondern ganz nüchtern. Ähnlich wie ein Leistungssportler, der gerade eine Niederlage zu verkraften hat, sich nicht am nächsten Tag mit Höchstleistungen traktiert, so sollte jemand, der zu Ängsten neigt, Rücksicht auf seine Verfassung nehmen und bewusst mit sich selbst umgehen. Ängste warnen ja schließlich nur, sie sind wie ein treuer Hund, der bellt, sobald er Gefahr wittert.

Auch Ihre „gedankliche Hygiene" ist ein wichtiger Faktor. Wer ständig seinen negativen Gedanken nachhängt, treibt seinen Erregungspegel im limbischen System ständig in die Höhe. Ein übererregtes limbisches System ist in ständiger Alarmbereitschaft. Ängste keimen dann im Nu auf. Deshalb lohnt es sich, auf die eigenen Gedanken zu achten und rechtzeitig „STOPP" zu sagen. Überdies ist wichtig, sich darüber klar zu werden, dass ein geordnetes Ambiente – also die Umgebung, in der wir wohnen und arbeiten –, eine sinnvolle Zeitgestaltung und ein bewusster Umgang mit uns selbst und unseren Beziehungen einen großen Beitrag zu unserer seelischen Stabilität leisten. Auch wenn das zunächst etwas theoretisch klingt, werden Sie sehen, was das ganz praktisch mit unseren Ängsten macht.

Bei vielen Betroffenen ist die Angst als stetiges unterschwelliges Gefühl aber nur eine von vielen Baustellen im Leben. Da gibt es vielleicht im Beruf Überforderungsfaktoren oder der Familiensegen hängt schief. Da gibt es vielleicht Angehörige, die Druck ausüben, Geldsorgen und zu allem Überfluss noch einen Bandscheibenvorfall. „Holland in Not" sozusagen. Da gilt es, erst einmal zu sortieren und Prioritäten zu setzen und Zeit zu finden, um sich zu sammeln. Da gilt es auch einzuschätzen, ob Hilfe von außen notwendig ist: ein Therapeut, eine Entlastung für den Haushalt, eine zeitweilige Krankschreibung, eine spezielle Körperbehandlung oder sonstige Unterstützung. Der Wust an Problemen verstellt oft den Blick auf das Nächstliegende.

Ich habe mir deshalb angewöhnt, sowohl bei mir selbst als auch bei meinen Patienten die Hauptstressoren herauszufinden.

Fragenkatalog zur Stressdiagnose – ganz praktisch

Ein System im Kopf hilft.

Oft kommen Menschen zu mir, deren Leben weitreichend aus den Fugen geraten ist. Da kann man nicht gleich *alle* Stressoren beseitigen. Wir begnügen uns erst einmal mit „Schadensbegrenzung". Wir schauen ganz pragmatisch: Wo kann man etwas vereinfachen, verbessern, zur Seite schieben, abgeben oder zumindest eine andere Haltung dazu einnehmen, falls nichts zu ändern ist?

Das Stress-Notprogramm, wie ich es in meinen Büchern bereits vielfach beschrieben habe, erleichtert die Suche nach den Faktoren, die uns am meisten stressen, die uns vom Wesentlichen ablenken und uns Kraft rauben. Dabei geht es aber im ersten Schritt erst einmal darum, die Dinge so zu akzeptieren, wie sie eben gerade sind: „Okay, es ist so, wie es ist!" Verändern Sie nicht sofort etwas, bevor Sie die Ursache nicht genau verstanden haben. Voreiliges Agieren hat hier wenig Sinn. Wenn Sie wissen, worum es gerade geht, stellen Sie eine genaue Diagnose der Hauptstressoren. Sie fragen sich: „Was ist hier los?" Lesen Sie sich dazu die im Folgenden aufgelisteten Fragen durch, aber meinen Sie nicht, Sie müssten nun alle Fragen im Detail abarbeiten. Sie werden vielleicht bei allen Fragen etwas finden, was Sie stresst. Die Fragen dienen hier jedoch nur dazu, zu entscheiden, welche Faktoren sofort und auf jeden Fall auszuschalten sind. In meinen Seminaren mache ich meist folgende Vorgabe:

> Sie sollten sich bei jedem der nachfolgenden Fragenkomplexe nur jeweils einen oder zwei Punkte heraussuchen, die Sie näher betrachten wollen. Schreiben Sie sich den Punkt, der Sie besonders anspricht oder stresst, kurz auf einen Zettel. Denken Sie nicht lange darüber nach, sondern filtern Sie nur die „Hauptverantwortlichen“ heraus.

Mir selbst geht es bei diesem „Check up“ immer so, dass ein oder zwei Punkte mir so sehr ins Auge springen, dass ich genau weiß: Das ist jetzt erst einmal das Allerwichtigste. Bei mir selbst hat zum Beispiel der Faktor Ordnung immer eine hohe Priorität und er lässt sich auch am schnellsten abhaken. Sobald es in meinem Kopf konfus wird, ich mich unwohl fühle, hilft es allein schon, meine komplexen Aufgaben zu sortieren, um mich deutlich besser zu fühlen. Also:

Bevor Sie zu sehr in angstvolle Gedanken abtauchen, was alles so schwierig ist in Ihrem Leben, konzentrieren Sie sich auf das Nächstliegende, *machen* Sie es einfach, nach dem Motto: Statt über Beziehungsprobleme nachzudenken, räumen Sie erst einmal Ihre Küche auf. Das hilft. Sie werden sehen, dass sich vieles überlappt, sodass Sie durch *eine* Änderung oft mehrere Fliegen mit einer Klappe geschlagen haben. Es geht nicht um Perfektion, sondern darum, dass Sie Ihren allgemeinen Stresspegel fühlbar herunterfahren.

Gehen Sie spielerisch an die Sache heran. Der Hintergedanke für die Beschäftigung mit diesen Fragen ist *Lösungsorientierung*: Sie verwenden mehr Gedanken darauf, Ihr Leben zu ordnen, statt sich nur auf Ihre Probleme zu fokussieren.

Fragen zu mir selbst

Körper:

- Schlafe ich genug, mindestens 6 Stunden? (Regeneration)
- Esse ich regelmäßig? (Nährstoffversorgung)

- Trinke ich viel Wasser? (Verbesserung der Gehirnleistung und Entgiftung)
- Wie steht es mit meinem Alkoholkonsum? (Geistige Klarheit statt Sucht)
- Gehe ich täglich an die frische Luft? (Anregung meiner Lebenskräfte)
- Pflege ich mich wohltuend? (Selbstfürsorge)
- Sorge ich für ein gepflegtes Äußeres? (Würde und Selbstakzeptanz)
- Tue ich etwas für meine Fitness und Gelenkigkeit? (Flexibilität und Widerstandskraft)
- Baue ich Besinnungsmomente in meinen Tag ein? (Seelische Verdauung und geistige Zentrierung)
- Achte ich auf ruhigen Atem? (Vegetative Ausgeglichenheit statt ständige Hektik)

Vielleicht wird Ihnen bei diesen Fragen erst klar, dass Sie schon seit Wochen schlecht schlafen, dass Sie täglich abends Alkohol konsumieren, um „herunterzukommen“, dass Sie gar keine richtige Tagesstruktur haben beziehungsweise dass Sie vielleicht nur noch arbeiten und ihre freien Minuten mit Medien abhängen. Schon lange vernachlässigen Sie vielleicht ihr Äußeres, da Sie nur mit der Eindämmung Ihrer Ängste beschäftigt sind. (Das ist vielleicht etwas übertrieben ausgedrückt, soll Sie aber ein wenig zum Nachdenken anregen.) Selbst ein Besuch beim Friseur wird Ihrer Aufmerksamkeit einen anderen Fokus geben als den auf die Angstbewältigung. Auch das „Alkoholfasten“ wird Ihnen eine erstaunliche neue Klarheit verschaffen, denn Alkohol untergräbt (auch in kleinen Mengen) unsere Willenskraft und geistige Klarheit, in Krisenzeiten umso mehr.

Seele, Empfindungen:

- Achte ich auf meine Empfindungen? Nehme ich Rücksicht darauf, dass ich gerade in einer sehr empfindsamen Verfassung bin, oder auf meine Trauer, meine Gefühle, meine Wünsche und Sehnsüchte?
- Gehe ich mit mir selbst fürsorglich um? Bringe ich mir Mitgefühl entgegen?
- Spreche ich mit mir selbst freundlich?

Bei der Durchsicht dieser Fragen, wird Ihnen vielleicht auffallen, dass Sie sich selten für Ihr allgemeines Befinden interessieren. Vielleicht haben Sie bisher Ihr Hauptaugenmerk auf die Erfüllung Ihrer Pflichten gerichtet, aber nicht wirklich nach innen gehorcht, was da vielleicht schüchterne oder vernachlässigte innere Stimmen sagen möchten. Sie haben vielleicht viel zu oft „Ja" gesagt, obwohl Ihnen gar nicht danach war. Oft haben Sie brav mitgemacht, was Ihre Familie, Ihre Freunde oder Verwandten wollten, aber selten nach Ihren eigenen Wünschen und Sehnsüchten geschaut. Vielleicht sind Sie auch gewohnt, sehr streng oder gar nicht mit sich selbst zu sprechen, im Sinne von: „Wie geht es dir eigentlich gerade?" Sich immer alles zu versagen, kann Ängste allein durch den Stress verursachen, den es kostet, stets etwas zu unterdrücken, was aber da ist. Auf positive Selbstgespräche werde ich später genauer eingehen. Hier geht es erst einmal um eine neue Aufmerksamkeit für sich selbst und um die Erkenntnis, dass die eigenen Empfindungen ernst genommen werden wollen.

Geist:

- Habe ich alles im Blick, unterscheide ich Wichtiges von Unwichtigem?
- Achte ich darauf, was ich gerade denke?
- Reflektiere, analysiere ich Situationen?
- Gebe ich mir ständig positive Rückmeldungen über kleine Erfolge?

- Strukturiere ich meine Zeit, den Tag, die Stunde sinnvoll?
- Habe ich meine Ganzheit und Sinnhaftigkeit im Blick?

Bei der Durchsicht dieser Fragen fällt Ihnen vielleicht auf, dass Sie sich eigentlich ständig von Ihren Gedanken treiben lassen; nicht, dass das grundsätzlich schlecht wäre, aber wenn der Gedankeninhalt sich vorwiegend um Sorgen und Ängste dreht, ist das auf die Dauer keine gute Angewohnheit. Sie werden sich vielleicht erstmals darüber klar, dass Sie Ihr Leben eher passiv als aktiv gestalten, sodass alle „heranfliegenden" Trigger von außen Sie stets aufs Neue verunsichern können. Vielleicht merken Sie erst jetzt, dass Sie Ihr Leben viel zu wenig selbst gestalten. Was ließe sich hier also mit wenig Aufwand ändern?

Sicherlich ist es gerade im Zustand der Dekompensation nicht so ganz einfach, wieder das Ruder in die Hand zu nehmen, aber gerade dann ist es dringend notwendig, alle Kraft zusammenzunehmen und mit Nachdruck immer wieder zu wiederholen: „Nein, diese Grübelspirale will ich jetzt nicht!" Sie sollten sich mit Entschiedenheit auf etwas konzentrieren, was jetzt gerade wichtig ist, indem Sie das Ganze im Blick haben: sich selbst, Körperbedürfnisse wie Essen und Trinken …, Gefühle und Ihre äußeren Rahmenbedingungen. Und Sie sollten den übergeordneten Sinn Ihres derzeitigen Lebens nicht aus dem Auge verlieren, auch wenn es schwer ist. Ich werde im Hinblick auf einzelne spezielle Angstprobleme, unter anderem auch traumatisch bedingte Ängste, noch genauere Handlungsanleitungen geben.

Aus eigener Erfahrung weiß ich, dass es ein wenig Mut kostet, eigene Entscheidungen zu treffen. Es ist nicht gerade leicht, tief eingegrabene Gewohnheiten und Überzeugungen loszulassen. Auch ich musste lernen, Dinge zu tun und zu entscheiden, die ich immer gerne anderen überlassen hatte, aus Angst, ich könnte es nicht – aus gelernter Hilflosigkeit eben. Von einfachen Handhabungen des Geschirrspülers bis zu Geldangelegenheiten gab es für mich unzählige Gelegenheiten, Selbstverantwortung zu üben. Falls Sie allerdings jemand sind, der oder die immer schon alles selbst gemacht hat, wäre es umgekehrt sinnvoll, sich einmal Unterstützung zu gestatten.

Fragen zur äußeren Struktur

Ordnung:

- Sorge ich für Übersicht, statt immer wieder neues Chaos zu produzieren?
- Wo kann ich etwas ordnen, vereinfachen? Was kann weg, wohin auch immer?
- Erledige ich die Dinge, die sofort zu erledigen sind, sofort, oder schiebe ich vieles auf?
- In welchen Bereichen brauche ich mehr Klarheit?

Ordnung ist eines meiner Lieblingsthemen. Das war nicht immer so – bis ich entdeckt habe, welch angenehme Gefühle es mir macht, wenn alles seinen Platz hat. Ordnung ist keine Luxusangelegenheit. Ordnung in unserem Leben hat etwas mit Sicherheit, mit Klarheit, Ruhe und Ästhetik zu tun, die wir Menschen dringend brauchen. Manche mehr, manche weniger. Vielleicht registrieren Sie erstmals, dass Sie in Ihrer Wohnung gar keinen eigenen Raum oder keine Ecke für sich ganz persönlich haben, da Ihre Familie den ganzen Platz beansprucht beziehungsweise ihn mit ihren Sachen überflutet. Sie fühlen sich vielleicht ständig zerrissen zwischen Bergen von Unerledigtem, was Sie ständig in Spannung hält. Die Angst, etwas zu übersehen oder zu vergessen, kann Ihre realen Ängste schüren. Dabei wird jedes Mal Adrenalin in Umlauf gesetzt.

Sie werden vielleicht sagen: „Ja, aber mein Leben ist eben reichlich kompliziert!" Okay, umso *mehr* brauchen Sie Übersicht und klare Strukturen für das, was gemacht werden muss. Da hilft es, Dinge, die nur wenige Sekunden brauchen, sofort zu erledigen, oder Aufgaben in Blöcken abzuarbeiten, und zwar möglichst mit voller Aufmerksamkeit, aber zügig. Ich werde in späteren Kapiteln noch sehr oft den Spruch „Schaffen Sie Ordnung!" an Sie richten, denn in Situationen, in denen der „Angsttiger" hinter Ihnen her ist, hilft ein wenig Ordnen und Sortieren dabei, die Aufmerksamkeit auf etwas anderes zu richten als auf die Panik. Ich habe selbst vielfach die Erfahrung gemacht, dass ängstliche Gedanken gänzlich verschwunden sind, nachdem ich mir auf meinem Schreibtisch und in meinem Papierkram Übersicht und Ordnung geschaffen habe. Die äußere Ordnung hat augenblicklich die Komplexität meines Lebens auf wenige, machbare Dinge eingekreist. Und das beruhigt.

Zeitstruktur:

- Teile ich mir die Zeit realistisch ein?
- Wechsle ich zwischen Aktivität und Erholung?
- Blende ich zurzeit die Dinge aus, die nicht gut für mich sind?
- Wie sieht es mit meiner Mediennutzung aus?
- Konzentriere ich mich auf Wesentliches, delegiere ich Unwesentliches?
- Reserviere ich täglich etwas Zeit für meine geistige und seelische Erbauung?

Hier wird Ihnen vielleicht bewusst werden, dass Sie Ihre Zeit zu wenig gestalten. Selbst Ihre freie Zeit vergeht, ohne dass Sie bewusst darauf Einfluss nehmen. Sie strengen sich entweder zu lange an, machen keine Pausen oder denken nicht daran, freie Zeit für sich selbst gezielt einzuplanen. Sie verzetteln sich leicht, was Sie ständig in Atem hält. (Ihr Atem fließt also nicht ruhig, friedlich und entspannt, sondern ist kurz oder oberflächlich, angehalten oder hektisch.) Auch der permanente Austausch von Belanglosigkeiten über die Medien kann Energie rauben.

Vielleicht machen Sie zu viel selbst. Gerade Frauen ziehen oft unnötige Aufgaben an sich. Statt zum Beispiel die Kinder nach der Arbeit selbst vom Kindergarten abzuholen, könnten Sie in Ruhe nach Hause fahren und das Abholen dem Partner oder einer anderen Person überlassen, zumindest vorübergehend. Das ergäbe ein kleines Zeitfenster, in dem Sie zu sich kommen könnten. Eine Krankschreibung für ein paar Tage kann manchmal helfen, einen klaren Kopf zu bekommen. Auch der Rückzug von bestimmten Personen oder Gegebenheiten ist zuweilen segensreich, wenn es darum geht, Zeit für sich selbst zu gewinnen. Es geht hier nicht um perfekte Lösungen, sondern darum, die Stressbelastung und damit den Alarm im Gehirn deutlich herunterzufahren. Und, was meist vergessen wird: Reservieren Sie Zeit für Momente der Inspiration, für ästhetische Empfindungen, Musik, Kunst, Natur, Stille.

Beziehungen:

- Pflege ich die Beziehungen, die mir guttun?
- Gibt es typische Pflichtbesuche, die eigentlich nicht nötig sind?
- Verbringe ich viel Zeit mit Oberflächlichem, das mich ablenkt?
- Drücke ich aus, was ich möchte, und achte ich in Beziehungen auf meine Wünsche?
- Gehe ich respektvoll mit mir selbst und anderen um?

Bei diesem Punkt fällt Ihnen vielleicht auf, dass Sie noch nie darüber nachgedacht haben, ob und wie lange Ihnen ein bestimmter Kontakt gut tut und dass Sie Gespräche mit anderen zu wenig selbst gestalten. Genauso, wie Sie sich selbst und Ihre Gedanken treiben lassen, so lassen Sie sich auch im Gespräch treiben. Da klagt ihnen jemand ausgiebig sein Leid, ohne Sie zu fragen, ob Sie das gerade hören wollen, und Sie haken nicht ein, lenken nicht um, machen nicht aufmerksam auf Ihre Bedürfnisse, sondern ertragen es einfach nur. Dem anderen sind seine Sorgen erst mal leichter, aber Sie sitzen auf einem Paket unangenehmer Gefühle, Ihren eigenen unterdrückten und den fremden aufgestülpten. Vielleicht wird Ihnen auch klar, dass Sie von bestimmten Personen respektlos behandelt werden, sich aber nicht dazu äußern, sondern es still ertragen. All dies erst einmal nur wahrzunehmen ist schon ein guter Anfang, der bereits etwas verändert.

Während ich diese Fragen kommentiere, höre ich Sie sagen: „Ja, das ist mir alles schon lange klar, ich habe schon oft versucht, etwas zu ändern, aber es geht beim besten Willen nicht. Immer wieder treibt da was quer. Ich kann mir noch so oft vornehmen, etwas zu ändern, aber es ist, als wäre da eine Stimme in mir, die zu allem ‚Nein!' sagt." – Okay, mit den inneren Quertreibern werden wir uns noch in einem besonderen Kapitel beschäftigen, denn die können wir nicht abspeisen mit guten Ratschlägen, die rufen vielmehr erst recht unseren Widerstandsgeist hervor. Sie sind eine besonders ernst und liebevoll zu behandelnde Bevölkerungsgruppe unserer Persönlichkeitslandschaft, die unbedingt mit ins Boot geholt werden muss. Sie werden sehen, es handelt sich dabei um besondere Kraftpakete unserer Persönlichkeit, die Sie noch überraschen werden. Dazu verweise ich auf Seite 265 ff.

Ich höre Sie aber auch sagen: „Das geht alles nicht, aus diesem und jenem Grund!" Es mag sein, dass bei Ihnen alles sehr kompliziert ist, aber gerade deshalb: *Machen* Sie es einfach! Was nicht geht, geht eben nicht, dafür geht aber bestimmt etwas anderes. Verfallen Sie hier nicht ins Diskutieren mit sich selbst. Und wenn es nur eine Kleinigkeit ist, die Sie ab sofort anders machen, wird dies positive Auswirkungen haben. Der typische Dominoeffekt! Bei der Schaltstelle Nr. 1 geht es nur darum, dass Sie Ihre Bewusstheit einschalten und sich sensibilisieren für Ideen, die Sie vielleicht schon selbst hatten. Ich erlebe es in Seminaren immer wieder, dass Teilnehmer mir zurückmelden: „Gut, dass das jetzt hier mal schwarz auf weiß steht. Das wollte ich schon die ganze Zeit ändern. Ich wusste aber nicht, wie. Jetzt tue ich's einfach!"

Deshalb: Sobald Sie sich zu sehr im Kopf anstrengen, hören Sie sofort auf weiterzulesen. Tun Sie etwas anderes oder wenden Sie Ihre Aufmerksamkeit etwas anderem zu. Es geht nicht darum, dass Sie hier eine unangenehme Hausaufgabe zu machen haben, sondern dass Sie sich auf die Schliche kommen. Letzthin sagte ein Mann, der in seinem Beruf viele Ängste hatte, nach einem Stressseminar: „Mir ist gerade zum ersten Mal aufgefallen, dass ich mich überhaupt nicht spüre. Ich renne atemlos durch den Tag und erst abends fällt mir auf, dass ich fast ‚tot' bin." Wer sich nicht spürt, wird sehr leicht fremdgesteuert, ist ständig außer sich, und das allein kann schon sehr ängstigen.

Außerdem macht ein bewusster Umgang mit den eigenen Stressoren Sie achtsamer, vielleicht auch vorsichtiger, sodass Ängste als ewige „Warnleuchten", zunehmend überflüssig werden. Ich bin mir bewusst, dass viele Ängste komplexer Natur sind und Betroffene vor allem eine gute therapeutische Begleitung brauchen, aber jeder einzelne kann dazu beitragen, dass sich sein System ein wenig beruhigt. Und das ist schon ein erster Erfolg! Wir nähern uns also dem Problem von allen Seiten. Jede Fähigkeit, die die Persönlichkeit wachsen lässt, macht Sie stärker im Umgang mit Ängsten und Verunsicherungen. Und darum geht es hier.

Praktischer Vorschlag für erste minimale Veränderungen:

- Ich achte mal auf meinen ruhigen Atem und ich trinke genug Wasser
- Ich achte mal darauf, wann mich etwas ärgert, anstrengt, und warum.
- Ich achte mal darauf, was ich gerade denke, und sage ganz oft: „STOPP!"
- Ich lege alles, was ich in der Hand habe, immer an die Stelle, wo es hingehört.
- Ich achte auf Zeiteinheiten für mich ganz allein.
- Ich achte darauf, mit wem und wie ich mit Menschen spreche.

> Die Schaltstelle Nr. 1 können wir also als Wegbereiterin für Bewusstheit, Klarheit und innere und äußere Sicherheit sehen.

Schaltstelle Nr. 2: Das limbische System beruhigen

Wer die „Gefahrenzentrale" freundlich im Blick hat, hat schon gewonnen.

Die Schaltstelle Nr. 2 betrifft unser emotionales Gehirn. Sie ist dafür zuständig, das Alarmsystem im limbischen System erst einmal ein wenig herunterzufahren, um die heiß gelaufenen Drähte zu kühlen, denn ein Gehirn im Alarmzustand kann nicht klar denken. Schon durch Kleinigkeiten werden Angst und Panik entfacht und stehen dann ständig im Fokus. Stattdessen brauchen wir einen „kühlen Kopf", der gelassen reagiert. Nur so steht uns das Potenzial beider Gehirnhälften – also des logischen und des kreativen Denkens – zur Verfügung. Alle Formen der Entspannung haben diesen positiven Effekt auf das limbische System, das darüber hinaus ein angenehmes Körperempfinden auslöst, den Atem harmonisiert und damit die Gefühle beruhigt – die Grundlage für einen klaren Kopf.

In die psychotherapeutische Behandlung werden heute zunehmend ganzheitliche und körperorientierte Verfahren einbezogen. Dazu gehören zum Beispiel Techniken wie das autogene Training und die Entspannung nach Jacobson, die auch in psychiatrischen Kliniken schon seit Langem als anerkannte Methoden praktiziert werden. Diese Methoden werden häufig etwas mechanistisch, als bloße Technik gelehrt. Gerade bei der Angstproblematik ist es aber wichtig, dass auch wirklich die Seele – oder besser: die ängstliche „Kinderseele" – erreicht wird. Sie sträubt sich sonst aus guten Gründen dagegen, sich zu entspannen.

Um es noch einmal zu betonen: Angst und Panik sind nur deshalb da, weil es im Inneren eine große Verunsicherung gibt, und gegen Verunsicherung hilft nicht einfach eine Technik, sondern nur eine ernsthafte Hinwendung. Vom Blatt abgelesene Handlungsanleitungen von Pflegekräften in der Psychiatrie kommen also nur dann wirklich bei den Teilnehmern an, wenn von der betreffenden Person

Kompetenz und ein echtes Verständnis „rüberkommt". Nur dann kann bei den Teilnehmern eine tiefere Beteiligung der Gefühle stattfinden und die Übung hat nachhaltige Effekte. Aus Enttäuschung über die ungenügende Wirkung wenden die Betroffenen sie sonst nicht mehr an. Deshalb: Methoden und Techniken sind immer nur so gut, wie sie individuell angewendet werden, und jede Methode hat ihr Gutes, wenn sie bei dem Betreffenden gut ankommt.

Ich werde Ihnen deshalb im Folgenden sehr einfache, auch lustvolle Methoden vorstellen, die sich in meiner Arbeit gerade bei solchen Menschen bewährt haben, die von sich behaupten, sie könnten sich nicht entspannen oder bei ihnen funktioniere das Entspannen nicht. Vor allem werde ich genauer erklären, worauf es dabei ankommt, wenn man sie anwendet. Die Übungen greifen auf unterschiedliche Weise in unser Nervensystem ein. Gleichzeitig sprechen sie Körper, Seele und Geist auf tiefgehende Weise an. In einem eigenen Kapitel finden Sie kurzfristig wirkende Notfallmaßnahmen, die Sie anwenden können, wenn Ängste Sie überfluten. Um es jedoch gleich zu betonen:

> Es gibt keinen schnellen Trick, der *immer* zuverlässig wirkt, denn bei der Auflösung von Angstgefühlen geht es um nichts weniger, als dass der Mensch wieder in ein Gefühl von Urvertrauen kommt. Und das lässt sich nicht mal eben „herbeitricksen".

Hören Sie deshalb nicht auf reißerische Versprechungen, sondern finden Sie Ihren individuellen Weg. Den Alarm im limbischen System kann man nämlich nicht einfach abstellen wie einen Wecker, sondern man kann ihn nur indirekt stoppen – über die erwähnten vier Schaltstellen. Wenn wir für mehr angenehme, intensive Körperempfindungen sorgen, wenn wir uns selbst deutlicher spüren und insgesamt ruhiger werden, dann kommt auch unser Gehirn und damit unser limbisches System zur Ruhe.

Im Hinblick auf das Thema Angst halte ich deshalb regelmäßig praktizierte Entspannungsübungen, die den Körper mit einbeziehen, für besonders wichtig, um ein stabiles Gefühl für sich selbst zu entwickeln. Denn Stehvermögen und seelische Festigkeit können den verzagten inneren Persönlichkeitsanteilen Halt, Sicherheit, aber auch Grenzen bieten.

Wenn Angst vorherrscht, dann herrscht ein ständig zu hoher Erregungszustand mit Adrenalin- und meist auch Cortisol-Ausschüttung vor. Der vegetative Tonus ist also spürbar in Richtung Sympathikus verschoben. Die Muskeln sind ständig zu sehr in Anspannung. Hektik und Fahrigkeit statt Gelassenheit breiten sich aus und der Kopf wird von Katastrophenfantasien beherrscht. Hier tut es gut, das Augenmerk sehr viel mehr auf den Körper zu lenken, vor allem für einen guten Bodenkontakt – das „Erden" – zu sorgen. Wirklich geerdet zu sein ist die Voraussetzung dafür, nüchtern und klar denken und fühlen zu können.

Erdung ist das A und O

Nichts geht über Bodenhaftung!

Wenn Menschen mit Ängsten mich aufsuchen, fällt mir sofort ihr mangelnder Erdkontakt auf. Starke Angst zieht Menschen den Boden unter den Füßen weg und das wird sichtbar an einer unsicheren und gleichzeitig gespannten Körperhaltung. Sie haben eine irritierende Wirkung auf ihre Umgebung. Für eine der wichtigsten Strategien halte ich es deshalb, mitten in der Erregung die Bodenhaftung zu bewahren beziehungsweise den Kontakt zur Erde bewusst wieder herzustellen, wenn man ihn verloren hat.

Sie haben bestimmt schon einmal einen jonglierenden Straßenkünstler beobachten können, wie er vor dem Start seiner Vorführung bewusst mit den Füßen Kontakt zum Boden aufnimmt. Auch Musiker nehmen vor dem Auftritt eine stabile Sitzposition ein, indem sie auf dem Stuhl etwas herumrutschen, genauer gesagt: sich mit den

Sitzhöckern fest verankern und den Rücken dann mühelos aufrichten. Sie lockern dabei die Schultern und recken locker den Kopf, bevor sie etwa die Geige unter das Kinn klemmen. Das Gesicht ist dabei meist gelöst. Auch bei Fußballern kann man die Anspannung vor dem Auftritt, die Vorstufe der Angst (!), sehr gut sehen. Im Stadion hüpfen und trippeln sie ein wenig locker vor sich hin, um etwas von der Spannung in den Boden abfließen zu lassen und des Kontakts der Füße mit der Erde gewahr zu werden. Sie sind dann höchst gespannt, aber ruhig, mit einem kraftvollen Atem, und beobachten sehr wach, wohin der Ball fliegt.

Was Künstler und Jongleure tun, um unter Stressbedingungen leistungsfähig und kreativ zu sein, das ist erst recht für Menschen im Umgang mit Ängsten und Panik nützlich. Beim Erden kommen alle Muskeln, Sehnen und alle Organe in eine bestmögliche Lagebeziehung. Der Körper kommt automatisch „ins Lot", das heißt, in eine stabile Mittellage. Die Wirbelsäule richtet sich über den „Transportreflex" von ganz alleine auf. (Der Transportreflex ist ein Reflex der Tiefensensibilität, der automatisch und ohne Willenskraft und bewussten Kraftaufwand die aufrechte Haltung bahnt, indem er die unwillkürlichen kleinen Zwischenwirbelmuskeln aktiviert. Das richtet die Wirbelsäule ganz von alleine auf und spart auf diese Weise viel Energie.)

Deshalb: Gewöhnen Sie sich an, sich in jeder Lage, im Stehen, im Sitzen, im Liegen, immer erst einmal zu erden – im Liegen dadurch, dass Sie mit dem Rücken einen wohligen Kontakt mit der Unterlage herstellen. Durch das Erden kommt im limbischen System schon mal die Information an: Die Situation ist zwar aufregend, aber es ist auch die notwendige Stabilität und Entspannung da. Und das hilft dabei, mitten in einer Alarmreaktion noch die Beobachterperspektive zu behalten. Eine geerdete Haltung fördert Gelassenheit und Kreativität.

Auch ich musste mir das Erden Schritt für Schritt zu eigen machen, um mein Leben bewältigen zu können, denn auch *mein* Leben war in jungen Jahren von ständigen Aufregungen geprägt. Das Erden ist bis heute eine meiner Lieblingsressourcen. Ich nenne es auch gerne „den Blitzableiter einschalten“. Erregungen welcher Art auch immer können Sie so in den Boden ableiten. Das fühlt sich sehr souverän an. Dies meldete mir kürzlich auch eine Lehrerin zurück, die allein durch systematisches Erden wieder zu einem ruhigen Umgangston mit ihren Schülern und damit zu ihrer normalen Autorität zurückfand.

Während ich zum Beispiel schreibe, achte ich ständig darauf, eine stabile und gelöste Sitzposition einzunehmen. Auf diese Weise ist mein Kopf entspannt und mein Gehirn kreativer bei der Wortwahl. Im entspannten Zustand sind meine linke *und* meine rechte Gehirnseite aktiv. Ich kann also nicht nur besser denken, sondern mir Dinge auch bildlich sehr viel besser vorstellen und abrufen. Menschen, die von Angst beherrscht sind, haben eher einen Tunnelblick und verrennen sich häufig in Gedankenschleifen mit immer gleichem Inhalt. Ihnen fehlen Stabilität und innere Distanz zu den Dingen.

Wenn Sie also nichts anderes tun als nachzuspüren, ob Sie auch geerdet sind, haben Sie schon eine Menge zur Angstüberwindung getan. Alle asiatischen Kampfsportarten arbeiten übrigens mit der Erdung, denn das vermittelt ein Gefühl von Mut und Kraft. Im Folgenden stelle ich Ihnen ein paar sehr einfache und effektive Erdungsübungen vor.

Die Vorwärtsbeuge im Stehen – eine wunderbar entspannende Übung, die immer auf die Schnelle funktioniert

Stehen Sie erst einen Moment geerdet. Strecken Sie die Arme nach oben. Dann neigen Sie sich langsam aus der Hüfte heraus zum Boden hin. Lassen Sie die Arme nach unten hängen, sodass ihr Gewicht Sie noch weiter nach unten zieht. Stellen Sie sich vor, wie alle unnützen Gedanken aus Ihrem Kopf zu Boden sinken. Verweilen Sie eine gewisse Zeit in dieser Haltung, so lange, wie Sie mögen. Atmen Sie entspannt in den Beckenraum ein und wieder aus. Dann kommen Sie nach einer Weile Wirbel für Wirbel nach oben. Zuletzt hebt sich der Kopf wieder in seine Ausgangsposition. Wenn Sie Lust haben, wiederholen Sie dies dreimal. Sie werden in Beinen und Füßen eine wunderbare Erdung spüren und sehr bei sich sein. Diese Übung war immer die Lieblingsvorübung meiner Teilnehmer beim autogenen Training. Es war für sie eine wunderbare Möglichkeit, aus dem Stress des Tages auszusteigen und sich wieder zu erden.

Kontakt zum Boden im Liegen

Menschen mit Ängsten und Panik befinden sich in einem permanenten mentalen Stresszustand. Das ist erschöpfend. Die Betroffenen fühlen sich angestrengt, kopfgesteuert, lethargisch oder überdreht. Da hilft auf die Schnelle, sich am Boden auszuruhen:

Legen Sie sich mit dem Rücken auf den Boden, mit einer Decke oder einer Yoga-Matte als Unterlage. Unter den Kopf legen Sie ein kleines Kissen. Ziehen Sie die Beine an und umfassen Sie die Knie mit den Händen. Nun schaukeln Sie ganz wohlig von rechts nach links, hin und her, indem Sie sich ganz bewusst auf das Kreuzbein konzentrieren. In diesem Bereich liegt das Wurzelchakra, ein energetisches Zentrum, das für unsere existenzielle Sicherheit zuständig ist. Wenn diese untere Ebene gut aktiviert ist, haben Sie eine gute Standfestigkeit. Sie sind besser geerdet. Machen Sie das so lange, wie Sie mögen. Sie erholen sich sehr schön dabei und Ihre Gedanken kommen zur Ruhe.

Und dann können Sie sich auch in Bauchlage erden. Achten Sie auf wohligen Kontakt Ihres Bauchs, vor allem Ihres Unterleibs und des knöchernen Beckenrahmens mit dem Boden unter Ihnen. Spüren Sie Ihr Schambein, unterhalb Ihrer Blase. Sie aktivieren auf diese Weise Ihr Sexualchakra, das uns ein Gefühl von wohliger Kraft und Erdung vermittelt. (Nicht umsonst werden alte Menschen, die die Verbindung zu ihrer unteren Ebene verloren haben, wackelig auf den Beinen.)

Die Sitzhöcker bewusst spüren

Immer wenn Sie sitzen, können Sie erst einmal Ihrer Sitzhöcker gewahr werden, indem Sie die Handflächen unter Ihr Gesäß legen und ein wenig hin und her rutschen. Sie aktivieren auf diese Weise Ihre Wahrnehmung für diesen Bereich und können von dort eine Verbindung zu Ihrer Sitzfläche aufnehmen. Wenn Sie mit Ihrer Aufmerksamkeit bewusst dorthin gehen, haben Sie Ihr Gehirn schon ein wenig von der Angst weg- und zu sich selbst hingelenkt. Das gibt Stabilität.

Bewusst gehen

Bewusst zu gehen ist deshalb so nützlich, weil in Unruhe- und Angstzuständen oft noch die Ruhe fehlt, um eine Stilleübung zu machen. Mit dem bewussten Gehen kann man sozusagen in Bewegung meditieren. Mein Tipp: Gebrauchen Sie ab sofort Ihre Füße ganz neu. Gehen Sie ab sofort bewusst, benutzen Sie bei jedem Schritt alle Glieder und Muskeln Ihres Fußes. Gehen Sie den typischen „Barfußgang", das heißt, Sie rollen ein wenig im Bogen von der Ferse aus über die Außenkanten der Füße, den kleinen Zeh bis hin zum großen Zeh ab. Krallen Sie alle Zehen beim Abdrücken kräftig in die Schuhsohle. Benutzen Sie aktiv Ihren großen Zeh, der den Fuß als letzter nach vorn schubst und die Richtung bestimmt! Gehen Sie nicht schlaff, gedankenlos oder nachlässig. Sie werden weniger erschöpft sein, auch wenn Sie lange auf den Beinen sein müssen. Ihre Füße werden sich nicht mehr wie durchgetreten anfühlen. Ihre Haltung wird spannkräftiger und dynamischer.

Ich denke an einen Mann von sehr großer Statur, der nach seinem Empfinden völlig schwache Füße hatte. Er tapste mehr oder weniger plattfüßig durch den Raum und fühlte sich auch so – passiv, resigniert. Es dauerte eine Weile, bis er begriff, dass seine Füße nicht schwach, sondern nur nicht richtig benutzt worden waren. Es war für ihn eine echte Offenbarung, als er seine Füße mit dem oben beschriebenen „Barfußgang" erstmals als kraftvolle Gliedmaßen erlebte. Der Aufrichtereflex in der Wirbelsäule wurde dabei kräftig angeregt. Er kaufte sich ein paar neue, wunderbar weiche Schuhe und genoss es, mit einer dynamischen, geerdeten Haltung seinen Weg zu gehen. Dies veränderte völlig seine Sichtweise und seine Ausstrahlung.

Wenden Sie Ihren Füßen also gerne viel Aufmerksamkeit zu, und zwar ständig. Sie bekommen dadurch einen neuen Fokus auf sich selbst. Sie kommen vom Denken ins Fühlen und das wird Ihre Selbstwahrnehmung verbessern. Massieren Sie Ihre Füße. Sie werden es Ihnen danken! Denken Sie ab sofort ständig: „Füße"!

Tai Chi, Chi Gung und andere Disziplinen fördern auf besondere Weise den Kontakt der Füße zum Boden und die Angewohnheit des Erdens. So werden die Körperbewegungen fließender und entspannter. All diese Maßnahmen helfen dabei, nicht so schnell außer sich zu geraten.

Entspannungsmethoden – ein abgestuftes Vorgehen

Stille herstellen – Stille fühlen.

Entspannung ist für Menschen, die viel mit Angst und Panik zu tun haben, nicht gerade eine „locker-leichte“ Angelegenheit. Deshalb möchte ich Ihnen hier Möglichkeiten vermitteln, wie Sie schrittweise zur Ruhe kommen. Wir werden dabei Ihr „Unvermögen“ berücksichtigen, denn ich höre Sie förmlich sagen: „Aber das ist es ja gerade: Wenn ich mich entspannen könnte, hätte ich das Problem ja nicht!“ Das mag sein, aber es gibt viele Wege zu einer gelasseneren Stimmung. Man muss sie nur finden. Selbstverständlich kann man sich in einem Zustand heller Panik nicht auf Knopfdruck entspannen. Man braucht ein paar Zwischenstufen von hier nach da.

Da die Menschen sehr verschieden sind und es auch keine Gesetzmäßigkeit gibt, nach der man *immer (!)* vorgehen *muss (!)*, möchte ich Sie bitten, für sich selbst eine Systematik herauszufinden, die Ihnen am ehesten einleuchtet – dann funktioniert das Entspannen auch. Probieren Sie aus, was bei Ihnen passt, und schreiben Sie sich eine Abfolge oder Auswahl zur Erinnerung in Ihr Tagebuch oder auf einen gesonderten Zettel. Vielleicht kennen Sie selbst auch einige Übungen, die Sie bereits mit Erfolg angewendet haben und in diesem Zusammenhang vielleicht besser verstehen. *Nach meiner Erfahrung* hat sich folgendes Vorgehen bewährt:

1. Spannung abreagieren

Im Zustand von Übererregung, Angst und Panik sollten Sie als Erstes daran denken, sich schnell zu erden und den aktuellen Zustand voll und ganz anzunehmen: „Okay, es ist so, wie es ist!“ Das ist zunächst das A und O. Alsdann sind ein paar Maßnahmen zum Herunterfahren und Abreagieren der überschüssigen Spannung sinnvoll, zum Beispiel durch Schütteln, Hüpfen, dynamisches Schwingen mit den Armen, Anwenden von Klopftechniken (siehe unten), Laufen, Gehen. (Siehe auch Schaltstelle Nr. 3)

2. Spannung in ruhige Bewegung umleiten

Wenn sich die Erregung schon etwas beruhigt hat, können aktive Formen der Entspannung hilfreich sein, zum Beispiel ruhiges Gehen, Schritt für Schritt, oder ruhige, koordinierte Bewegungsübungen des ganzen Körpers, die eine erdende und Kraft spendende Wirkung haben, zum Beispiel langsames Schwingen mit den Armen, Chi-Gung-Übungen oder die untenstehenden Yoga-Übungen

3. Zur Ruhe kommen

Als Drittes können Sie eher meditative Übungen nutzen, die auch den Atem bewusst mit einbeziehen, wie zum Beispiel die Hypnoseinduktion, die Überkreuzhaltung, Fingerberührpositionen (siehe unten) sowie die untenstehenden Atemübungen aus dem *Sounder Sleep System*™, die im Kapitel „Atemkontrolle“ beschrieben werden.

Zu 1. Spannung abreagieren

Die Alarmpunkte klopfen

Es gibt unzählige Varianten der Klopfakupressur, die in der Psychokinesiologie nach Fred Gallo wissenschaftlich untersucht worden ist. Ich möchte hier nur eine abgekürzte Abfolge erwähnen. Wer sich dafür genauer interessiert, sollte Bücher über EFT und ähnliche Methoden studieren. Bei diesen Methoden werden typische Alarmpunkte aus der chinesischen Medizin geklopft, um die Erregung zu dimmen. Als Erstes erden Sie sich ganz bewusst. Registrieren Sie den Ist-Zustand Ihrer Empfindungen, indem Sie mit Zeige- und Mittelfinger der rechten Hand den „Wunden Punkt" über dem Herzen (etwa drei Querfinger oberhalb der linken Brustwarze) linksherum reiben, etwa mit den Worten: „Auch wenn ich gerade Angst habe, bin ich gut so, wie ich bin." Damit wird schon eine gewisse innere Distanz erzielt, und dann klopfen Sie mit den fünf Fingerspitzen beider Hände je neunmal die Augenbrauenlinie, dann die Linie über der Oberlippe, dann unter der Unterlippe und schließlich die Mitte des Brustbeins, während Ihre Daumen in den Schlüsselbeinwinkeln klopfen. Wiederholen Sie dies viele Male, sooft Sie wollen. Klopfen Sie zwischendrin immer eine Weile die Rille zwischen viertem und fünftem Fingerstrahl auf dem Handrücken, während Sie folgende Augenbewegungen machen:

- Augen einmal schließen, einmal öffnen
- Augen nach rechts unten bewegen (ohne den Kopf mitzubewegen)
- Augen nach links unten bewegen
- Augen 360 Grad rechtsherum bewegen
- Augen 360 Grad linksherum bewegen
- Ein paar Töne summen (hörbar)
- Bis 5 zählen (hörbar)
- Eine paar Töne summen (hörbar)

Anschließend wahrnehmen, ob die Spannung zurückgegangen ist, und je nachdem das Ganze wiederholen. Damit kann man sich für den Anfang schon mal helfen. Das unterbricht ein wenig den Tunnelblick. Beide Gehirnhälften arbeiten wieder mehr koordiniert.

Überkreuzbewegungen mit wechselseitigem Klopfen

Bei starker Übererregung und falls sich nichts tut, kann man die innere Blockierung durch wechselseitiges Beklopfen der Knie beruhigen, indem man sich immer jeweils auf das Bein stellt, das gerade nicht beklopft wird. Man zieht dabei die Knie abwechselnd hoch und die rechte Hand tippt dann ans linke Knie, die linke Hand ans rechte Knie und so weiter, rechts, links, rechts, links ...).

Zu 2. Spannung in ruhige Bewegung umleiten

Langsames, konzentriertes Gehen, Schritt für Schritt, lenkt die Energie in ruhigere Bahnen. Wer sich gerne im Stehen beruhigt, kann sich beruhigende Übungen aus den unten beschriebenen Yoga-Praktiken heraussuchen. Etwas ganz Einfaches kann man immer machen:

Schwingen

Einfach mit den Armen harmonisch schwingen und dabei den Atem genießen.

Energie sammeln

Stellen Sie sich geerdet hin. Breiten Sie die Arme nach den Seiten und dann nach vorne aus, als wollten Sie mit den Händen die ganze Luft einsammeln. Während Sie etwas in die Knie gehen, sammeln die Hände und Arme die ganze Luft, führen sie zu Ihrem Unterbauch (dem *Hara* in der asiatischen Philosophie) und kommen zur Ruhe. Sie werden merken, dass Sie das automatisch mit Ihrem Atem verbindet.

Hin und her schaukeln

Auf einem Stuhl sitzend schaukeln Sie mit dem Oberkörper wohlig von rechts nach links und wieder zurück, immer wieder. Wählen Sie nach Ihrem Gefühl einen Rhythmus, der für Sie stimmt. Auch hier werden Sie merken, dass ein ruhiger Atemrhythmus entsteht. Achten Sie allerdings mehr auf die wohlige Bewegung als auf den Atem und graben Sie sich dabei immer mehr in die Sitzunterlage ein. Wie Sie vielleicht schon wissen, beruhigen sich so auch Kinder, die zu wenig Zuwendung bekommen. (Es ist das typische Zeichen für Hospitalismus). Nicht umsonst ist das Schaukeln so beliebt.

Zu 3. Zur Ruhe kommen

Hier möchte ich als Erstes die Überkreuzübung erwähnen, die vielen Menschen Halt, Ruhe und Sicherheit vermittelt.

Überkreuzübung

Setzen Sie sich geerdet auf einen Stuhl und führen Sie den linken Fuß über den rechten (einfach im Fußgelenk über den anderen legen). Dann strecken Sie die Arme nach vorn, wobei die Handrücken (!) zueinanderzeigen. Kreuzen Sie das rechte Handgelenk über das linke. Verschränken Sie die Finger und dann drehen Sie die beiden „gefalteten" Hände erst nach unten, dann nach innen Richtung Brust und weiter nach oben. Legen Sie sie locker am Brustbein ab und lassen Sie auch die Schultern dabei schön locker. Während Sie die Zunge an den Gaumen legen, kommen Sie zur Ruhe. (Sie berühren so einen wichtigen Punkt des sogenannten Lenkergefäßes aus der chinesischen Medizin, der mit innerer Sammlung und Abgrenzung zu tun hat.) Wer mag, kann eine Weile durch die Nase ein- und durch den Mund ausatmen, oder Sie atmen ganz normal durch die Nase. Diese Übung zentriert sehr gut und verschaltet das Gehirn wieder ganzheitlich – rechts und links. Sie können diese Haltung als Einstieg in eine Meditation, zum Imaginieren oder Nachdenken nutzen. Lassen Sie die Hände nach einer Weile einfach sinken und stellen die Füße wieder fest auf dem Boden auf. Mir berichten Klienten immer, dass mit dieser Übung viel Ruhe im Kopf einkehrt.

Fingerberührposition

Bei dieser Übung sitzen oder stehen Sie – geerdet wie immer – und legen die Fingerspitzen beider Hände aneinander. Nun schauen Sie entspannt in die Öffnung, die dadurch entsteht, und legen wieder die Zunge an den Gaumen.

Selbsthypnoseeinleitung

Aus der Hypnose gibt es eine schöne Einleitungsübung, die man auch sehr gut mit sich selbst durchführen kann. Sie dimmt das Erregungsniveau im Gehirn auf sehr effektive Weise.

Setzen Sie sich bequem auf einen Stuhl und erden Sie sich mit den Füßen und mit der Sitzfläche. Halten Sie die Arme gestreckt eine Weile nach vorn, während Sie die Hände in den Handgelenken locker nach unten hängen lassen. Nun schließen Sie die Augen und sagen sich innerlich etwa Folgendes: „Wenn meine Arme gleich unten auf meinen Oberschenkeln angekommen sind, bin ich ein ganzes Stück entspannter." Nun lassen Sie Ihre Arme im Zeitlupentempo Millimeter für Millimeter sinken. Vielleicht koordinieren Sie das Senken der Arme auch mit dem Ausatmen. Das darf sogar etwas anstrengend sein. Sie bauen damit eine positive Erwartung auf, die Ihr Gehirn dann nachzuvollziehen versucht. Wenn Ihre Arme schließlich Berührung mit den Beinen bekommen und sich dort ablegen, sind Sie einen langen Weg zu sich selbst gegangen und etwas mehr bei sich angekommen. Probieren Sie es aus!

Die Drei-drei-drei-zwei-zwei-zwei-eins-eins-eins-Methode

Die Methode dient dazu, vom aktiven Erregungsmodus des Gehirns, dem Beta-Rhythmus, mehr in den entspannten Erregungsmodus des Alpha-Rhythmus zu gelangen. Wie Sie inzwischen wissen, ist gerade der langsame Alpha-Rhythmus die Voraussetzung für bildhaftes und lösungsorientiertes Denken. Die Übung funktioniert auffallend gut. Wie immer nehmen Sie eine geerdete Haltung ein und kommen ein wenig zur Ruhe. Sagen Sie zu sich selbst diese Worte: „Wenn ich von drei auf eins heruntergezählt habe, befinde ich mich im entspannten Alpha-Rhythmus und kann meine inneren Bilder konkret abrufen." Dann atmen Sie tief ein und ganz lang aus. Nach dem Ausatmen sagen Sie nachdrücklich die Worte: „Drei, drei, drei." Anschließend machen Sie das Gleiche mit "zwei, zwei, zwei" und „eins, eins, eins". Sie werden eine deutlich ruhigere Stimmung bemerken, wenn Sie mit eins fertig sind. Nun können Sie diese Ruhe nutzen, einfach so, um sie zu genießen, oder Sie konzentrieren sich auf ein beruhigendes inneres Bild.

Weitere Möglichkeiten, zu sich zu kommen

Wenn Sie die Möglichkeit haben, im Internet YouTube-Videos anzusehen, gehen Sie mal auf den Link von Nippun Aggarwall, einem indischen Lehrer, der sehr heilsame und das Gehirn beruhigende Klänge aufgenommen hat. Täglich ein paar Minuten Anhören verändert die Ansprechbarkeit des Gehirns für Panik und Aufregung. Auch CDs zum Thema Angst (wie etwa die Angst-CD von Rüdiger Dahlke) lenken die Aufmerksamkeit auf eine andere Betrachtung von Angst, nämlich darauf, die Angst ganz gelassen kommen zu lassen oder in Ruhe zu betrachten. Dazu komme ich noch bei der Schaltstelle Nr. 4 und den hypnotherapeutischen Techniken (ab Seite 97).

Nicht vergessen möchte ich das **Singen und Summen,** das über die Vibration der Stimmbänder stets eine Parasympathikusaktivierung, also eine Beruhigung, aber auch eine Anhebung der Stimmung zur Folge hat. Chorsänger wissen das. Außerdem fördern **Wasseranwendungen wie warme Fußbäder am Abend oder ein feuchtwarmer Bauchwickel** vor dem Schlafen ebenfalls eine ruhige Grundstimmung, die Geborgenheit vermittelt. Werden Sie selbst kreativ und beobachten Sie, was bei Ihnen einen beruhigenden Effekt hat. Nicht meine Empfehlungen sind wichtig, sondern, dass *Sie* herausfinden, was *Sie* beruhigt, denn nur das werden Sie sich auch zu eigen machen. Betrachten Sie meine Empfehlungen deshalb immer nur als Anregungen, die jederzeit abgewandelt werden können.

„Atemkontrolle" oder was?

Wir verändern den Atem und der Atem verändert uns.

Der Atem ist ein völlig unterschätzter Faktor, wenn es darum geht, Körper und Seele zu beruhigen, sich zu entspannen, vor allem aber klar und zielgerichtet denken zu können. Ich möchte dem Atem hier ein eigenes Kapitel widmen, da man im Umgang mit dem Atem einige Dinge genau verstehen muss, um all diese positiven Effekte nutzen zu können. Wie schon mehrfach angedeutet, gibt es kaum eine Übung, die nicht Auswirkungen auf den Atem hat. Hier möchte ich den umgekehrten Weg gehen und zeigen, wie man über sanftes Atmen den Körper und damit die Seele beeinflussen kann.

> Unser Atem spiegelt wie kaum ein anderes Körperphänomen (abgesehen von unserem Herzschlag) wider, wie wir uns gerade fühlen. Fühlen wir uns wohl, fließt der Atem einfach so ruhig vor sich hin, ohne dass wir davon Notiz nehmen. Sind wir gestresst, verärgert oder in Angst, ist unser Atem flach, zu schnell, zeitweilig blockiert und vermittelt uns ein Gefühl von Angespanntheit. Wie unsere Gefühle Auswirkungen auf den Atem haben, so hat auch der Atem Einfluss auf unseren Gefühlszustand.

Diesen Effekt wollen wir nutzen. Die „Atemkontrolle" gilt in der Psychotherapie als eine wesentliche Ressource im Umgang mit Ängsten. Wer in der Angst seinen Atem ruhig weiterfließen lassen kann, hat schon gewonnen; der Effekt: Das limbische System beruhigt sich, das Denken funktioniert besser und die Betreffenden können die Beobachterposition einnehmen und ihre Emotionen beruhigen.

Die Bezeichnung „Atemkontrolle" gefällt mir allerdings nicht, denn Menschen mit Angst- und Panikproblemen versuchen sowieso schon ständig, sich unter Kontrolle zu halten. Nach meiner Erfahrung geht es eher darum, Bedingungen dafür zu schaffen, dass der

Atem sanft und entspannt fließen kann. Für manche Menschen bedeutet es nämlich erhöhten Stress, wenn sie sich auf den Atem konzentrieren *(sollen)*. Wie oft habe ich in meinen Kursen für autogenes Training den Teilnehmern empfohlen, den Atem und die Atemübung erst einmal völlig außer Acht zu lassen. Allzu oft hat die Konzentration auf das Atmen nämlich eine paradoxe Wirkung: Die Atmung verkrampft sich erst recht und die Betreffenden sind eher blockiert und haben unangenehme Luftnot. Sie meinen dann, sie könnten sich überhaupt nicht entspannen, schon gar nicht mit dem Atem.

Ich kann Ihnen versichern: Auch Sie können ruhig atmen! Das tun Sie ohnehin meistens – ohne es zu registrieren. Es braucht nur einen kleinen Trick, damit Sie den wohltuenden Atem bewusst wahrnehmen. Vor allem ist es wichtig, sich in Momenten der Ruhe – also prophylaktisch – dem Atem genussvoll zuzuwenden: Einfach dem Atem einmal zuzuschauen, ohne etwas zu wollen. Die Ressource des Atmens ist von unschätzbarem Wert, denn wo gibt es in uns selbst eine zartere Lebensäußerung? Wenn wir uns trauen, uns damit zu verbinden, sind wir mitten in unserem seelischen Erleben angekommen.

Deshalb: Schauen Sie jetzt gerade, in diesem Moment, in dem Sie dies lesen, Ihrem Atem einmal kurz zu. Vielleicht ist da erst einmal das Bedürfnis nach einem tiefen Einatmen und dann fließt der Atem so vor sich hin, wie er will. Achten Sie dabei genüsslich auf einen kleinen Impuls nach unten in den Bauch. Am besten nehmen Sie diese Bewegung dann wahr, wenn Sie Ihre beiden Fäuste leicht seitlich in die unteren Rippen „stemmen."

Bei dieser Art des Atmens stellt sich ein sehr „geerdetes" Gefühl ein. Atmen Sie nicht zu flach, aber auch nicht zu tief, und atmen Sie möglichst langsam aus, ohne alle Luft herauszudrücken. K. P. Buteyko, ein ukrainischer Arzt und Wissenschaftler, ist sehr bekannt geworden durch seine Untersuchungen des Atems in seinem Einfluss auf die Herzfrequenz, den Blutdruck, vor allem aber auf die Stimulation des Nervus vagus und damit des parasympathischen Nervensystems, das man unter anderem an der Variabilität des Herzschlags erkennen kann.

Kleiner Exkurs zur Neurobiologie:

Über den Atem erreichen wir reflektorisch den ventralen Vagus-Ast, der dem limbischen System Entwarnungssignale gibt und im Körper den Wohlfühlmodus auslöst. Gerade Asthmakranke profitieren sehr davon, aber auch Menschen mit Ängsten und Traumatisierte, deren ventraler Vagus-Ast oft blockiert ist. Der Hauptgrund für diese positive Wirkung des ruhigen Atmens ist: Die Herzfrequenz verlangsamt sich und das Verhältnis zwischen Sauerstoff und Kohlendioxid optimiert sich. Die Gefäße und die Bronchien erweitern sich und der Sauerstoff kann viel besser in die Zellen gelangen.

Sie ahnen schon, dass dieses ökonomische Atmen auch bei Burnout und Erschöpfung sehr nützlich ist. Der Effekt für die Betroffenen: Sie fühlen sich ruhiger, aber auch vitalisiert! In dem Buch *Nie wieder krank* von Wim Hof und Koen de Jong wird darüber sehr interessant berichtet, auch darüber, wie man den Faktor Kälte für sich nutzen kann. Im Kapitel über soziale Phobie werde ich eine sehr effektive Selbsthilfestrategie zur Harmonisierung des Nervus vagus nach Rosenberg beschreiben (vgl. Stanley Rosenberg, *Der Selbstheilungsnerv*).

Wie also funktioniert die „Atemkontrolle"?

Dazu ist es erst einmal notwendig, das Wunder des Atems ein wenig näher kennenzulernen. Das hat nichts mit Esoterik zu tun, sondern hilft uns, das Wunder des Lebens, das mit dem ersten Atemzug des Säuglings beginnt, zu verstehen. Zu staunen ist deshalb gar keine schlechte Idee, wenn wir uns mit dem Atem beschäftigen.

Atmen ist nicht etwas, was wir „machen“ müssten. Im Gegenteil, der Atem fließt umso natürlicher, je mehr wir uns einfach in Ruhe lassen und uns „dem Atem überlassen“.

Da haben wir es wieder: Diese Art zu atmen hat etwas mit unserem Urvertrauen zu tun. Atmenderweise können wir es fördern, indem wir uns zum Beispiel vorstellen, wir würden beim Sitzen sanft in die Rückenlehne und in die Sitzfläche hineinatmen und uns Zeit geben, dass der Atem ganz sanft und langsam wieder herausströmen kann.

Gerade das zarte Ausatmen ist wichtig, denn in Angst und Stress halten wir den Atem oft an. Dazu muss man wissen: Beim Einatmen dehnt sich unser Zwerchfell nach unten in den Bauch hinein. Deshalb wölbt sich der Bauch auch etwas nach außen vor. Beim Ausatmen steigt das Zwerchfell wieder nach oben, und zwar völlig passiv, indem es elastisch nach oben zurückschwingt und die verbrauchte Luft aus Mund und Nase entweichen lässt. Indem wir bewusst auf das langsamere Ausatmen achten – in Momenten, in denen es uns gut geht –, bekommen wir tatsächlich eine immer bessere Kontrolle über unsere Emotionen.

An dieser Stelle möchte ich auch das bewusste sanfte Ausatmen in Ihre gedachte innere Atemachse erwähnen, wobei Sie den Atem nicht einfach ungezielt nach außen abströmen lassen, sondern ihn nach innen lenken, mitten durch Ihren Körper hindurch bis zum Boden. Diese Strategie aus der Clownsausbildung von Michael von Stuhlmiller (siehe Buch im Literaturverzeichnis) hat eine wichtige Funktion, nämlich zu lernen, alle Energie bei sich zu behalten und sich durch nichts aus der Ruhe bringen zu lassen, auch nicht bei den typischen clownesken „Fehlleistungen“. Diese Strategie kann uns auch bei der Bewältigung von Angst von Nutzen sein. Wir können uns also mit dem Atem beruhigen – eine wichtige Voraussetzung für alle mentalen Strategien, ähnlich wie die anfangs beschriebene Nasenwechselatmung aus dem Yoga.

Ich habe die Erfahrung gemacht, dass Menschen immer dann einen sehr guten Kontakt zu ihrem Atem bekommen, wenn sie sich selbst bewusst berühren. Der Trick ist, nicht auf den Atem, sondern auf die wahrnehmbare Berührung zu achten. Indem Sie eine Hand oder beide Hände auf das Brustbein, oder besser: die Herzgegend, legen und einfach nur spüren, wie sich das anfühlt, wenn sich Ihr Brustkorb sanft hebt und senkt, bekommen Sie ganz automatisch einen Zugang zum eigenen Atem. Und meist wird das Atmen dann ruhiger, die Atemzüge sind länger, oft auch tiefer. Besonders die Übungen aus dem *Sounder-Sleep-System*™ sind sehr dazu geeignet, sich mit dem Atem zu beruhigen und zu entspannen. Ich möchte deshalb nicht so sehr die Kontrolle des Atems betonen als vielmehr die freundliche und bewusste Beobachtung des Auf und Ab der Atembewegung, die man sehr sanft fließen lassen kann.

Pusten

Um erst einmal ein Gefühl dafür zu bekommen, wie sich Atmen anfühlt, könnten Sie sich vorstellen, Sie würden einem kleinen Kind ganz sanft über eine schmerzende Schramme an der Hand pusten, indem Sie mit leicht gespitzten Lippen ganz sanft die kühlende Luft herausfließen lassen. Dazu könnten Sie (sich) innerlich sagen: „Ganz ruhig – alles gut."

Nachfolgend möchte ich Ihnen nun drei meiner Lieblingsübungen aus dem *Sounder Sleep-System*™ beschreiben, die bei fast allen Klienten, die ich behandelt habe, eine positive Wirkung hatten. Sie sind sehr einfach und angenehm. Die Übungen können jederzeit vereinfacht, abkürzt und an Ihre persönlichen Vorlieben angepasst werden.

Sein Herz berühren

Im Sitzen: Eine Hand liegt sanft auf dem Brustkorb, die andere Hand legt sich darüber. Nur spüren, wie bei der natürlichen Atembewegung der Brustkorb sich ganz sanft hebt und senkt. Mehr nicht. Dieses Wahrnehmen und Berühren wirkt beruhigend. Sie können es im Sinne der Schaltstelle Nr. 4 etwa mit den ruhigen Worten begleiten: „Alles gut. Ganz ruhig."

Atemsurfen auf den drei Atemräumen

Diese Übung ist sehr gut dazu geeignet, sich im Körper wohlig zu fühlen und sich selbst als Ganzes zu spüren. Wie schon oft betont, haben Menschen mit Ängsten zu wenig Körperkontakt zu sich selbst. Der Kopf macht, was er will. Auch hier geht es über den Berührungskontakt zum Atemkontakt, und zwar beginnend am *Unterbauch*, unserem „Bauchgefühl", über den *Oberbauch*, den Ort des Sonnengeflechts (eines sehr wichtigen parasympathischen Nervensystems, das für Ruhe im Vegetativum sorgt) bis zum *Brustkorb* und zur *Herzregion*, unserer „Gefühlszentrale". Machen Sie es in etwa so:

Im Liegen erst einmal nur die Unterlage spüren, Kontakt zu sich selbst herstellen und, wenn das schon geht, auch zu der Atembewegung. (Bequemer ist es, wenn Sie sich unter die Ellenbogen jeweils ein kleines Kissen legen.)

- Beide Hände ruhen so auf dem **Unterbauch**, dass sie ein Dreieck um den Nabel herum bilden und die Daumen sich sanft berühren. Beobachten Sie, wie sich das anfühlt, wenn die Daumen sich beim Einatmen etwas voneinander entfernen und beim Ausatmen wieder zusammenrücken. Dann nach einigen Atemzügen beim Einatmen die Daumen minimal anheben, beim Ausatmen wieder sinken lassen und ein wenig (!) gegen die Bauchwand drücken. Nach einigen Atemzügen machen Sie Pause und spüren nach, wie der Beckenraum sich jetzt anfühlt.
- Dann legen Sie nach einer Weile die Hände so auf den **Oberbauch**, dass die Daumen auf die unteren Rippen zu liegen kommen. Erst einmal nur beobachten, was beim Atmen geschieht. Dann heben Sie beim Einatmen die Daumen wieder minimal an oder tun nur so, als ob sie leichter werden. Beim Ausatmen drücken Sie sie ein wenig gegen die Rippen, so, wie wenn Sie eine „Aus-Taste" drücken würden. Nach einigen Atemzügen machen Sie wieder eine Pause. Vielleicht nehmen Sie wahr, dass sich Ihr Atem beruhigt, verlängert oder dass sich zwischen Einatmen und Ausatmen eine kleine Pause ergibt.
- Schließlich legen Sie die Hände auf den **oberen Brustkorb** und beobachten nur, wie sich der Kontakt mit den Händen anfühlt, insbesondere wie die Daumen sich beim Ein- und Ausatmen anfühlen, wenn sie sich mitbewegen. Dann nach einigen Atemzügen beim Einatmen die Daumen wieder minimal anheben, beim Ausatmen wieder sinken lassen. Auch hier schließlich beim Ausatmen die Daumen zusätzlich sanft gegen die Brustwand drücken. Pause, nachspüren, Hände zur Seite legen und wieder von vorne anfangen oder entspannen (oder gegebenenfalls einschlafen). Man kann die Hände auch in seiner Lieblingsposition einfach liegen lassen. Das beruhigt sehr.

Der geheime Handschlag

Mit einer Hand „grapscht" man sich den anderen Daumen (wie wenn man eine Fahrradstange umgreift) und die Hand, die das tut, streckt den Zeigefinger aus, der von der anderen Hand mit den restlichen Fingern umgriffen wird. Legen Sie die Hände in den Schoß und/oder auf ein Kissen und machen Sie es sich im Sitzen bequem. (Erdkontakt,

Kontakt zum Stuhl, wohlige Wahrnehmung des eigenen Körpers und des sanften Atemstroms)

Erst einmal spüren Sie nur die verschränkten Hände. Nun drücken Sie jedes Mal, wenn Sie ausatmen, ganz minimal den Daumen und beim Ausatmen lösen Sie den Druck wieder.

Sie können stattdessen auch den Zeigefinger drücken oder Daumen und Zeigefinger im Wechsel. Das Ganze lässt sich noch steigern, indem Sie beim Einatmen die Augäpfel sanft nach oben rollen. Machen Sie zwischendurch jeweils eine kleine Pause und zwingen Sie sich nicht zu dieser Übung. Genießen Sie sie!

*

Auch im Yoga gibt es sehr effektive Atemübungen, die allerdings nicht für jeden geeignet sind. Ich erinnere mich, dass ich diese Übungen in jungen Jahren mit viel zu viel Anspannung und zu sportlich gemacht habe, weshalb sie mir auch nicht gut getan haben. Heute gehören sie zu meinen Favoriten. Ich liebe sie, vor allem gleich morgens als Erstes, nachdem ich meine Atemräume erst einmal reichlich gedehnt habe – wie bei den Yoga-Übungen im nächsten Abschnitt beschrieben.

Die Yoga-Wechselatmung

Die Yoga-Wechselatmung möchte ich hier bewusst als Auftakt zu den Yoga-Übungen anführen, und zwar im Anschluss an die „Belebung der Atemräume", die im nächsten Kapitel ausführlich beschrieben wird. Die Yoga-Wechselatmung sorgt für eine gute Balance zwischen rechter und linker Gehirnhälfte, die ja bei Ängsten völlig aus den Fugen geraten ist. Diese Übung kann man immer mal zwischendurch machen. Probieren Sie aus, ob sie Ihnen guttut; wenn nicht, lassen Sie sie erst einmal weg. Diese Übung setzt nämlich voraus, dass Sie schon einen recht unbefangenen und fast schon genussvollen Umgang mit dem Atem haben. Denn darum geht es: Ruhe und Genuss!

Setzen Sie sich dazu mit geradem Rücken hin, tippen Sie mit Zeige- und Mittelfinger der rechten Hand an Ihre Nasenwurzel. (Diese Berührung eröffnet sehr gut die Nasenräume. Die Luft fließt nachweislich besser ein und aus!) Nun halten Sie sich mit dem *rechten* Daumen das *rechte* Nasenloch zu und atmen durch das *linke* Nasenloch ein. (Immer links beginnen!) Dann halten Sie mit dem *rechten* Ringfinger das *linke*

Nasenloch zu und atmen durch das *rechte* aus. Dann durch das rechte Nasenloch auch einatmen, anschließend mit dem Daumen wieder das *rechte* Nasenloch zuhalten und durch das *linke* Nasenloch ausatmen. Und so weiter – immer im Wechsel: *Linkes Nasenloch ein, rechtes aus, dort wieder ein und links wieder aus, dort wieder ein …* Also immer nach dem Einatmen das Nasenloch wechseln, rechts, links. Zehn Mal oder gerne länger.

Anschließend spüren Sie nach, was das mit Ihrer Atmung gemacht hat. Nach Möglichkeit sollten Sie 4 Sekunden lang einatmen, den Atem kurz anhalten und dann 8 Sekunden lang ausatmen, danach den Atem wieder kurz anhalten … (Beachten Sie diese letzte Anweisung erst einmal gar nicht, sondern genießen Sie einfach nur das Fließen Ihres Atemstroms. Erst wenn Sie sich daran ein wenig gewöhnt haben, probieren Sie den zeitlichen Rhythmus. Wenn Sie so immer wieder Ihre Gehirnhälften ausbalancieren, kommt auch Ihr seelisches Gleichgewicht zurück. Diese Übung fördert bei regelmäßiger Anwendung auch den Schlaf.

Die Mondatmung

Bei der Mondatmung kommt es darauf an, immer nur durch das linke Nasenloch einzuatmen und durch das rechte auszuatmen. Da das linke Nasenloch die rechte Gehirnhemisphäre aktiviert, also die Gehirnhemisphäre, die eher für innere Bilder und Kreativität zuständig ist, wird beim Einatmen diese Hemisphäre besonders stimuliert. Das hat einen guten Grund, denn im Stress, bei Angst und Katastrophenfantasien ist die andere, die linke Gehirnhemisphäre übererregt und überstimuliert. Sie muss gedämpft werden und das wird sie auch, wenn wir durch das rechte Nasenloch ausatmen.

Zur Vorbereitung setzen Sie sich aufrecht hin, verankern sich bewusst mit den Sitzhöckern, nehmen Daumen und Zeigefinger der linken Hand zusammen und atmen ein paar Atemzüge sanft ein und aus. Dann legen Sie Zeige- und Mittelfinger der rechten Hand in die Handinnenfläche und schließen mit dem Daumen das rechte Nasenloch. Sie atmen nun immer über das linke Nasenloch ein. Dann schließen Sie jeweils das linke Nasenloch mit dem Ringfinger der rechten Hand und atmen wieder aus. Die rechte Hand ist also wie eine Art Gabel geformt, wobei der Daumen das rechte Nasenloch beim Einatmen und der Ringfinger das linke Nasenloch beim Ausatmen schließt. Zeige- und Mittelfinger liegen in der Handinnenfläche. Diese Übung eignet sich hervorragend zur Besserung von Schlafstörungen. Zur Vereinfachung kann man sich auf die rechte Seite legen und sich vorstellen, dass man immer nur links einatmet und rechts ausatmet. Auch das funktioniert, da in der Rechtsseitenlage sowieso mehr links eingeatmet wird.

Letzthin rief mich eine Frau vom Krankenhaus aus an. Sie hatte sich unglücklich den Arm gebrochen und war eine Weile mehr oder weniger ans Bett gefesselt. Meist inszenieren wir solche Unglücksfälle, wenn unsere Seele ein „Schmerzventil" braucht. Der Körper nimmt der Seele auf diese Weise Schmerz ab. Auf meine Frage: „Was sagt Ihnen der Unfall und welche Ressource steckt darin?", kam von ihr die spontane Antwort: „Damit ich mich noch konzentrierter auf mich und meinen Atem konzentriere und wirklich bei mir ankomme." Ich empfahl ihr, sich zu erden und vor allem ganz lang auszuatmen und in den Körper hineinzuspüren und so etwas wie heilende Energie in ihren Arm zu schicken. Das half ihr sehr, ihre Ängste zu beruhigen und schlafen zu können. Manchmal zwingen uns missliche Umstände in eine positive Richtung.

Übungen für ein starkes Körpergefühl

Wenn man* etwas *trainieren kann, so ist es die Standfestigkeit.

Um Ängsten vorzubeugen, sind eine ganze Menge Tatkraft, ein kraftvolles Körpergefühl und reichlich Standfestigkeit nötig. Diese lassen sich besonders gut mit bestimmten Übungen aus dem Yoga erreichen, die über den Körper Seele und Geist positiv beeinflussen. Vielen Frauen der Zwanziger- und Dreißiger-Jahrgänge ist es gelungen, die typischen Wechseljahrsängste (siehe Kapitel über Angst als Anpassungsstörung) mit Yoga zu überwinden, zu einer Zeit, als es kaum therapeutische Angebote gab. Ich habe einige schwer traumatisierte Menschen aus den Kriegsjahrgängen erlebt, die jahrelang nur mit Tranquilizern zur Ruhe gekommen waren und die sich durch eine regelmäßige Yoga-Praxis stabilisieren konnten. Viele Betroffene dieser Jahrgänge wurden allerdings auch von Tranquilizern *abhängig gemacht*. Genau das wollen wir vermeiden. Was aber damals schon unzähligen Menschen geholfen hat, das hilft auch heute, vor allem, da sich die Methoden verfeinert haben und man sehr viel mehr über die Zusammenhänge weiß.

Auch wenn Sie mit Yoga nicht vertraut sind, es vielleicht sogar ablehnen, möchte ich Ihnen einige Übungselemente vorstellen, die uns in der Bewältigung von Ängsten beste Dienste leisten können. Die Übungen sind im Grunde universell. Elemente aus dem Yoga werden heute in vielen Bewegungsdisziplinen als Trainingselemente genutzt. Wissenschaftliche Studien belegen inzwischen, dass Yoga im Vergleich mit autogenem Training und Meditation den nachhaltigeren Effekt hat. Überdies wirkt Yoga *sofort* beruhigend und stabilisierend – auch ohne eine lange Übungspraxis. (Quelle: Interview mit Gerald Hüther auf der CD zu dem Buch *Kraft in der Krise* von C. Diegelmann und M. Isermann).

Auffallend war in diesen Studien, dass die Yoga Praktizierenden sich sofort besser fühlten und ihr gutes Gefühl auch länger nachwirkte als bei den anderen beiden Disziplinen. Außerdem vergrößerte sich der Hippocampus, eine Struktur im Gehirn, der für das Lernen und für die emotionale Verarbeitung von Informationen zuständig ist, sehr deutlich. Auch wurden in diesen Untersuchungen die Atemtechniken des Yoga hervorgehoben, die bestimmte Ängste effektiv zu lindern vermögen. Über Yoga ließe sich vieles sagen, doch möchte ich nur *die* Elemente hervorheben, die uns ganz konkret helfen zu verstehen, warum Yoga – und zwar eine bestimmte Art und Weise, es zu praktizieren – für die Überwindung von Angst und Panik so wirkungsvoll ist:

Yoga ist eine sehr ganzheitliche Übungspraxis, die ihre Wirkung an der Schnittstelle zwischen Körper, Geist und Seele entfaltet. Sie kann in angepasster Form von jedem praktiziert werden. Dabei wird der eigene Fokus mehr nach innen gerichtet – „weg von der ewigen Suche nach Anerkennung durch Erfolg, weg von der Illusion, im Außen das große Glück zu finden, hin zu dem Ankommen und Ruhen im reinen Gewahrsein – dem Zustand des Yoga“. (Seehofer, Tanja / Iding, Doris: *Yin Yoga des Herzens. Geschmeidiger Körper. Offenes Herz*, Oberstdorf: Windpferd, 2013)

Warum ich Yoga für so besonders wirkungsvoll halte

Wenn wir noch einmal auf das Körpergefühl bei Angst zurückkommen, so fällt auf, dass Menschen sich in der Angst, abgesehen von den Angstsymptomen, wenig spüren. Das Körperempfinden ist sehr reduziert. Angst macht außerdem überall eng, vor allem im Brustkorb. Da herrscht Spannung, die sich nicht entlädt. Der Atem ist blockiert oder reduziert, und im Kopf geht es zu wie in einem Bienenschwarm. Fühlen, Denken und Körperempfinden sind nicht in der Balance. Bei den Yoga-Übungen geht man in bestimmte Dehnungsstellungen, die reichlich Spannung erzeugen und auch mal die Schmerzgrenze erreichen können. Dadurch spüren sich die Übenden sehr intensiv und machen die Erfahrung: Spannung baut sich auf, sie löst sich aber auch wieder vollständig auf und weicht einem außerordentlich kraftvollen Wohlgefühl. Auch der Pulsschlag, der bei Anstrengung schneller wird, beruhigt sich wieder.

Das ist eine sehr wichtige Erfahrung, denn wie wir noch sehen werden, ist das Herz ein Organ, das bei Ängsten stark involviert ist. Es schlägt wie wild, oder stolpert. Das empfinden die Betroffenen als sehr beunruhigend. Die Erkenntnis, dass der Herzschlag sich schnell wieder beruhigen kann, ist deshalb sehr wichtig. Das schafft Vertrauen zu sich selbst. Auch dass die Übungen überwiegend am Boden stattfinden, fördert das Gefühl der Erdung. Eine einfache Yoga-Übung wirkt ausgleichend, und zwar sofort.

Darüber hinaus kommen Menschen insbesondere beim Praktizieren des *Yin-Yoga* in Kontakt zu ihrem tiefsten Inneren. Sie spüren sich intensiv als Ganzheit und es weitet sich ein innerer Raum, den vorher die Ängste beherrscht haben. Yin-Yoga ist keine neue Art von Yoga, sondern die „Asanas", die Übungen, werden nur langsamer, intensiver, geduldiger und ohne jeden Ehrgeiz praktiziert. Dabei kommt es besonders darauf an, intensiv in sich hineinzuspüren und bewusst zu atmen. Und nach der Übung ist es wichtig, ausgiebig loszulassen und nachzuempfinden, welche Reaktionen der Körper meldet: ein angenehmes Kribbeln, Ziehen, Weiten. Damit wird auch das „Ausatmen" der Angst erleichtert.

Und noch etwas finde ich beim Yoga so besonders: Die Meridiane, Energielinien des Körpers, die in der chinesischen Medizin so bedeutsam sind, werden sehr gezielt stimuliert und bei jeder Übung werden bestimmte Meridiankombinationen aktiviert. Gerade Blasen- und Herzmeridian (um nur zwei zu nennen) werden hier angesprochen, was bei Ängsten einen äußerst positiven Effekt hat.

Im Anhang dieses Buches nenne ich Literatur mit kurzen und einfachen Beschreibungen dieser Yoga-Praxis. Hier möchte ich einige besonders wirkungsvolle Übungen vorstellen, die sich bei meinen Klienten, vor allem aber auch bei mir selbst bewährt haben. Im Folgenden beschreibe ich eine Sequenz von Übungen, die man gut nacheinander ausführen kann.

Vorab ein paar Empfehlungen aus meiner Erfahrung:

- Machen Sie lieber nur wenige Übungen, diese aber mit Gefühl und Aufmerksamkeit. Je länger Sie in einer Stellung bleiben können, desto besser.
- Wenn Sie selbst bereits Ihre Lieblingsübungen haben, machen Sie damit weiter, aber vielleicht gehen Sie noch intensiver in das Körperempfinden und machen die Übungen bewusster und langsamer.
- Legen Sie jedes Mal eine ausgiebige Nachspürphase ein. Mein Rat: Spüren Sie gerne so lange nach, bis Sie *nichts* mehr spüren, bis es nicht mehr kribbelt, zieht, strömt oder im Bauch blubbert (– ein gutes Zeichen für die vegetative Beruhigung und Aktivierung des Parasympathikus). Das schult Ihre Selbstwahrnehmung ungemein.
- Machen Sie die gleiche Übungen drei Mal hintereinander mit einer „Spürpause" dazwischen, indem Sie jeweils drei Mal in Richtung Bauch und Becken atmen. Sie können aber ganz allein entscheiden, wie lange und wie oft Sie eine Übung machen.
- Ich persönlich mache die Übungen am liebsten morgens nüchtern auf meinem dicken Berberteppich, ruhige Übungen allerdings gerne auch mal abends. Wenn Sie sich eine Yoga-Matte bereitlegen, können Sie jederzeit üben. Vor allem: Üben Sie *täglich* ein wenig! Regelmäßigkeit ist wie immer auch hier am besten.

Es gibt niemals ein absolutes „Richtig" oder „Falsch". Wer geübter ist, kann die Übungszeit gerne verlängern. Ich gebe jeweils auch für weniger Gelenkige Möglichkeiten zur Abwandlung der Übungen.

Alle drei Atemräume beleben (– damit uns alle Energie zur Verfügung steht)

Mit dieser Übung sollten Sie möglichst immer beginnen. Ich finde diese Übung vor allem deshalb sehr gut, weil wir mit ihr alle unbewussten Spannungen, die sich in der Nacht aufgebaut haben, ausgiebig lösen. Schon morgens nach dem Aufwachen im Bett, besser aber am Boden oder jederzeit auch im Sitzen, *atmen Sie mit einem einzigen genüsslichen Atemzug* (das ist wichtig) zuerst tief in den Bauch, dann in die Mitte (das ist da, wo der Magen liegt) und schließlich in den Brustkorb. Atmen Sie nicht forciert, aber kraftvoll, und vor allem: Jedes Mal, wenn Sie anfangen, in den Brustraum hineinzuatmen, heben Sie die Arme über den Kopf und strecken Sie sich wohlig lang. Beim Ausatmen geht das Ganze rückwärts: Erst den Unterbauch flach werden lassen, dann die Mitte und schließlich die Luft aus dem Brustkorb herauslassen und die Arme langsam wieder neben sich sinken lassen. Das machen Sie etwa 10 Mal. Jedes Mal werden Sie etwas länger, breiter, und wohlig lockerer. Nachspüren, wie Sie sich gerade fühlen! Diese Übung gibt Ihnen viel Energie, ohne dass Sie sich dafür anstrengen müssen.

Die Yoga-Wechselatmung

Sie passt sehr gut im Anschluss an die eben beschriebene Übung. Ich habe Sie bereits im vorigen Kapitel beschrieben (siehe Seite 63). Sie dient dazu, das Gehirn beidseitig zu aktivieren, und wirkt beruhigend – gerade auch im Hinblick auf Ihre weitere Übungssequenz.

Die Grätschbeuge (– aktiviert den Blasenmeridian, das Wurzelchakra und den unteren Rücken, macht flexibel)

Bei dieser Übung sitzen Sie mit gegrätschten Beinen am Boden und beugen sich mit dem Oberkörper und dem Kopf erst einmal zu dem einen Knie, während die Arme Richtung Fuß zeigen. Dabei ist wichtig, nicht zu ehrgeizig zu sein, Kopf und Schultern ganz locker zu halten und sich nur so weit zu beugen, wie es gerade geht. Bleiben Sie so locker wie möglich, allerdings darf es an der Rückseite der Beine gerne etwas ziehen. Nachdem Sie eine Weile dort verharrt und immer in den Unterbauch geatmet haben, richten Sie sich vorsichtig wieder auf, heben die Arme über den Kopf und machen es dann auf der anderen

Seite auch so. Ausruhen in Rückenlage oder mit angezogenen Beinen in Schaukelstellung (siehe unten).

Die Rückenschaukel (– eine gute Ausgleichsbewegung zur vorherigen Stellung: sie erdet, entspannt, macht gute Laune; eine sehr gute Stärkung des Wurzelchakras)

Legen Sie sich auf den Rücken, umfassen Sie mit den Händen je ein Knie und schaukeln Sie erst einmal eine Weile angenehm von rechts nach links; spüren Sie Ihr Kreuzbein wohltuend auf dem Boden, kreiseln Sie dort eine Weile. Das vermittelt Ruhe und Sicherheit und ist vor allem sehr erholsam. Dann nehmen Sie ein wenig Schwung und schaukeln entlang der ganzen Wirbelsäule vom Steißbein bis zum Kopf. Mal ist der Kopf oben, mal das Gesäß. Machen Sie das, solange Sie Lust dazu haben. Und wieder nachspüren – genießen Sie! Hier ist es ganz besonders angenehm, die gute Verbindung zur Erde zu spüren, die Sie immer trägt. Sie können auch die Fußsohlen umfassen, die Beine ganz in die Luft strecken und spüren, wie sich das „happy Baby" anfühlt. Diese Übung eignet sich auch sehr gut für abends vor dem Schlafen.

Das „Siegel des Yoga" oder auch die „Stellung des Kindes" (– gibt ein geborgenes Gefühl, erdet, entspannt, zentriert, beruhigt)

Diese Übung ist eine schöne Ausgleichsübung und sehr erholsam. Setzen Sie sich mit den Knien auf den Boden, lassen Sie den Kopf mit der Stirn zu Boden sinken und legen Sie die Arme seitlich an den Körper. Die Handrücken liegen auf dem Boden. Wenn das nicht so gut geht, helfen Sie sich, indem Sie den Kopf auf ein Kissen oder auf Ihre beiden aufgetürmten Fäuste legen. Atmen Sie tief ins Becken und machen Sie die Übung so lange, wie es geht – mindestens drei Atemzüge lang. Lassen Sie sich tief in den Boden sinken und spüren Sie das „Eingerolltsein", die Geborgenheit oder was Sie sonst empfinden. Rollen Sie sich anschließend auf den Rücken und atmen Sie nach.

Falls Sie Probleme mit den Knien haben, legen Sie sich zu Beginn auf den Bauch und legen den Kopf auf Ihre Handrücken. Sie können auch, während Sie auf einem Stuhl sitzen, sich nach vorn sinken und Kopf und Arme ganz Richtung Boden hängen lassen.

Die Kobra (– eine sehr bekannte Übung; fördert Kraft in Bauch und Brustkorb und stärkt die Aufrichtung)

Sie liegen auf dem Bauch, die Stirn auf dem Boden, die Füße sind geschlossen. Die Handflächen sind seitlich am Boden aufgestützt. Nun drücken Sie das Becken fest gegen den Boden und richten den Kopf wie eine Schlange langsam auf, ohne zu sehr mit den Armen nachzuhelfen. (Eine Schlange richtet den Kopf von allein auf.) Der Blick ist freundlich auf den Boden gerichtet. Auch wenn die Übung anstrengend ist, behalten Sie diese Stellung ein paar Atemzüge lang bei – und atmen und spüren Sie dann am Boden liegend nach. Von der Kobra können Sie auch noch in die „Schwalbe" gehen, indem Sie die Arme seitlich nach hinten schweben lassen und die Beine leicht anheben. Sie werden schon nach ein paar Tagen eine deutlich größere Kraft im oberen Rücken spüren.

Der Tisch (– eine Ausgleichsstellung oder Gegenbewegung zur Stellung des Kindes; dehnt und kräftigt sehr den Brustkorb, stärkt das Ich)

Sie sitzen am Boden, die Füße aufgestellt, und zwar mit einem Fußbreit Abstand. Nun setzen Sie Ihre Hände kurz hinter Ihrem Gesäß auf den Boden – dabei zeigen die Finger in Richtung Füße – und heben beim Einatmen das Gesäß, und zwar so weit, dass Oberkörper und Bauch eine möglichst waagerechte Linie bilden. Ein „Tisch" entsteht. Halten Sie den Hals ebenfalls schön waagerecht. In dieser Stellung verharren Sie mit intensivem Ein- und Ausatmen so lange, wie es Ihnen möglich ist. Diese Übung weitet den Brustkorb und kräftigt Arme und Beine. Genau diese Weite und Kraft brauchen wir, wenn es um die Überwindung von Ängsten geht. Diese Übung ist eine schöne Vorübung für die Übungen im Stehen, die ich Ihnen unter der Schaltstelle Nr. 3 vorstelle.

Die Herzöffnungsübung (– stellt eine Beziehung zu den Gefühlen her, macht den Brustkorb weit)

Diese Übung aus dem Buch *Die Energie der Chakren* von Monika Fell-Hagen möchte ich noch anfügen, da sie eine besonders gelassene, zentrierte und auf das Öffnen des Herzchakras gerichtete Stimmung vermittelt. Ich finde, man kann sie auch sehr schön im Stehen oder auf einem Stuhl sitzend (zum Beispiel am Schreibtisch) machen, obwohl sie im Schneidersitz beschrieben wird: Man erdet sich gut und streckt dann beide Arme weit nach den Seiten hin waagerecht aus – die Handflächen sind nach oben gerichtet. Nun dreht man den Kopf beim Einatmen sanft nach links, beim Ausatmen zurück zur Mitte und beim nächsten Einatmen nach rechts, beim Ausatmen zur Mitte usw. Die Schultern bleiben möglichst locker. Strecken Sie bei jedem Ausatmen genussvoll die Arme weiter zur Seite. Sie wissen ja, warum: Angst braucht Enge und kann bei dieser Stellung nicht „existieren". Allein die Haltung vermittelt ein weites, ja, fast majestätisches Gefühl und tut unserem erwachsenen Empfinden für uns selbst gut. Die Übung ist sozusagen das

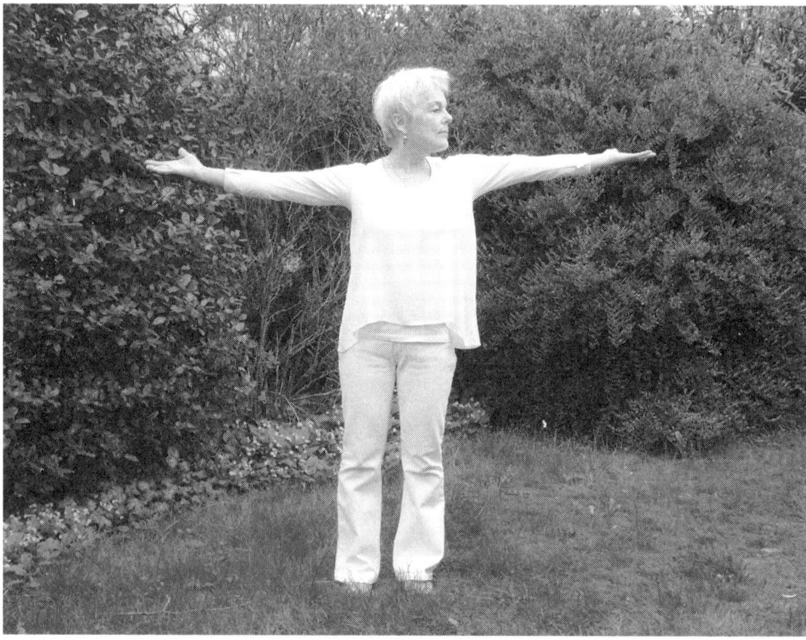

Die Herzöffnungsübung – nach links

Gegenstück zur eingerollten „Stellung des Kindes". Hier sind wir in der Würde, Souveränität und Offenheit, dort in unserem Schutzraum. Beides brauchen wir für unser Gefühl von Ganzheit.

Der Schulterstand an der Wand (– zum Regenerieren, Ausruhen)

Legen Sie ein kleines, festes Kissen an eine Wand. Auf dem Rücken liegend – Beine in die Luft streckend – rutschen Sie mit dem Gesäß immer näher zur Wand und auf das Kissen. Die Beine strecken Sie möglichst senkrecht an der Wand hoch, die Fußsohlen sind zur Decke gerichtet. Und nun nehmen Sie den leichten Zug an der Rückseite Ihrer Beine und die wohlige Entspannung wahr. Die Arme sind seitlich des Körpers oder, wenn das angenehm ist, nach hinten abgelegt, sodass Ihr Atem nun sehr intensiv in den Unterbauch, aber auch in den Brustkorb fließen kann. Sie können anschließend noch die Beine über den Kopf richten und so in den unteren Rücken atmen.

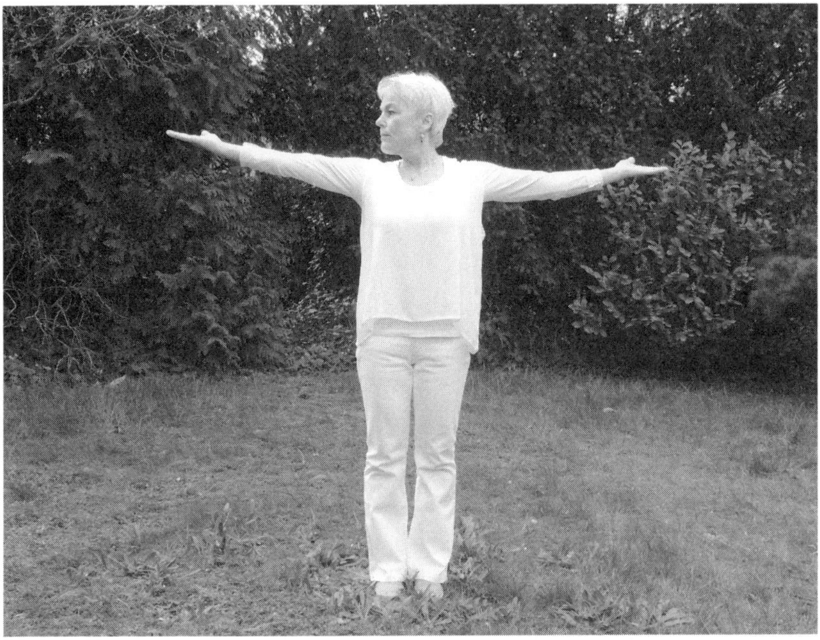

Die Herzöffnungsübung – nach rechts

Der Vierfüßlerstand (– weitet; stabilisiert und zentriert)

Gehen Sie mit den Knien zu Boden und stützen Sie sich auf Ihre Hände. Dann strecken Sie erst den linken Arm nach vorne und das rechte Bein waagerecht nach hinten, in einer Linie parallel zur Wirbelsäule. Bleiben Sie eine Weile in dieser Stellung, indem Sie sich immer mehr in die gedachte Diagonale strecken (die von Arm und Bein gebildet wird) und dabei in den Unterbauch atmen. Das Becken halten Sie exakt horizontal! Dann machen Sie das Gleiche mit der anderen Hand und dem anderen Bein.

Schlussentspannung

Zum Schluss legen Sie sich mit dem Rücken auf den Boden, mit einem kleinen Kissen unter dem Kopf, die Beine unter den Kniekehlen unterstützt, sodass die Unterschenkel höher zu liegen kommen, und entspannen den ganzen Körper mit voller Aufmerksamkeit. Genießen Sie den Boden unter Ihrem Rücken. Sie können die Ruhe nutzen, um sich ein zuversichtliches Bild vorzustellen und ihrem sanften Atem nachzuspüren.

Weitere stärkende und beruhigende Maßnahmen

Gehen als Meditation

Jeder hat schon die Erfahrung gemacht, dass nach einem Spaziergang von einer halben Stunde die Probleme, die man hat, bereits kleiner geworden sind. Gehen, und zwar Schritt für Schritt, ist seit alters her eine Methode, sich zu zentrieren, zu klären, zu beruhigen. Selbst in der Wohnung eine Strecke von 20 Schritten immer wieder abzugehen kann schon hilfreich sein.

Wenn Sie in einer Waldgegend wohnen oder wenn Sie einen Weg mit Bäumen kennen, nutzen Sie ihn für häufige kleine Spaziergänge. Die Natur heilt immer. Als ich kürzlich auf einem Spaziergang in unbekanntem Gebiet plötzlich einen wunderschönen Waldweg mit duftenden Tannen entdeckte, war ich fast augenblicklich in einem entspannten Zustand. Die Atmosphäre war so intensiv, dass sie mich sofort erfasste. Das wird durch die „soziale Waldgemeinschaft" mit ihrem besonderen Kommunikationsmedium, nämlich Substanzen namens *Terpene*, bewirkt, das uns Menschen automatisch mit einbezieht. Deshalb: Gehen Sie langsam und bewusst, spüren Sie Ihre Füße intensiv und schon haben Sie eine Gehmeditation, die auch Ihre Ängste in Schranken halten kann.

Sport

Auch Sport, der von vielen Menschen genutzt wird, um der Angst „davonzulaufen", ist nützlich. Allerdings haben viele Betroffene es mit viel Sport oft schon vergeblich versucht. Meist löst Sport eine zu hohe Adrenalinausschüttung aus – was ja im Falle von Angst ebenfalls geschieht, sodass es nach einer kurzen Phase der Euphorie zur Wiederkehr der Angst kommt. Gerade Männer entwickeln hier manchmal falschen Ehrgeiz und gefährden damit die Beruhigung ihres limbischen Systems. Das heißt nicht, dass sportlich Trainierte *nicht* davon profitieren. Sie spüren nach dem Sport eine besonders wohltuende Parasympathikus-Aktivierung und werden ganz ruhig. Probieren Sie deshalb selbst aus, wie Sie sich fühlen. Eine sportliche Betätigung mit Pulskontrolle und vorsichtiger Beobachtung kann jederzeit aufgenommen werden, wenn sie einen wohltuenden und nachhaltigen Effekt auf das Befinden hat.

Zum Besänftigen von Angst eignen sich auch beruhigende und deeskalierende Maßnahmen, die Körper, seelisches Empfinden und geistige Verfassung in die Balance bringen. Hier ist ganz konkret das Schwingen mit den Armen zu nennen, das sehr flexibel an die sportlichen Ansprüche des Einzelnen angepasst werden kann. Darauf werde ich bei der Schaltstelle Nr. 3 noch ausführlich eingehen.

Und jetzt sind *Sie* dran:

Welche Assoziationen kommen Ihnen bei diesem Kapitel und welche Strategien leuchten Ihnen am meisten ein? Gibt es Anwendungen, die Sie selbst schon erfolgreich genutzt haben? Machen Sie sich ein paar Notizen zum Thema „Wie kann ich mich am besten entspannen?". Welche Möglichkeiten habe ich bei der Arbeit, zu Hause? Wann werde ich welche Strategien und Übungen anwenden? (Zum Beispiel könnten Sie sich morgens nach dem Aufwachen als Erstes bewusst strecken und die drei Atemräume beleben. Danach, entweder vor oder nach der Körperpflege, könnten Sie zwei oder drei Lieblingsübungen machen und am Schluss eine Übung im Stehen, wie die Kriegerübung (Seite 80 ff.).

Schaltstelle Nr. 3: Die Neurotransmitterproduktion anregen und stabil halten

„Eine Freude vertreibt tausend Sorgen und Ängste."
(Chinesisches Sprichwort)

Ich habe lange überlegt, ob ich diese Schaltstelle der vorherigen Schaltstelle Nr. 2 zuordnen sollte, da sie ebenfalls das limbische System betrifft; doch damit wäre die wichtige Anregung der Neurotransmitterproduktion zu sehr in den Hintergrund getreten. Ich habe deshalb entschieden, daraus ein eigenes Kapitel zu machen, da im Kontakt mit Betroffenen immer ein großes Aha-Erlebnis zu beobachten ist, wenn die Bedeutung der Neurotransmitter für unsere Willensstärke, für die Fähigkeit, mit schwierigen Problemen umzugehen, und für die Stabilität unserer Stimmung besonders gewürdigt wird. Vielen wird erst dann bewusst, wie wichtig sie sind und wie beeinflussbar unser Gehirn ist.

Für die eigene Selbstfürsorge und die Arbeit an uns selbst ist ein ausreichender Vorrat an Neurotransmittern nötig: Ohne ***Dopamin*** haben wir keine Motivation, uns zu etwas aufzuraffen und etwas zu unternehmen. Ohne ***Opioide***, die körpereigenen Schmerzkiller, fehlt uns die seelische und körperliche Frustrationstoleranz, um trotz Angst unser Leben zu meistern und immer wieder neu anzufangen. Ohne ***Oxytocin*** werden wir kein Mitgefühl für uns selbst und unsere Ängste aufbringen – was wir aber unbedingt benötigen, um neues Urvertrauen aufzubauen. Ohne ***Serotonin*** fehlt uns die seelische Kraft, die positive Stimmung zum Durchhalten. Und nebenbei bemerkt haben wir dann vermehrt Angst und schlafen dazu auch noch schlecht, denn: Serotonin wird abends in Melatonin umgewandelt, das uns beim Einschlafen hilft. Und was Schlaflosigkeit bewirkt, weiß jeder aus Erfahrung: Sie untergräbt und demoralisiert alle unsere Bemühungen. Ich glaube, das sind Gründe genug, den Neurotransmittern einen eigenen „Schalter" zuzuordnen, auch wenn natürlich alle beruhigenden Maßnahmen für das limbische System sich automatisch auch positiv auf die Neurotransmitterproduktion auswirken.

Wenn wir uns noch einmal die sieben Emotionen vergegenwärtigen, die das limbische System in uns steuert – Freude, Überraschung, Wut, Angst, Ekel, Trauer und Verachtung –, so wird klar: Freude ist eigentlich das einzige, eindeutig positive Gefühl, das uns das limbische System beschert. Der Freude möchte ich hier eine besondere Aufmerksamkeit widmen, denn hauptsächlich um sie geht es bei der Schaltstelle Nr. 3. Freude hat es nämlich in sich. Sie setzt sich aus drei Komponenten zusammen: Wie wir wissen, beginnt sie bereits mit der Vorfreude. Allein bei dem Gedanken an etwas Erfreuliches wird unser Motivationsneurotransmitter Dopamin ausgeschüttet, dem noch etwas ***Noradrenalin*** beigemischt wird, damit wir auch ja ganz wach und aufmerksam dabei sind. Wenn das freudige Erlebnis dann genossen wurde, erhöhen sich zusätzlich unsere körpereigenen Opioide und damit die Endorphine, unsere Glückshormone, die uns zufrieden und glücklich machen.

Aber damit nicht genug, denn falls die Freude sich im mitmenschlichen Bereich abspielt (wenn Sie zum Beispiel mit jemandem zusammen etwas Schönes erlebt haben), dann ist zusätzlich auch noch Oxytocin mit im Spiel, unser Freundschaftsneurotransmitter, der uns ein Gefühl von Vertrauen, Bindung, Wertschätzung und Anerkennung vermittelt. Letzteres ist unser stärkstes Pfand, das wir im Umgang mit Angst einsetzen können, denn dieses Oxytocin wird nicht nur ausgeschüttet, wenn wir mit jemand anders unsere Freude teilen, sondern auch dann, wenn wir diese Freude in einer guten Beziehung zu uns selbst bewusst empfinden. Diese Tatsache wird uns noch sehr oft beschäftigen, und zwar ganz praktisch.

Der Schaltstelle Nr. 3 möchte ich all die Maßnahmen und Sichtweisen zuordnen, die ein besonderes Wohlgefühl von Körper und Seele, den Urquellen von Freude, auslösen, vor allem aktivierende, Kraft spendende Übungen, stärkende Körperhaltungen, Bewegung, aber auch die gefühlsmäßige und mentale Beschäftigung mit den schönen Dingen, mit dem „Wunderbaren" des Lebens, das es neben der Angst ja auch noch gibt.

Menschen, bei denen sich alles um ihre Angst dreht, leben nämlich ständig mit einem Tunnelblick, der ihnen die Sicht auf das Positive verstellt und auf das, was ja trotz aller Ängste immer noch funktioniert. Dabei möchte ich betonen, dass es hier nicht um Schönfärberei geht oder darum, doch bitte nur noch „positiv" zu denken. Erstens funktioniert das nicht, weil sich die Angst nicht ernst genommen fühlt, und zweitens lässt sich das Gehirn nicht dazu zwingen, etwas

Bestimmtes zu denken. (Vgl. dazu die bekannte Aufforderung: Denken Sie jetzt mal *nicht* an einen rosaroten Elefanten ...!) Selbstverständlich wirken sich auch alle Stress reduzierenden Selbsthilfemaßnahmen, die im Kapitel „Notfallmaßnahmen ..." (S. 121 ff.) erwähnt werden, positiv auf die Neurotransmitterproduktion aus.

Im Folgenden möchte ich Ihnen einige Übungen vorstellen, die ich selbst gerade in Zeiten der Verunsicherung immer als äußerst stärkend erlebt habe. Sie unterstützen unsere Kondition und damit unsere Willenskraft, unsere Standfestigkeit und unser Durchhaltevermögen. Wie anfangs erwähnt geht es nämlich nicht ohne eine ernsthafte Hinwendung zu uns selbst, einen starken Willen und einen starken Körper. Vor allem machen fast alle diese Übungen den Brustkorb weit. Sie erinnern sich? Enge macht Angst. Sie lässt den Atem stocken. Weite gibt Zuversicht und Vertrauen – das beste Gegengift gegen Angst. Die Übungen kräftigen die Arme und den Rücken, der Atem wird stark aktiviert und das stellt die nötige Energie für unsere Willenskraft bereit. Während die Übungen zur Schaltstelle Nr. 2 eher beruhigen, wirken die nachfolgenden Übungen sehr anregend und dynamisch. Falls Sie sich jedoch gerade eher schwach und inaktiv fühlen, sollten Sie nicht mit diesen Übungen beginnen, sondern immer erst ein paar Übungen machen, die Ihnen Sammlung und Ruhe vermitteln. Die hier folgenden Übungen werden Sie dann von ganz alleine in Ihr Repertoire aufnehmen.

Da sind zunächst einmal ein paar sehr kraftvolle Yoga-Übungen, allen voran die Haltung der „Kriegerin", mit der ich selbst gerne jede Yoga-Sequenz beende, bevor ich im „Berg" meditativ noch einmal nachspüre. Wenn es Ihre Zeit zulässt, machen Sie vorher immer ein paar Übungen im Liegen, aber selbstverständlich können Sie auch außerhalb Ihrer Übungsphasen einfach mal in die „Kriegerin" gehen, wenn Sie Standfestigkeit und Mut brauchen.

Freude-Weite-Power-Übungen

Mit einer zugewandten Körperhaltung kann man sich nicht verschlossen fühlen.

Die Vorbereitung

Zunächst einmal: Jede Art von Bewegung ist hilfreich. Wenn Sie wenig Zeit haben oder einfach mal schnell eine Aktivierungsphase einlegen wollen, weil Sie merken: „Da kommen ein paar Ängste angekrochen", dann bewegen Sie sich einfach irgendwie. Das mag für Sie vielleicht eine Selbstverständlichkeit sein, ich habe jedoch die Erfahrung gemacht, dass Menschen mit seelischen Störungen Bewegung oft nur dazu benutzen, sich abzulenken. Sie wollen sich damit geradezu „weg" machen. Wozu ich Sie hier jedoch anregen möchte, das ist, sich bewusst, mit geistiger Präsens zu bewegen, damit Ihre Seele dabei mitkommt. Sie soll nicht abgeschaltet werden, sondern „mitschwingen" dürfen. Ohne Bewegung bewegt sich auch in unserem Kopf nichts. Ich höre schon Ihren Einwand: „Ich bin ein Bewegungsmuffel", oder auch: „Ich mach' schon ganz viel Sport!" Dazu möchte ich sagen, dass es weder um Sport noch um irgendwelche Leistung geht, sondern darum, dass Ihr Körper sich ganz leicht bewegt, ohne Anstrengung, jedenfalls ohne sich anstrengen zu *müssen*. Diese Art von Bewegung braucht keinen größeren Aufwand.

Die Überkreuzbewegung

Öffnen Sie ein Fenster, lassen Sie Luft und Sonne herein und gehen Sie einfach auf der Stelle, wobei Sie jedes Mal die Knie sehr hoch nehmen und sich dabei überkreuz mit der Hand oder dem Ellbogen auf das gegenüberliegende Knie tippen. Sie können sich auch ein wenig schütteln, um aus der Erstarrung der Problemtrance herauszukommen. Atmen Sie entsprechend der Bewegung kräftig mit. Auch Hüpfen, Laufen oder Tanzen auf der Stelle sind wirkungsvoll. Schauen Sie, wonach Ihnen ist, aber tun Sie etwas! Manche Klienten lieben es zu hüpfen, wenn sie anfangen, innerlich unruhig zu werden. Sie erden sich dadurch sehr schnell und Nüchternheit kehrt wieder ein. Legen Sie öfter kleine Bewegungseinheiten ein. Wer mit den Beinen nicht sehr mobil ist, schwingt mit den Armen. Das Schwingen (wie unten genauer beschrieben) möchte ich Ihnen ganz besonders ans Herz legen, da es gerade bei Angst eine besondere Wirkung erzielt. Vor allem aber empfehle ich Ihnen – jetzt sofort – die folgende „Weite-Übung“:

Die „Weite-Übung“

Entweder im Sitzen oder im Stehen (aber auch im Liegen möglich, im Bett oder am Boden) strecken Sie mit einem kräftigen Einatemstrom Ihre beiden Arme ganz zur Seite, als wollten Sie Ihrem Kind zurufen: „Wer kommt in meine Arme?!“ *(Anmerkung: Das ist ein uraltes Spiel, das kleine Kinder lieben. Sie kommen herbeigerannt und rufen entweder ganz laut ihren Namen oder sogar schon „ihich!“.)*

Öffnen Sie dabei die Handteller und spreizen Sie die Finger extrem nach außen. Am besten ziehen Sie dabei noch die Augenbrauen nach oben und lächeln ein wenig. (Letzteres aktiviert die Lachmuskeln und damit automatisch die Neurotransmitter – ein gutes „Antidepressivum“!) Beim Ausatmen nehmen Sie die Arme sanft zurück, bis Ihre Hände überkreuz auf Ihrem Brustkorb ruhen. Das ist in etwa so, als wollten Sie sich selbst umarmen. Machen Sie das ein paar Mal. Sie werden merken, wie anders Sie sich danach fühlen. Ich erinnere auch an die „Herzöffnungsübung“ aus der Schaltstelle Nr 2, die ähnlich, aber weniger dynamisch ist!

Nach ein paar Yoga-Übungen aus der Schaltstelle Nr. 2, den Dehnstellungen wie zum Beispiel beim „Tisch“ auf Seite 71, gehen Sie in folgende Haltungen:

Die Kriegerin / Der Krieger, Variante I

Diese Übung finde ich aus mehreren Gründen hervorragend. Was wenige wissen: Es gibt einen verborgenen Muskel, wir kennen ihn als „Filet“ beim Rind. Wenn dieser Muskel zu stark zusammengezogen ist, können wir uns im Brustkorb nicht gerade aufrichten, er verhindert also eine Haltung von Größe und Kraft. Das ist der lange Hüftmuskel, der *Musculus ileopsoas* der innen etwa in der Höhe der Brustwirbelsäule ansetzt, im hinteren Bauchraum bis zum Oberschenkel zieht und dort unterhalb der Leiste innen neben dem Hüftgelenk ansetzt. Er ist unser Laufmuskel. Man sieht ihn nicht, man fühlt ihn nicht, aber er ist immens wichtig für das Stehen und die aufrechte Haltung und natürlich für einen kraftvollen Schritt. Er hält das Bein in Führung. Je flexibler er ist, desto aufrechter ist unsere Haltung und umso elastischer ist unser Gang. Läufer machen deshalb gezielte Dehnübungen für diesen

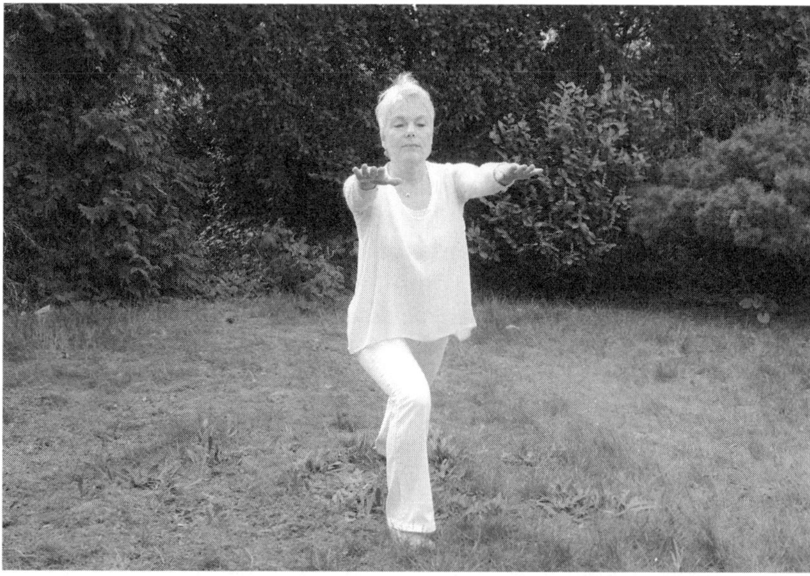

Die Yoga-Übung „Die Kriegerin" – Teil A

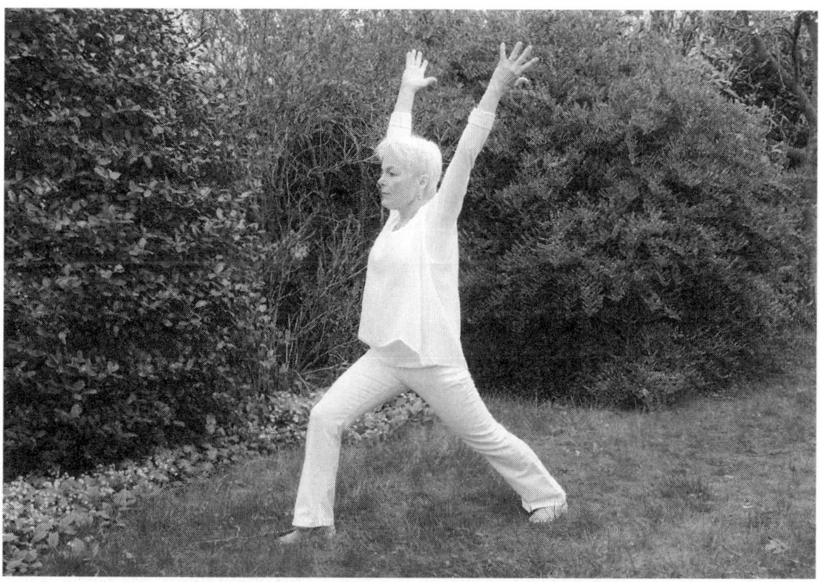

Die Yoga-Übung „Die Kriegerin" – Teil B

Muskel, meist ohne zu wissen, warum sie das tun. Bei der „Kriegerin" werden dazu noch die Arme gedehnt, was gleichzeitig den Herzmeridian aktiviert und uns Energie gibt. Und so funktioniert diese Stellung:

Gehen Sie in eine lockere aufrechte Haltung. Nun machen Sie mit einem Fuß einen großen Schritt nach vorn, gehen so tief in die Knie wie möglich und verankern den vorderen Fuß fest im Boden. Drehen Sie den hinteren Fuß etwas nach außen, sodass die ganze Fußsohle am Boden aufliegen kann. Blick, Brustkorb und Bauch sind gerade nach vorn gerichtet, nicht verdreht. Das hintere Bein sollte ganz gestreckt sein und der vordere Unterschenkel idealerweise senkrecht zum Boden zeigen. Atmen Sie tief ein, strecken Sie die Arme nach vorn und beim Ausatmen senkrecht in die Luft. Bei jedem Atemzug strecken Sie sich mehr – in die Höhe und im Schritt. Halten Sie die Stellung so lange wie möglich aus, während Sie tief in den unteren Bauch und ins Becken einatmen, gleichzeitig aber den Beckenboden etwas einziehen. Kommen Sie dann ins aufrechte Stehen zurück und lockern sich ein wenig. Nun gehen Sie mit dem anderen Fuß nach vorn und machen es da genauso. Diese Stellung ist so kraftvoll, dass man sie gut mit einer Aussage der Ermutigung und Zuversicht verknüpfen kann, etwa: „Ich schaffe es! Ich bin stark!"

Die Kriegerin / Der Krieger, Variante II

Die vorherige Übung kann abgewandelt werden, indem man die Beine *seitlich* grätscht und die Arme weit zur Seite ausstreckt. Dann dreht man die Füße und den Kopf etwas in Richtung eines Armes und geht wie bei der vorherigen Übung weiter in die Knie. Sie haben dann eine Haltung fast so wie ein Bogenschütze, der sein Ziel anvisiert. Tun Sie das – nehmen Sie Ihr Ziel ins Visier! Zum Beispiel könnten Sie sagen: „Schluss mit dem Drama XY!"

Der Einbeinstand

Diese Yoga-Stellung übt das Gleichgewicht zwischen rechts und links, das bei dem Dauerstress infolge von Ängsten nach rechts verschoben ist. Die linke Seite ist schwach, da die rechte Gehirnhemisphäre bei Stress fast abgeschaltet und die linke ständig übererregt ist. (Jede Gehirnhälfte korrespondiert immer mit der gegenüberliegenden Körperseite!) Rechte und linke Körperseite sollten immer im Gleichgewicht sein. Ich praktiziere die Übung gerne am Schluss einer Sequenz. Sie bringt mich in eine starke, zugleich meditative Haltung, die mir eine gewisse Distanz zu den Dingen vermittelt.

Stellen Sie sich stabil auf Ihre Füße, erden Sie sich sehr gut, vor allem mit dem Fuß, auf den Sie sich nun stellen wollen. Verlagern Sie das Gewicht auf diesen Fuß, und wenn Sie stabil stehen, legen Sie den anderen Fuß mit der Ferse oberhalb des Innenknöchels des Standbeins ab; die Zehen berühren den Boden. Wenn Sie immer noch stabil stehen, nehmen Sie die Arme in Gebetsstellung entweder über den Kopf, was ich persönlich favorisiere, oder vor die Brust, indem Sie die Handinnenflächen zusammennehmen. Geübte können den flexiblen Fuß auch zur Innenseite des Standbeinoberschenkels stellen und fest dagegendrücken. Bleiben Sie so eine Weile stehen und achten Sie ständig auf Ihre aufrechte Haltung, während Sie tief in den Bauch atmen. Dann wechseln Sie die Seite.

Der Berg

Beenden Sie alle Übungen im Stehen immer damit, dass Sie sich einen Moment lang gut in den Füßen verankern und einfach gerade stehen. Die Knie sind leicht eingeknickt, flexibel und locker, die Arme hängen seitlich herab, die Hände sind gelöst. Die Füße spüren den Boden mit der ganzen Fußsohle. Hier wollen wir nichts mehr erreichen. Hier nehmen wir nur wahr, was ist: „Ich bin so wie ich bin. Es ist gut, wie es ist!"

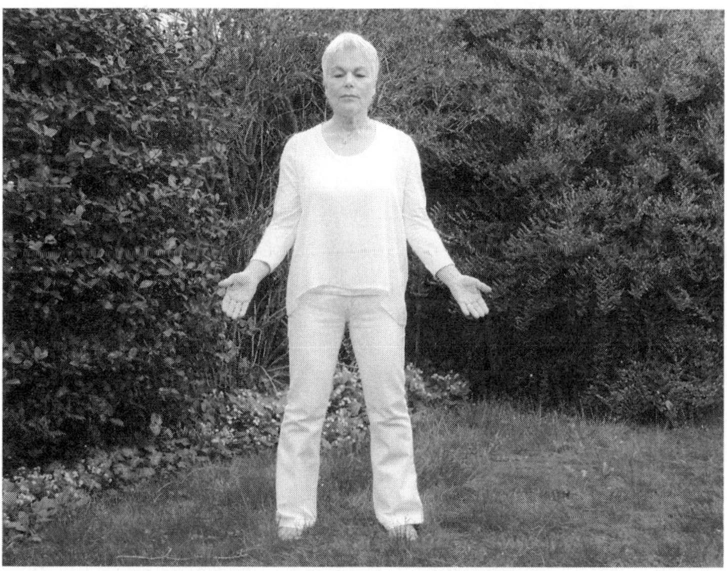

Die Yoga-Übung „Der Berg"

Für Menschen, die mit Yoga noch wenig Berührung hatten, möchte ich anmerken: Es kommt nicht darauf an, dass Sie zum Yoga-Anhänger werden, sondern darauf, dass Sie schnell und spürbar in Ihre Kraft und Selbststeuerungsfähigkeit kommen. Und dazu brauchen Sie ganz real Körperkraft, Standfestigkeit und gleichzeitig körperliche Flexibilität. Menschen mit Angst- und Paniksymptomen befinden sich zu stark in der Überspannung oder sie erschlaffen – aus Resignation. Nach den Übungen werden sofort – zumindest aber nach drei Tagen, an denen Sie in der Lage waren, die Kriegerin zu aktivieren – merken, dass die Angst sie nicht mehr vollständig im Griff hat. Wichtig ist deshalb tägliches Üben. Wie anfangs betont, verändert sich nach 21 Tagen regelmäßigen Übens auch nachhaltig die Gehirnstruktur. Je mehr Begeisterung dabei ist, desto mehr neue Synapsen entstehen, denn starke Gefühle regen das Gehirn am stärksten dazu an, sich neu zu verschalten. Ein anderes Denken wird möglich – und das streben wir hier an.

Schwingen gegen die Angst oder: Mit Schwung in die Freude

Eine andere Art, die Stimmung anzuheben und in die Freude zu kommen, ist das Schwingen. Ich persönlich habe es erst vor ein paar Jahren zufällig wiederentdeckt – nachdem ich schon als Kind jede erdenkliche Möglichkeit genutzt habe, zu schwingen: Meine Schaukel diente mir als endloses „Meditationserlebnis“ und jeder stabile, aber elastische Ast an einem Baum wurde zum Schwingen genutzt. Das brachte mich damals immer wieder in einen ausgeglichenen Zustand.

Schwingen ist eine sehr alte Form der Bewegung, die schon Anfang des letzten Jahrhunderts von fortschrittlichen Körpertherapeutinnen bei Menschen mit „vegetativer Dystonie“, einer Form seelischer Empfindsamkeit, empfohlen wurde. Schwingen aktiviert nämlich auf angenehme Weise und beruhigt gleichzeitig. Ich empfehle besonders das Schwingen mit einer leichten Hantel oder den Smovey-Ringen. Das sind zwei Plastikringe mit Metallkugeln im Inneren, die beim

Schwingen eine anregende Vibration im ganzen Körper verursachen. (Im Internet findet man auf YouTube eine Menge Anregungen für das Schwingen mit den Smoveys, die zu weiteren Variationen animieren.)

Das Schwingen finde ich auch deshalb so geeignet bei Ängsten, weil es keinerlei Anstrengung bedeutet. Der Körper kommt dabei nicht in einen Adrenalinrausch, es sei denn, Sie übertreiben es. Im Gegensatz zur Angst macht es den Brustkorb und das Herz außerordentlich weit, regt den Atem angenehm an und bringt uns in einen ausgeglichenen Rhythmus. Eine harmonische Balance zwischen Ruhe und Aktivität wird spürbar und immer hebt sich die Stimmung. Wenn wir uns vergegenwärtigen, dass Angst uns eng und unflexibel macht, kann eine kleine Schwingeinheit sofort Entspannung bringen. Wenn es weit ist, hat die Angst eben keinen Platz. Angst braucht ja, wie gesagt: Enge!

Man kann regelrecht „gegen die Angst“ anschwingen, indem man die Arme in einem ruhigen, regelmäßigen Rhythmus horizontal auf Schulterhöhe nach den Seiten schwingt. Sie werden merken, dass Sie sofort einen tiefen Atemzug nehmen. Es ist fast so, als würde man dem angstvoll verengten Herzen eine Tür aufmachen. Während Sie genauso wieder zur Brust zurückschwingen, bis die Arme überkreuz vor Ihrem Brustkorb sind, können Sie schön die Flexibilität Ihres Gehirns anregen, indem mal die rechte Hand oben ist, mal die linke. Das trainiert auf simple Weise Ihre Koordination. Probieren Sie es aus, jetzt sofort, während Sie sitzen und lesen. Als Ärztin habe ich die Erfahrung gemacht, dass das Schwingen sowohl von Herzkranken, also Menschen ohne jede Belastbarkeit, als auch von Menschen mit guter Kondition angewendet werden kann. Sportliche Menschen können die Übungsdauer und -intensität einfach entsprechend ihrer Verfassung steigern. Nach dieser Übung von wenigen Minuten fühlen Sie sich kraftvoll, klarer im Kopf und haben einen neuen Blickwinkel gefunden: weg vom Tunnelblick, hin zum Panoramablick.

In Zeiten, in denen ich selbst mit Ängsten zu tun hatte, waren das Schwingen und das Walken die beiden Grundpfeiler für einen inneren Szenenwechsel. Sie können auch auf einem Trampolin mit sehr weicher Bespannung leicht schwingen oder zu ihrer Lieblingsmusik tanzen. Warum? Der regelmäßige Wechsel zwischen rechts und links, oben, unten, außen, innen, mit Beinen und Armen, aktiviert wieder beide Gehirnhemisphären und macht Sie angstfreier, kreativer und dynamischer. Also: Raus in die Natur oder Fenster auf und ein wenig schwingen! Jetzt sofort!

Wohlfühltätigkeiten und aktive Ressourcensuche

Selbstvergessen sein – genießen!

Unter der Schaltstelle Nr. 3 verstehe ich neben der körperlichen Aktivierung, die ganz generell die Stimmung hebt, auch alle Beschäftigungen, die seelisch und körperlich aufbauen, die Wohlgefühl auslösen und keine Überforderung sind. Das ist allerdings gerade das Problem. Wer in der Angst gefangen ist, den blockieren seine angstvollen Gedanken und die immer gleichen Grübelschleifen. Der Fokus liegt auf einem winzigen Ausschnitt des eigenen Lebens. Kreative Ideen sind rar. Um aus dieser verengten Wahrnehmung herauszukommen, ist es als Allererstes wichtig, dass Sie sich selbst genau damit annehmen. Bestätigen Sie sich ganz freundlich: „Ja, jetzt bist du gerade wieder in deinem Tunnelblick." Nehmen Sie genau diese Blockierung an und sagen Sie sich: „Okay, du hast im Moment wieder ganz schön Angst. Du kommst gerade auf keine Idee. So ist es gerade."

Nach einer Weile der „Würdigung" und echten Akzeptanz, ohne die Angelegenheit jedoch zu dramatisieren, wird Ihnen vielleicht einfallen, dass Sie erst mal ein großes Glas Wasser trinken sollten und dann den Papierkram auf Ihrem Schreibtisch sortieren oder Ihre Küche wieder in Ordnung bringen könnten. Ich nenne das immer „den Faden wieder aufnehmen", nachdem Sie wie beim Stricken gerade ein paar Maschen haben fallen lassen und nicht weiterkommen. Eine Handlung, auch wenn es sich um eine banale Alltagsroutine handelt, aktiviert schon mal. Sie verschafft Ihnen ein kleines Erfolgserlebnis, aus dem heraus sich der nächste Schritt entwickeln kann. Den Blickwinkel verändern wir immer dann, wenn wir ihn auf Tätigkeiten richten, bei denen ein Quäntchen Freude herausspringt. Wichtig ist ausschließlich der angenehme Entspannungseffekt, aber hilfreich sind auch Anwendungen für Körper und Seele, die Sinn stiften und aufbauen.

Sie werden vielleicht sagen: „Ja, aber zurzeit habe ich zu *nichts* Lust! Die Angst sitzt mir so im Nacken und hält mich unter Strom …", oder: „Ich habe keine Hobbys und weiß nicht, was ich da machen könnte." Wir helfen uns in dieser misslichen Lage mit einem Trick: Wir suchen in der weiter zurückliegenden Vergangenheit nach Lieblingstätigkeiten oder Angewohnheiten, wie sie jeder von uns hat. Egal, ob es das Klettern auf Bäume oder das Holzhacken ist – aus der Tätigkeit kann man immer einen gewissen Sinn ableiten. So kann das Klettern bedeuten, dass Sie gerne einen Überblick haben, und das Holzhacken bringt Sie mit Ihrer Tatkraft in Verbindung.

Dazu folgender Tipp: Nehmen Sie einen Stift zur Hand und schreiben Sie auf, was Sie als Kind schon gerne gemacht haben. Betreiben Sie aktive Ressourcensuche. Überlegen Sie, was alles Ihnen guttut, und sammeln Sie alles, was Ihnen dazu einfällt, in Ihrer persönlichen „Ressourcenkiste". Von Schwimmen über Fahrradreparieren bis Kuchenbacken ist alles gut. Der Sinn dieses Brainstormings ist, dass Sie Ihre Aufmerksamkeit ganz bewusst auf etwas anderes als Ihre Ängste richten. Viele meiner Patienten beziehungsweise Klientinnen haben während ihres Heilungsprozesses neue Fähigkeiten erworben oder neue Dinge ausprobiert, auf die sie vorher nie gekommen wären. Vielleicht treten Sie in einen Chor ein oder probieren sich mit einfachen Melodien aus. Singen geht nur mit Parasympathikusaktivierung. Die Stimmbänder werden nämlich vom Vagus gesteuert! Überhaupt gehört Musizieren, aber auch Werkeln, Handarbeiten oder Gärtnern, zu den Tätigkeiten, die Menschen in einen ausgeglichenen „Flow-Zustand" bringen. Oder wie wäre es mal mit einer kleinen Reise zu einem Ort mit einem Thermalbad? Oder per Fahrrad verreisen oder ein paar Tage pilgern …?

Ein anderer Ansatz: Gehen Sie in den Wald, suchen Sie nach Bäumen, gegen die man sich stemmen, an deren Ästen man schwingen kann, nach Holzstößen, an denen man ein paar Armbeugen machen kann. Ja, Sie haben richtig gelesen: Es geht auch ganz simpel um Muskelkraft, denn Muskelkraft bedeutet Tatkraft. Felix Klemme, ein bekannter Sportcoach, spricht davon, dass der „Sport" der Zukunft wieder viel naturnäher sein wird, und zeigt auf, dass der Wald alle Sportgeräte in reichem Maße vorhält. Man kann es als Spiel betreiben, gezielt danach zu suchen: ein Stock, den man mit den Händen zusammendrückt oder auseinanderzieht; Stämme zum Balancieren, Darübersteigen; sich an Äste hängen und wippen … Vor Kurzem habe ich gehört, dass es wieder eine „neue Sportart" gibt: Müll-Joggen. Da treffen sich Leute zum Joggen und sammeln dabei gleichzeitig Plastikmüll. In Anbetracht unseres derzeit vielleicht wichtigsten Umweltproblems tun sie etwas Sinnvolles und bewegen sich dabei körperlich. Auch das kann den Fokus auf etwas anderes als Angst lenken.

Wie erwähnt ist der Wald eine reiche Quelle für Trost und Zuversicht – durch die besondere Atmosphäre, die dort herrscht. Wenn wir in einen schönen Wald eintreten, werden wir in diese Stimmung wunderbar mit hineingezogen. Wie oft habe ich mich auf den Weg zu bestimmten Bäumen gemacht, um in ihrer Nähe Ruhe und Geborgenheit zu finden. Sie müssen nicht esoterisch angehaucht sein, um das gut zu finden. Nutzen Sie die Ressourcen der Natur und: Bewegen Sie sich, egal wie!

Gewöhnen Sie sich auch einfach einmal an, nach besonderen Bildern in der Natur Ausschau zu halten (– ohne gleich alles mit Ihrem Handy zu fotografieren). Lassen Sie Ihre Seele baumeln; suchen Sie nach Wolkenbildern, die Ihre Fantasie anregen; beobachten Sie, wie die Natur gerade von der jeweiligen Jahreszeit geprägt ist; vor allem aber: Schauen Sie anders! Weg vom Tunnelblick, hin zum Panoramablick auf das Wunderbare, das ständig auch existiert. Nach dem Motto: Auch wenn ich Angst habe, ist der Sonnenaufgang wunderschön. Naturerlebnisse bringen uns wieder mit unserer wahren

Natur in Berührung. Das entspannt. Es gibt wohl keine stärkere Kraft als die Natur selbst, die die Enge in unserem Herzen und in unserem Denken vertreiben kann. Und wir – wir gehören sogar zu dieser Natur dazu. Wir sind auch wunderbar! Neben allem, was gerade schwierig ist …

Von entscheidender Bedeutung für die Stabilisierung der Neurotransmitter ist die gesamte Selbstfürsorge, die liebevolle Pflege des Selbst in konkreten Dingen, die Sie für sich tun – oder sich nur vorstellen. Dabei bitte nicht vergessen, jede Maßnahme, die Sie mit einem deutlichen Wohlgefühl für sich angewendet haben, ausgiebig „wiederzukäuen", sozusagen nachzuschmecken, damit Ihr Gehirn Zeit hat, sich eine denkwürdige Notiz davon zu machen. Nur so werden die Angstnotizen allmählich „überschrieben" und neue Synapsen im Gehirn erweitern Ihre Denkprozesse, die normalerweise in der Angst eingefroren sind.

Im Kapitel über die Schaltstelle Nr. 4 erfahren Sie dazu mehr, denn dort geht es um die Pflege der Kommunikation zwischen Großhirn und limbischem System.

Und nun sind *Sie* dran:

Schauen Sie sich das Innere Ihrer „Ressourcenkiste" einmal genau an: Was gibt es da für Möglichkeiten, Wohlgefühl zu erzeugen? Welche Art von körperlicher Bewegung kommt für Sie in Frage? Notieren Sie sich, welche Übung Sie wann und wo machen möchten. Jetzt gleich! Für welche Fähigkeiten können Sie dankbar sein, von wem haben Sie sie? Beschäftigen Sie sich intensiv mit Ihrem „neuen" Alltag, der eine Menge Unterbrechungen hat, in denen Sie sich entweder beruhigen oder stärken und aufbauen können. Und dafür dürfen Sie sich gerne einen kleinen Plan machen, nicht als Pflicht, sondern als Erinnerung daran, dass Sie sich selbst nicht vergessen.

Schaltstelle Nr. 4: Die Kommunikation zwischen Großhirn und limbischem System pflegen

„Energy flows, where the attention goes.“
(Milton Erickson zugeschriebener viel zitierter Satz)

Um noch einmal auf die Neurobiologie zurückzukommen: Wie wir gesehen haben, landen die Trigger für Angstreaktionen meist direkt im limbischen System. Unser Bewusstsein bekommt also kaum etwas davon mit. Die Zeit ist viel zu knapp, um den komplizierten Denkapparat der Hirnrinde „anzuwerfen“. Der Alarm ist längst ausgelöst, bevor unsere Großhirnrinde sagen könnte: „Halt, stopp, alles doch nicht so schlimm!“ Um hier etwas zu ändern, brauchen wir einige Voraussetzungen, die wir mit den ersten drei Schaltstellen schon ein wenig vorbereitet haben. Zusätzlich muss sich das Gehirn aber auch an eine neue Bewusstheit gewöhnen und neue, gesündere Denkmuster entwickeln, damit es für beängstigende Situationen besser gewappnet ist. Das geschieht nicht von allein, insbesondere dann nicht, wenn man es nicht gelernt hat und wenn einem Vorbilder zur Orientierung gefehlt haben. Mit der Schaltstelle Nr. 4 schulen wir unsere Fähigkeit zur Selbstreflexion, indem wir eine Art übergeordnetes Denken oder eine Metakommunikation installieren. Metakommunikation ist die Fähigkeit, über sich selbst und seine Impulse bewusst zu reflektieren. Vor allem unser präfrontaler Cortex, also der Teil unseres Gehirns, der direkt hinter unserer Stirne liegt, hat diese Aufgabe.

Wie oft fassen wir uns an die Stirn und sagen: „Meine Güte, warum hab ich das vergessen!“ Das ist eine typische, allerdings kritisierende Metakommunikation. Wir schimpfen mit uns. Mit der Strenge gegen uns selbst treiben wir aber unsere Ansprüche an uns selbst sehr hoch – ein gehöriger Stressfaktor zur Entstehung von Ängsten, da man nach dieser strengen Auffassung „immer alles hundertprozentig richtig machen“ muss. Auf diese Weise bahnen sich hartnäckige „Selbstkritik-Autobahnen“, die sich auch noch sehr gut im Gehirn vernetzen und immer wieder selbst bestätigen. Besser wäre es zu sagen: „Okay, das war mal wieder so eine kleine Fehlleistung.

Wolltest du mal wieder zu viel auf einmal erledigen? Macht nichts. Es ist nichts Schlimmes passiert. Wie machen wir das beim nächsten Mal besser?“

> Die Schaltstelle Nr. 4 ist unsere „Kontrollbehörde“, die alles lenkt und überdenkt und bei der wir uns selbst analysieren und beraten. Das ist vor allem dann wichtig, wenn keine therapeutische Unterstützung zur Verfügung steht.

Und selbst wenn Sie therapeutische Unterstützung haben – nicht jeder Therapeut passt zu jedem Klienten, auch wenn Kompetenz und Methode gut sind. (Dazu mehr im Kapitel „Psychotherapie – eine heilige Kuh?“)

Mein Ziel ist deshalb, Menschen in die Lage zu versetzen, sich selbst besser zu verstehen, damit sie schneller durchschauen, welches Verhaltensmuster da gerade wieder sein Unwesen treibt. Wer versteht, um welches Problem es sich gerade handelt beziehungsweise was die Seele irritiert hat, kann sich selbst freundlich beraten und seine Ressourcen bewusst nutzen, um aus der Situation herauszukommen. Da dies ein *Buch* ist und ich mit Ihnen nicht in persönlichen Austausch treten kann, möchte ich versuchen, diesen Prozess des heilsamen Umgangs mit sich selbst so anschaulich wie möglich zu beschreiben.

Angst und Panik wollen uns ja eigentlich nur „helfen“. Sie wollen uns vor etwas warnen, vor etwas schützen oder zu einer Handlung veranlassen. Wenn Sie herausfinden, wozu sie uns auffordern wollen, sind Sie schon auf dem Lösungsweg, auch wenn das etwas Mühe macht. Die Schaltstelle Nr. 4 stellt also die Verbindung zwischen unseren Emotionen und unserem Denken her. Dieser Vorgang findet im Medium der Sprache statt. Dieses Medium sinnvoll einzusetzen ist eine Kunst, die völlig unterschätzt wird, wenn es um den Heilungsprozess geht.

Wie man mit sich selbst aufbauend spricht

Wir denken, wie wir sprechen!

Wir denken mithilfe der Sprache. Es ist tatsächlich so, dass wir uns innerlich sprechen *hören*. Die wichtigste Strategie der Schaltstelle Nr. 4 ist also, innerlich, aber gerne auch laut, mit sich selbst zu sprechen. „Hochgekochte" Emotionen blockieren ganz leicht unser Sprachzentrum und damit unser nüchternes Denken. Sobald wir aber anfangen, mit uns selbst laut zu sprechen, verringert sich die emotionale Blockade im Gehirn.

Das Denken geht über unseren inneren *akustischen* Kanal ebenso wie über unseren *visuellen* Kanal, also dadurch, dass wir uns das, was wir gerade sagen, als innere Bilder vorstellen. Selbst der kinästhetische Zugang ist beteiligt, wenn wir dabei Körperempfindungen haben, die durch Assoziationen mit bestimmten Bildern oder Worten geweckt werden. Je mehr Kanäle bei Gedankeninhalten beteiligt sind, desto nachhaltiger wirkt die Information. Und noch etwas ist bedeutsam: dabei emotional möglichst intensiv beteiligt zu sein. Leere Worthülsen, die wir herunterbeten, bewirken wenig (wie im Kapitel „Es braucht einen ernsthaften Entschluss" ausgeführt). Es muss Ihnen wichtig sein und Ihre Gefühle müssen dabei wirklich beteiligt sein.

In der Schaltstelle Nr. 4 versuchen wir also zu versprachlichen, was wir empfinden, indem wir uns klarmachen, was gerade in uns vorgeht. Sie denken vielleicht, dass Ihnen das zu anstrengend sei. Okay, von heftigen Emotionen überrascht zu werden ist auf die Dauer auch anstrengend. Auch mögen Sie vielleicht einwenden, dass Sie das ja ohnehin täten (nämlich Ihre Empfindungen sprachlich auszudrücken). Umso besser, allerdings mache ich bei Klienten immer wieder die Erfahrung, dass sie – wenn überhaupt- dann meist nicht sehr aufbauend mit sich selbst sprechen.

Wenn ich mir berichten lasse, in welchen Worten Betroffene mit sich sprechen, wenn sie gerade von Angst und Panik beherrscht werden, dann kommen Antworten wie diese: „Mensch, jetzt beruhig' dich doch mal!“, „Nicht schon wieder!“, „Ist doch jetzt alles okay!“, Stell dich doch nicht so an!“, oder ähnliche Sätze. Das machen wir alle erst einmal so, wir wollen uns schnell aus der Situation herauslavieren. Nur ist diese „Methode“ leider sehr ineffektiv. Sie macht alles nur noch schlimmer.

Ich möchte Ihnen eine Alternative aufzeigen. Wie bei der Schaltstelle Nr. 1 beschrieben, geht es immer erst einmal darum, das, was gerade ist, und zwar so, wie es ist, voll und ganz anzunehmen. Halten Sie inne und sagen Sie: „STOPP! So ist es gerade!“ Ähnlich würden wir es bei einem Kind machen, das sich das Knie aufgeschlagen hat und große Schmerzen und viel Angst hat. Wir würden ganz beruhigend sprechen, und zwar aus der Erwachsenenposition, zum Beispiel so: „Okay, ist passiert, ja, tut grad doll weh, komm, schau'n wir mal, was passiert ist, das wird alles wieder gut …!“ Dann würden wir im zweiten Schritt das Knie genau anschauen (eine Diagnose stellen) und sehen, ob es genäht werden muss oder ob ein Pflaster und etwas Ermutigung ausreichen. Im dritten Schritt würden wir das tun, was notwendig ist, also entweder ein Pflaster aufkleben oder ins Krankenhaus fahren.

Übertragen auf unsere „erwachsene“ Situation wäre deshalb wichtig, zunächst einmal zu akzeptieren – und zwar voll und ganz –, dass wir gerade wieder in Panik geraten sind. Mit einer Stimme, mit der wir auch ein kleines Mädchen oder einen kleinen Jungen ansprechen würden, könnten wir sagen: „Okay, da ist wieder das blöde Gefühl, das kennen wir doch schon. Da hat mich irgendwas gerade wieder getriggert. Okay, kein Drama daraus machen, da kommen wir auch wieder raus!“ In der Wir-Form zu sprechen ist ein guter „Trost-Trick“. „Wir“ heißt immer: „Du bist nicht allein!“ Außerdem werden dabei alle Gefühlszustände der Persönlichkeit mit hineingenommen, und zwar diejenigen, die man kennt, und die, die einem vielleicht gerade nicht bewusst sind.

Im zweiten Schritt würden Sie vielleicht erst einmal ein paar beruhigende Strategien anwenden, wie sie in den Kapiteln über die

Notfallmaßnahmen und über die Panik beschrieben sind. Schließlich würden Sie versuchen herauszufinden, was für eine spezielle Angst es denn diesmal ist: „Was ist gerade passiert, dass du wieder Angst gekriegt hast?", würden Sie fragen. „Wovor fürchtest du dich gerade?" Wenn da *eigentlich* gerade gar nichts Besonderes ist, die Angst also einfach *nur so* aufgekommen ist, könnten Sie sagen: „In Ordnung, da ist nichts Beängstigendes vor dir, hinter dir und neben dir, das ist nur so eine Stimmung, die dich da gerade wieder anfliegt, das ist okay!" Sie würden vielleicht darauf kommen, was Sie in diese Angst gebracht hat: eine kleine Überforderung, eine kleine Missstimmung …?

Und dann könnten Sie sagen: „Also gut, die Stimmung darf sein, aber was täte mir denn jetzt *gut* in dieser Stimmung?" Und dann könnten Sie im dritten Schritt sagen: „Erst mal ein großes Glas Wasser trinken und die Aufregung, das unruhige Gefühl vielleicht ein bisschen in Bewegung umsetzen, erst mal Wäsche aufhängen, den Bürokram sortieren, Briefe wegbringen …" oder: „ Zur Toilette gehen, mich schütteln …" Um es noch einmal in einer Übersicht auszudrücken, anders als mit Umgangssprache, können Sie sich also folgendes Vorgehen notieren:

Was tun, wenn Sie in Angst oder Panik geraten? – Das 3-Schritte-Programm

Panoramablick statt Tunnelblick!

Erster Schritt: Annehmen

- Die Angst annehmen, beruhigend sprechen: „Okay, gerade ist es (wieder) so!"
- Sachlich bleiben statt dramatisieren
- Benennen, zum Beispiel „mein Problem Nr. 17"

Zweiter Schritt: Diagnose stellen

- Schnell analysieren: Ist etwas passiert? Wie bist du mit dir die letzten Stunden umgegangen? Bist du körperlich in einer schlechten Verfassung? Denkst du etwas Bestimmtes (auditiver Kanal)? Macht eine bestimmte Vorstellung dir gerade angstvolle Gefühle (visueller Kanal)? Ist der allgemeine Stresspegel gerade zu hoch? Welche Faktoren sind es, die die Panik verursachen?

- Suchen Sie nach Ressourcen, indem Sie sich fragen: Was brauche ich jetzt?

Dritter Schritt: Etwas tun

- Ebenenwechsel: Grübelspirale und Drama unterbrechen, indem Sie etwas tun, egal was, und zwar jetzt!
- Sich erden, den Ausatemstrom bewusst in eine gedachte Achse durch die Mitte Ihres Körpers bis zum Boden lenken, sich energisch Grenzen setzen, den Körper bewegen, Spannung im Körper abreagieren und loslassen, unter Beimischung von Humor und Zuwendung freundlich mit sich sprechen.

Warum beschreibe ich diesen einfachen Sachverhalt so detailliert? Meine Beobachtung ist, dass Betroffene es nicht gewöhnt sind, bei sich selbst genauso „professionell", sachlich und geduldig zu sein wie in ihrem Beruf, wenn ein Problem an sie herantritt. Auch mit anderen Menschen oder mit einem Kind in einer vergleichbaren Situation können sie das ganz gut.

Sie werden einwenden, „Ja, wenn es um andere geht, habe ich keine Angst, das ist ja auch einfach." Stimmt – aber eigentlich auch wieder nicht. Wir verhalten uns gegenüber uns selbst genauso, wie wir es in der Kindheit gelernt haben. Wenn wir nicht gelernt haben, uns bewusst zu kommentieren und fürsorglich mit uns umzugehen, weil das mit uns auch kein Erwachsener getan hat, dann bleiben wir in der kindlich verzweifelten Suche nach Hilfe hängen oder wir rutschen in einen strengen, oft vorwurfsvollen Erwachsenenton, der von diesem Angstgefühl „genervt" ist. Also entweder nehmen wir die Rolle des Kindes oder die Rolle des strengen Eltern-Ichs ein. (Die Erwachsenenrolle, die Sie von Ihrem Beruf gewöhnt sind, bleibt meist außen vor.)

Beides ist nicht lösungsorientiert. Die Angst *ist* ja gerade der Ausdruck irgendeiner Not, egal, ob sie „berechtigt" ist oder nicht. Auf diese die Betroffenen selbst unterstützende Kommunikationsform lege ich in der Arbeit mit Klienten außerordentlich viel Wert. Sie ist entscheidend für den Heilungsprozess. Es dauert seine Zeit, bis hier ein neuer Stil verinnerlicht wird. Nicht, dass es uns an Verstand fehlen würde, nein, es ist eigentlich so lapidar, dass die Betroffenen oftmals meinen, so ausführlich mit den eigenen Regungen umzugehen sei doch übertrieben. Da müsse es doch einen einfacheren Weg geben. Den gibt es aber nicht!

Ich frage auch oft: „Wie klingt Ihre Stimme jetzt, wenn Sie innerlich zu sich sprechen?" An der Haltung meines Gegenübers kann ich sofort ablesen, wie die Stimme klingt. Wenn sie ernst gemeint ist und freundlich klingt, sehe ich sofort einen entspannten Gesichtsausdruck, eine entspannte Haltung und einen harmonisch fließenden Atem. Dabei meine ich nicht, dass man immer nur ganz „betulich" mit sich sprechen sollte, nein, es kann auch sein, dass Worte wie: „Schluss jetzt mit dem Gedankensalat!" oder: „Jetzt keine Katastrophenphantasien!" sehr passend klingen. Dabei ersetzen Sie sozusagen Angst oder Panik durch eine energische Aufforderung, die sehr sinnvoll ist. Genauso würden wir es mit einem Kind machen, das sich regelrecht ergeht in seinem Selbstmitleid; allerdings nur dann, wenn wir verstanden haben, *warum* es das jetzt gerade macht.

Ähnlich wie Kinder wollen Ängste ja nur unsere Aufmerksamkeit. Sie zwingen uns, uns dem eigenen Befinden zuzuwenden und damit in passender Weise umzugehen. Mal brauchen wir Trost, mal Ermutigung und mal eine klare „Ansage". Da diese Art zu sprechen für viele Betroffene ganz ungewohnt ist, kennen sie meist nicht das Maß an Zuwendung, das gerade nötig ist. Zuweilen ist tiefstes Mitgefühl mit uns selbst bitter nötig. Es übersteigt manchmal alles, was wir uns bisher jemals haben vorstellen können. Mit unserer Seele in Berührung zu kommen, von uns selbst zutiefst berührt zu sein, darum geht es. Auch wenn dadurch eine große Traurigkeit aufbrechen kann und Tränen fließen können, ist das eher positiv und als eine Art Entlastungsreaktion zu sehen, die die eigenen Ängste regelrecht „auflösen“ kann. (Mehr dazu im Kapitel über Angst als „verschobenes“ Gefühl.)

Bringen Sie sich selbst ernsthafte Zuwendung und Einfühlung entgegen, setzen Sie aber auch einen Schlusspunkt und animieren Sie sich selbst zum konkreten Handeln. Sie können sich auch gerne mal „auf den Arm nehmen“. Diese Redewendung sagt ja eigentlich schon alles: Wir wollen manchmal im wahrsten Sinne des Wortes lieber auf den Arm genommen werden, als „im Regen stehen gelassen“ zu werden.

Ich bin mir bewusst, dass man negative Selbstgespräche nicht so einfach abstellen kann, da mangelnde Selbstliebe ja oft das zentrale Problem ist, das hinter aller Angst und Panik steckt. Ich werde in einem späteren Kapitel darauf eingehen, wie man genau mit dieser hartnäckigen negativen Haltung gegenüber sich selbst und seinen Ängsten umgehen kann.

In der Schaltstelle Nr. 4 übernehmen wir Verantwortung. Wir werden uns unserer Fähigkeit bewusst, die geistige Regie für unser Tun in die Hand zu nehmen. Statt sich dem, was gerade ist, einfach passiv zu überlassen oder auszuliefern, muss es durch den Filter unseres Denkens laufen:„Es ist zwar gerade wieder so stressig, beängstigend, anstrengend, belastend, bitter, traurig …, aber ich kann dafür sorgen, dass ich mich jetzt besser fühle!“ Damit dieser „Filter“ funktioniert, brauchen wir viel Aufmerksamkeit und Geduld.

Handwerkszeug aus der Schatzkiste der Hypnotherapie

Das Gehirn sieht den Weg, bevor wir ihn gehen.

Von unseren persönlichen Ressourcen und unserer Kreativität hängt es ab, ob wir Ängste wirklich überwinden können. Das Gehirn ist aber im hochgradigen Stresszustand der Angst nicht gerade sehr kreativ und hat wenig Zugang zu den eigenen Ressourcen. Sie erinnern sich: Mit einem übererregten limbischen System kann man nicht klar und schon gar nicht lösungsorientiert denken.

> Um Angst- und Panikmuster im Gehirn zu verändern, ist es notwendig, im Vorfeld, also in Momenten, in denen *keine* Angst da ist, gesunde Denkmuster einzuüben. Und das gelingt unter anderem dadurch, dass man sich mit heilsamen inneren Bildern beschäftigt, die die ungesunden Muster im Gehirn regelrecht „überschreiben". Dazu brauchen wir ein Gehirn im Modus der Tiefenentspannung.

Tiefenentspannung ist ein Zustand, in dem im Gehirn die Alpha-Wellen vorherrschen und in dem wir Zugang zu unserem intuitiven Denken haben. Intuitiv „weiß" unsere Seele nämlich recht genau, was sie braucht. *Eine* Möglichkeit, dies zu erreichen, sind hypnotherapeutische Techniken. Ich möchte absichtlich nicht von „der" Hypnose sprechen, denn davon gibt es viele irrige Vorstellungen, die uns hier nicht weiterbringen. Im therapeutischen Prozess benutze ich ständig hypnotherapeutische Techniken (Erklärung folgt gleich) und bringe meinen Klienten bei, wie sie diese auch in Eigenregie anwenden können.

Wie Walter Bongarts, Psychiater und Hypnosetherapeut, es in einer Fortbildung so treffend ausdrückte, macht man in der Hypnose nichts anderes als Ressourcen mit Problemen zusammenzubringen. Das bedeutet: Man hilft einem Menschen dabei, in einen entspannten Zustand von Kompetenz und Souveränität zu gelangen und aus dieser Perspektive sein Problem lösungsorientiert zu betrachten. Statt also wie das Kaninchen vor der Schlange in der Schreckstarre zu verharren, bekommt das Gehirn neue Ideen. So jedenfalls versteht sich therapeutische Hypnose. Und das kann man ansatzweise auch alleine, ohne Therapeut, hinbekommen.

Wir „manipulieren" uns ja ohnehin ständig selbst (sozusagen selbsthypnotisch) – durch unsere inneren Angst- und Befürchtungsszenarien, die wir immer wieder aufrufen. Es wird also Zeit, dass wir dem etwas entgegensetzen, aber nicht mit moralischem Druck, sondern spielerisch. Statt in Angstbildern zu verharren(„Oh Gott, gleich passiert was Schlimmes!"), transformieren wir sie in innere Bilder von Sicherheit und Souveränität.

Als Therapeutin habe auch ich vor meinem inneren Auge immer eine Vorstellung davon, wie meine Klientinnen als souveräne und gesunde Menschen vor mir sitzen würden. Wenn ich diese Vorstellung nicht habe, stimmt etwas nicht. Auch das ist ein hypnotherapeutisches Vorgehen. Instinktiv spürt eine Klientin dieses positive Bild, das ich von ihr habe, und das trägt mit dazu bei, dass sie in ihr eigenes positives Bild von sich selbst hineinwachsen kann. Ich helfe dabei, die negativen Überzeugungen aus dem Weg zu räumen und neues Vertrauen zu wecken. Auch Sie, die Sie dieses Buch nur lesen, können von dieser positiven Überzeugung profitieren. Ich bin davon überzeugt, dass auch Sie Ihre Ängste überwinden können, sonst wäre es mir nicht möglich, dieses Buch zu schreiben.

Wie Gerald Hüther es in seinem Buch *Die Macht der inneren Bilder* so detailliert beschreibt, beruht alles Leben auf der Erde darauf, dass sich in Lebewesen innere Bilder, Muster und Vorstellungen eingeprägt haben. Diese sind einerseits durch unsere Erbinformationen festgelegt, aber wie wir inzwischen wissen, sehr viel mehr durch Umwelt- und Rahmenbedingungen und durch unser Denken veränderbar, und das bis ins hohe Alter! „Use it or loose it" ist ein gängiger neurobiologischer Satz, der bedeutet: Alles (an „Denkautobahnen"), was unser Gehirn viel benutzt, das bleibt und wird verstärkt. Was *nicht* genutzt und benutzt wird, verliert an Bedeutung und geht verloren. Wir können also, wie in Schaltstelle Nr. 4 dargestellt, großen Einfluss auf unser Gehirn nehmen. Alle Erfolgsgeschichten von Menschen haben mit inneren Bildern, mit sogenannten „Visionen" angefangen. Da war immer erst ein inneres Bild, vielleicht erst noch schemenhaft, aber doch deutlich genug, dass es für einen Impuls in die richtige Richtung ausgereicht hat.

Genau dieses Wissen nutzen wir hier. Allein schon mit einigen Entspannungsübungen können Sie sich selbst in den oben erwähnten Alpha-Zustand versetzen, insbesondere mit der Hypnoseeinleitung auf Seite 55, aber auch mit der „Drei-drei-drei-Übung". Probieren Sie selbst aus, welche Technik Ihnen am ehesten liegt und für Sie praktikabel ist. Zur Not wandeln Sie die Technik ab. Wie schon oft betont, gibt es nicht *die* allein richtige Technik oder Methode. Techniken sind immer nur Optionen. Ich werde Ihnen einige meiner Lieblingstechniken aus der Hypnotherapie vorstellen, die Sie einmal ausprobieren können, um ganz konkret den inneren Szenenwechsel vom Problem zur Lösung zu vollziehen.

Der sichere Ort

Eine Übung, die ich immer wieder nutze, wenn ich mich selbst mit schwierigen Fragen beschäftige, ist das Bild eines geschützten Raumes, an dem ich ganz zur Ruhe komme und wo alle möglichen Szenarien zu meiner Unterstützung stattfinden können, die mich zu Lösungswegen inspirieren. Letztlich handelt es sich dabei um heilsame innere Seelenbilder. Da wir rein abstrakt nicht so kreativ sind, ist ein solches Bild hilfreich, um auf Ideen zu kommen. Und das kann man in etwa so ablaufen lassen:

Wie immer setzen Sie sich gut geerdet an einen Ort, an dem Sie ungestört sind. Nutzen Sie zur „Hypnoseeinleitung" eine Ihnen passende Entspannungsmethode wie zum Beispiel „Die Arme sinken lassen". Nun stellen Sie sich vor, Sie gehen in einem Park zehn Stufen einer breiten steinernen Treppe hinunter. Sie zählen ruhig von 1 bis 10. Dort angekommen mündet die Treppe in einen Weg ein, der von alten Bäumen gesäumt wird und sich immer weiter schlängelt. Die Landschaft wird immer waldiger und Sie verfolgen diesen Weg, bis Sie an ein kleines Tor kommen, das zu einer breiten Lichtung führt. Sie öffnen das Tor und sehen vor sich einen sonnenbeschienenen Platz, der auf allen Seiten gut geschützt ist. (Das ist wichtig!) Nehmen Sie wahr, was Sie sehen. Gestalten Sie diesen Ort nun selbst mit Naturelementen und Requisiten, die für Sie gerade passend sind: ein Bach, eine Bank unter einem Baum, Tiere, Pflanzen, vielleicht ein kleines Haus und als besonderes Element vielleicht eine Person, die dort schon auf Sie gewartet hat. Es sollte keine Person sein, die Sie kennen, sondern eine, die allein Ihrer Gedankenwelt entstammt. (Reale Personen sind in ihrer Rolle bereits zu sehr festgelegt, vorbelastet oder in ihren Möglichkeiten beschränkt. „Fantasiewesen" hingegen können alles!)

Es geht darum, dass es Ihnen an diesem Ort an nichts fehlt. Alles, was Sie zu Ihrem Wohlgefühl brauchen, ist da. Sie werden an den Elemen-

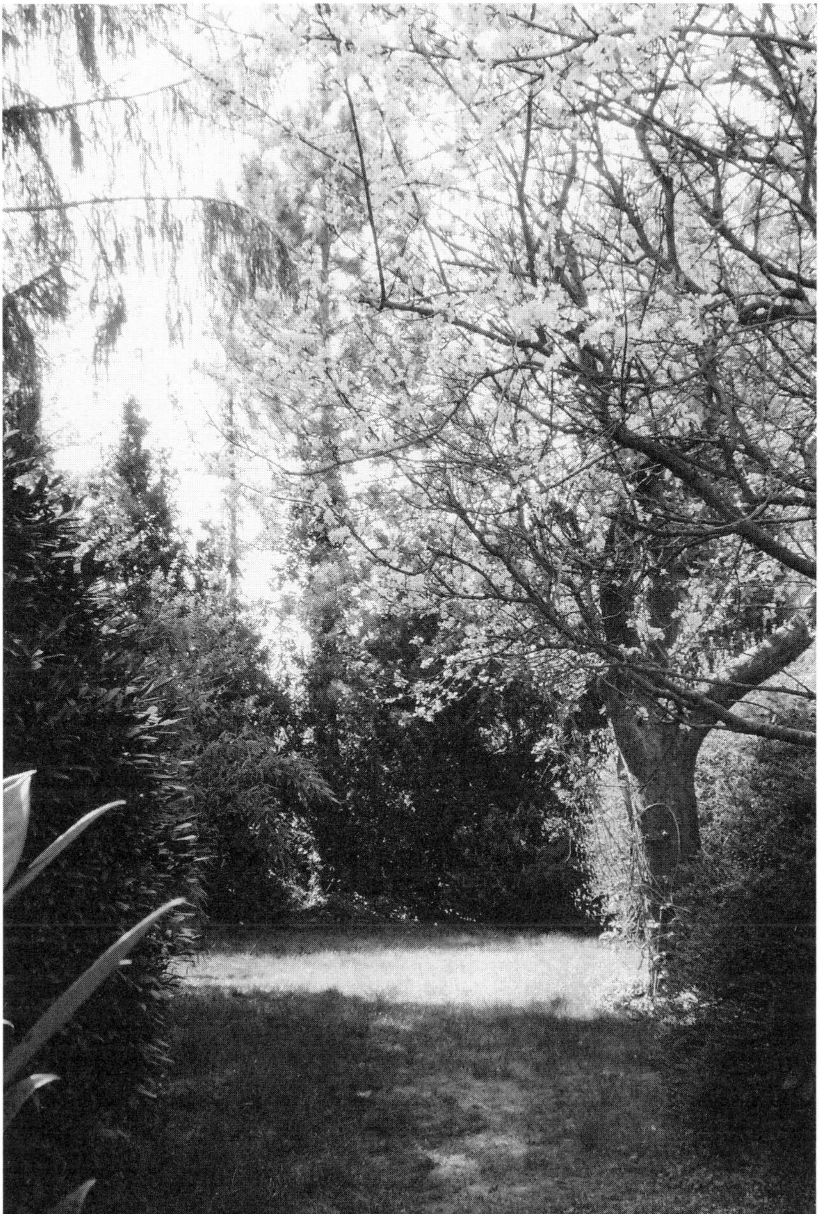

Ein „sicherer Ort“

ten, die Sie für sich auswählen, erkennen, welche Bedürfnisse gerade am dringendsten befriedigt werden müssen. Bei manchen ist es eine männliche, bei manchen eine weibliche Figur, die auftaucht, bei anderen sind es Tiere oder einfach nur Natur. Sie erkennen die heilende Wirkung des Bildes daran, dass Sie sehr entspannt sind und dass angenehme Gefühle und Gedanken aufkommen. Dieser Ort ist manchmal ein „Trostort", ein „Erkenntnisort" oder einfach nur ein „Erholungsort". Sie können dort Fragen stellen oder sich einfach in eine Frage hineinstellen: „Wie bekomme ich das … hin? Was brauche ich dazu?" Und dann lassen Sie kommen, was kommt. Selbst wenn nichts kommt, wird Ihr Gehirn sich mit der Lösung Ihrer Frage beschäftigen. Sie beenden die Meditation, indem Sie sich mit einem Dank von dem Ort verabschieden und auf die gleiche Weise, wie Sie dorthin gekommen sind, auch wieder den Weg zurückgehen, bis Sie an die Treppe mit den zehn Stufen kommen und dort imaginär wieder hochsteigen, indem Sie von 10 bis 1 zurückzählen.

Halten Sie anschließend noch einmal eine kurze Rückschau und nehmen Sie genau wahr, wie Sie sich körperlich fühlen. Vor allem: Achten Sie auf den Unterschied in Ihrer Wahrnehmung.

*

Ich brauche vielleicht nicht zu betonen, dass Sie diese und die folgenden Übungen nicht nur „pflichtgemäß" absolvieren sollten, etwa nach dem Motto: „Das soll ja gut sein …" Das brächte nichts! Nein, Sie sollten wirklich Lust dazu haben. Wie immer ist Begeisterung Dünger fürs Gehirn, während Übungen, die Sie mit innerem Widerstand oder gähnender Langeweile hinter sich bringen, im Nervensystem keinen fruchtbaren Eindruck hinterlassen. Im schlimmsten Fall werden die alten Muster verstärkt.

Nun könnten Sie sagen: „Ja, dann kann ich doch gleich immer in positiven Bildern denken, statt Angstbilder zu produzieren." Leider funktioniert diese „Abkürzung" nicht. Dieses „positive Denken" haben schon ganze Psychologengenerationen alter Schule mit wenig Erfolg propagiert. Es scheitert am Widerstand der „Kinderseele", denn die hat die Angstgedanken ja nicht umsonst. Wie ich Ihnen anhand der verschiedenen Formen von Angst, insbesondere an den traumabedingten Ängsten, noch zeigen werde, muss man immer zuerst klären, „wer“ (welcher Anteil) innerhalb der Persönlichkeit die Angst hat und was dahintersteckt. Kindliche Ängste kann man eben nicht einfach vom Tisch fegen, sondern man muss sie erst annehmen, würdigen und verstehen. Sie können also auch als „inneres Kind“ diesen „sicheren Ort“ besuchen, wenn dieser Anteil Ihrer Persönlichkeit das nötig hat. Auch bei komplexen Angst- und Panikproblemen braucht es Inseln von Wohlgefühl, die der Persönlichkeit erst die Kraft geben, sich mit ihren Problemen auseinanderzusetzen. Sie können stärkende Vorstellungen auch mit Yoga-Übungen verbinden. Auf diese Weise machen Körper, Geist und Seele tiefgehende neue Erfahrungen, die Ihnen ein anderes Lebensgefühl vermitteln.

Die Zukunftsprojektion

Bei der „Zukunftsprojektion" geht es darum, gegenüber Ihrer Angst eine Vogelperspektive einzunehmen. Diese Technik schafft Abstand und hilft, sich nicht völlig mit der Angst zu identifizieren. Wie Sie inzwischen wissen, schalten wir damit unsere Intuition ein. Eine geniale Denkkonstruktion besteht darin, das heutige Problem aus der Perspektive einer fernen Zukunft zu betrachten, indem Sie sich gedanklich in eine Situation als ältere Frau oder älterer Mann „beamen" und sich vorstellen, wie Sie die „damaligen" (also Ihre aktuellen) Probleme gelöst haben. Ganz praktisch funktioniert das etwa so:

Suchen Sie sich einen guten Ort, an dem Sie allein, sicher und in Ruhe sind. Erden Sie sich, atmen Sie ruhig und entspannt, soweit das geht, nehmen Sie guten Kontakt zu Ihrem Körper auf und stellen Sie sich eine Szene vor, bei der Sie in ferner Zukunft, vielleicht im hohen Alter gemütlich irgendwo sitzen, allein oder vielleicht im Kreise von Freunden oder Ihrer Familie. Sie haben als ältere Dame oder älterer Herr einen großen Grad an Weisheit und Distanz zu den Dingen erreicht und blicken mit dieser Haltung zurück auf die Ereignisse Ihres Lebens mit all ihren Krisen und Herausforderungen. Lesen Sie sich die Anleitung mit den Fragen erst ein paar Mal durch, bis Sie sie wirklich verstanden haben. Vielleicht machen Sie sich ein paar Notizen oder sprechen sie auf Ihr Handy. Ich selbst bin eher für eine freie Gestaltung, die in der Formulierung variabel ist. Die Fragen müssen nicht alle genau beantwortet werden, sondern dienen nur dazu, Ihren „Denkapparat" anzukurbeln. Benutzen Sie Worte, die für *Sie* passen, in *Ihrem* Tonfall, das ist wichtig!

Stellen Sie also in etwa folgende Fragen an Ihr Inneres:

- Wie hab ich das damals (also heute) eigentlich hinbekommen, dass ich mich aus dieser Angst und Panik total herausgearbeitet habe? (Potenzielle Antwort: Mein Leben hat irgendwann eine völlig neue Richtung genommen.)
- Wie bin ich sie losgeworden? (P. A.: Ich habe auf einmal begriffen ...)
- Was hab ich gemacht? (P. A.: Ich habe angefangen, mein Leben aufzuräumen, und mich neuen Dingen zugewandt ...)
- Was ist passiert? (P. A.: Ich habe mein Umfeld völlig verändert ...)
- Wie ist das gelungen? Fragen Sie genau nach drei verschiedenen Ressourcen, zum Beispiel Entschiedenheit, Zähigkeit und Bewusstheit. Fragen Sie, welche davon am effektivsten war (vielleicht Ihr Wille zum Durchhalten).
- Fragen Sie konkret, wie Sie sie eingesetzt haben, zum Beispiel, indem Sie Angstsituationen so genau analysiert haben, dass Sie sich immer besser auf die Schliche gekommen sind.
- Fragen Sie, wie Sie das genau hinbekommen haben, zum Beispiel, indem Sie öfter am Tag innegehalten und sich mit dem „geheimen Handschlag“ oder sonstigen Übungen gestärkt und beruhigt haben.
- Beachten Sie kinästhetische Sinneseindrücke, also das, was Ihr Körper dabei spürt; sehen Sie vor sich Bilder, falls möglich; sprechen Sie am besten laut, damit Ihr auditiver (Hör-) Kanal angesprochen wird. Achten Sie auf die Gefühle, die Sie dabei empfinden. Achten Sie auf Geschmacks- und Geruchseindrücke, falls möglich.

Sie dürfen dabei gerne wild phantasieren, ja, auch übertreiben. Es geht darum, dass Sie in den Modus: „Heute bin ich da längst drüber weg“ hineinkommen. Wenn ich die Übung mit Klienten mache, entsteht eigentlich immer eine neue Gefühlstönung zu dem Thema Angst und meist kommen sehr konkrete Hinweise dazu, wie die eigenen Fähigkeiten genutzt werden können. Oftmals wird den Betreffenden auch die ganze Absurdität ihres derzeitigen, von Angst gefärbten Lebens bewusst.

Dabei ist wichtig, sich in das Bild als älterer, souveräner Mensch sehr plastisch hineinzufühlen. Falls das Thema Alter Sie zu sehr belastet, phantasieren Sie sich einfach nur in Ihr Wunschbild in einer fernen Zukunft hinein, aber ohne dabei älter zu sein. Benutzen Sie keine Sätze mit Negationen; sagen Sie also statt „Ich habe keine Angst mehr" besser: „Ich bin ganz souverän und tatkräftig." Auf diese Weise automatisiert sich im Gehirn ein neues Verhaltensmuster und Sie können dieses immer besser abrufen.

Machen Sie sich mit dieser Übung keinen Stress. Lesen Sie sich die Anleitung durch und dann machen Sie die Übung so, wie es Ihnen gerade im Gedächtnis geblieben ist. Es gibt hier kein „absolut richtig" und „völlig falsch". Es geht um die Anregung Ihrer Phantasie, die Ihnen hilft, sich einen anderen, gesünderen Ist-Zustand vorzustellen. Wie gesagt: Mit einer positiven Vision geht es leichter.

Worte verzaubern

(*Magic Words*; nach Cora und Harry Besser-Sigmund und ihrer Metode des *Wingwave-Coaching*, siehe Literaturverzeichnis)

Bestimmte Worte lösen bei uns eine Kaskade von Unwohlgefühlen aus: „Wenn ich schon an XYZ denke, wird mir ganz schlecht vor Angst." Das heißt, dass schon der Gedanke an das Wort einen starken körperlichen und seelischen Stresszustand auslöst. Reflexartig wird immer die gleiche Reaktion abgerufen. So ähnlich, wie es unmöglich ist, sich bei dem Wort „Krokodil" *kein* Krokodil vorzustellen, so kann man nicht verhindern, das bekannte Unwohlsein bei der Vorstellung von „Elternabend" oder „Steuererklärung" wachzurufen. Es steht einem „vorm Kopp", so sagt man auf Plattdeutsch, wenn man sagen will, dass die Angelegenheit heftigen Stress verursacht. Man kann diese stressende Vorstellung mit der folgenden Übung ändern. Bevor Sie jedoch mit der Übung beginnen, suchen Sie sich wie immer einen ungestörten Platz. Kommen Sie erst einen Moment bei sich an. Wie immer achten Sie auf Erdkontakt, geraden Rücken, guten Kontakt zur Sitzfläche, entspannten Körper und sanftes Atmen.

Stellen Sie sich nun das Wort oder den Satz Ihrer Wahl vor, zum Beispiel „Panikattacke" oder etwas anderes, und achten Sie auf alle dabei aufkommenden Gefühle.

- Vor Ihrem geistigen Auge sehen Sie sich das geschriebene Wort an. Wie ist es geschrieben? Groß, schwarz, spitz, kursiv, bedrohlich, wie weit weg von den Augen steht das Wort? (Bedrohliches steht einem „vorm Kopp", also sehr nah vor den Augen.)

- Nehmen Sie Ihre unguten Körperreaktionen und die Gefühle wahr, die Ihnen dabei kommen.
- Nun fangen Sie an, an dem Bild des Wortes herumzuspielen. (Sie stellen es weiter weg, nach rechts oder links unten (Das ist wichtig! Nach oben zu schauen vermittelt Gefühle von Kleinheit, nach weiter weg und unten zu schauen erdet und macht souveräner. Verkleinern Sie die Schrift, machen Sie sie zum Beispiel bunter, lustiger, chaotischer, fügen Sie irgendwelche Accessoires hinzu, Tiere, Pflanzen ..., und zwar so lange, bis das Bild Ihnen gut gefällt.)
- Es kann sein, dass Sie anfangs denken: „Daran *kann* ich nichts ändern, so schlimm ist das!" Das ist ein üblicher Widerstand wie bei jedem Änderungsprozess. Haben Sie etwas Geduld und bleiben Sie dran.
- Fügen Sie weitere Sinnesqualitäten wie konkrete Gerüche, Geschmacksrichtungen ... hinzu (wie in der nachfolgenden Klammer), die für Sie aus Erfahrung angenehm sind. (Erst riecht das Wort vielleicht nach Moder, dann nach Pfefferminze ... Vielleicht ist es erst klebrig, danach zart wie Samt?) Lassen Sie Ihrer Phantasie freien Lauf in dem Bewusstsein: Man kann immer etwas verändern.
- Fühlen Sie nach, wie viel weniger bedrohlich das Wort „Krokodil" sich inzwischen anfühlt, und genießen Sie den neuen Kontext.
- Sie werden erstaunt sein, was möglich ist, wie anders sich Ihr Körper anfühlt und wie stark sich Ihre Stimmung verändert. Auf diese Weise werden Sie das Problem vielleicht nicht ganz loswerden, aber Sie werden erheblich lockerer und nüchterner damit umgehen.

Sie können im Alltag öfter mal Angstworte „verzaubern". (Wer Lust hat, kann das auch ganz konkret malen. Mit Kindern mache ich das gern.) Das macht Spaß und Sie werden immer weniger Sklave ihrer eigenen Vorstellungen sein, denn so manches „Krokodil" ist gar keins, ähnlich wie so mancher Frosch eigentlich ein verwunschener Prinz ist.

Hypnosetechnik zur Veränderung von Empfindungen

(in Anlehnung an eine ärztliche Hypnosefortbildung)

Bei dieser Methode, die ich vielfach bei Menschen mit inneren Blockaden anwende, werden kognitive und körperbetonte Wahrnehmungen sinnvoll verknüpft und helfen, Angstbilder aufzulösen:

- Sie sitzen geerdet auf einem bequemen Stuhl mit Lehne. Vor Ihnen liegt Schreibzeug.
- Zuerst realisieren Sie genau Ihr Symptom, zum Beispiel: *die Angst, frei zu sprechen.*
- Nun spüren Sie nach, wo im Körper Sie diese Angst am meisten wahrnehmen, zum Beispiel in Ihrem Brustkorb.
- Geben Sie diesem Symptom ein „Logo", eine symbolhafte Bezeichnung, zum Beispiel „Kloß". Sprechen Sie das Wort laut aus, das ist wichtig!
- Formulieren Sie *laut* drei Eigenschaften, die dieses Symptom „Kloß" hat, zum Beispiel: *Druck, Härte, Unsicherheit.* Schreiben Sie diese auf einen Zettel!
- Nun geht es darum, sich klarzumachen, wie es ist, wenn diese Angst auf einmal verschwunden wäre. Sie kreieren also ein angstfreies Bild: *„Ich äußere mich frei und selbstbewusst."* (Ebenfalls laut aussprechen!) Spüren Sie, wo im Körper Sie das zugehörige Gefühl am meisten wahrnehmen. Und dann geben Sie auch diesem Gefühl ein Logo, zum Beispiel „SONNE". (Sprechen Sie das Wort aus!)
- Formulieren Sie laut drei Eigenschaften, die dieses Gefühl „SONNE" hat, zum Beispiel: *Wärme, Klarheit, Sicherheit.*
- Nun gehen Sie mittels einer Technik aus Ihrer hypnotherapeutischen Schatzkiste, zum Beispiel „Arme sinken lassen", in Trance. Ziehen Sie mit einer energischen Handbewegung erst „Kloß" mit einer Hand imaginär aus Ihrem Körper heraus (als würden Sie tatsächlich einen Gegenstand aus Ihrem Körper herausziehen) und mit der anderen Hand genauso „SONNE". Nun stellen Sie beide Ellenbogen senkrecht auf der Stuhllehne auf. Sie haben jetzt in jeder Hand Ihrer aufgestellten Unterarme zwei Trancethemen.
- Nun gehen Sie noch tiefer in die Trance, indem Sie tief einatmen und dabei mit geschlossenen Augen ganz nach oben unter die Schädeldecke schauen. Kurz innehalten! Beim nächsten Ausatmen bewegen

Sie die Augen nach ganz unten und machen auch da eine kleine Zäsur.

- Jetzt sind Sie tief in Trance und können Ihr Unbewusstes arbeiten lassen, indem Sie ganz langsam Ihre beiden Hände mit „Kloß" und „Sonne" einander annähern. Machen Sie das nicht mit Ihrem „Willen", sondern lassen Sie die Hände machen. Sie repräsentieren gerade Ihr Unbewusstes. Spüren Sie genau, was währenddessen bei Ihnen passiert. Kommen Gedanken, Bilder, Widerstände, Assoziationen? Beobachten Sie sie nur und bleiben Sie weiter in diesem Prozess. In Ihrem Gehirn verändert sich nun etwas oder kommt zumindest in Bewegung: *Druck, Härte, Unsicherheit ...* verwandeln sich in *Wärme, Klarheit, Sicherheit* oder gehen zumindest aufeinander zu oder es entsteht ein ganz neues Empfinden.

Warum diese Techniken so wirkungsvoll sind: Es sind bildliche Vorstellungen, die ohne Stress und ohne jede Kraftanstrengung in größter Ruhe erfolgen. Dies erzeugt maximale Stimulation der Synapsen im Gehirn, das nun genügend Zeit hat, sich ganz neu zu vernetzen, und zwar auf allen Sinneskanälen.

Warum ist es so wichtig, die Symbolwörter laut auszusprechen? Das Sprachzentrum ist die Brücke. Von dort aus werden alle Sinneskanäle gleichzeitig „angeklickt", sodass mit dem Aufrufen des „Kennworts" alle relevanten „Dateien" gleichzeitig abgerufen werden.

Das Anti-Angst-Training nach dem Modell von Leistungssportlern

Im Leistungssport geht heute nichts ohne Mentaltraining. Dabei stellen die Betreffenden sich den gesamten komplexen Ablauf von Bewegungsfolgen vor ihrem geistigen Auge vor und transformieren dabei eventuell anflutende Angstgefühle in Gelassenheit und Kraft. In therapeutischen Sitzungen habe ich mit meinen Klienten sehr oft danach gefahndet, wann die Angst vor bestimmten Situationen beginnt. Zum Beispiel die Angst des Lehrers vor dem nächsten Montag mit einer besonders schwierigen Klasse.

Indem der Lehrer sich aus der Wohlfühlsituation des Sonntagsfrühstücks ganz langsam vor seinem inneren Auge an diese stressbelastete Situation herantastet, lässt sich klar erkennen, wann die Angst beginnt.

Und das ist oft sehr viel früher, als der Betreffende denkt. Im unserem Beispiel beginnt sie meist schon am Sonntagvormittag. Indem der Lehrer in unserem Beispiel etwa aus der Perspektive des „sicheren Orts" seine Angst betrachtet oder Techniken aus dem Kapitel über Notfallmaßnahmen nutzt (wie zum Beispiel Klopftechniken oder Augenbewegungen), kann die Angst schon im Anflug gelöscht werden. So kann er Schritt für Schritt der belastenden Situation näherkommen. Die Angst wird immer weniger und kommt immer später.

Und jetzt sind *Sie* dran:

Finden Sie heraus, welches konkrete Angstproblem Sie zurzeit haben, und beurteilen Sie selbst, ob eine der hier vorgestellten Techniken der Selbsthypnose- für Sie hilfreich ist. Entscheidend ist, Ihr Gehirn aus der Starrheit des Denkens herauszubringen, und dazu ist uns jedes Mittel recht. Sie werden sehen: Je mehr Zugänge zu unserer Kraft wir nutzen, desto besser kommt der Heilungsprozess voran. Und wie gesagt, wir haben die Möglichkeit, uns selbst zu „hypnotisieren", denn das Gleiche macht die Angst ja schon lange und intensiv genug mit uns. Setzen Sie dem also etwas entgegen, und zwar in Momenten, in denen Sie gerade wenig Angst spüren. Die gibt es!

Bewusstheit im Hier und Jetzt üben

„Es ist, wie es ist!"
(Viel zitierter Spruch)

An dieser Stelle möchte ich noch einmal auf den bereits erwähnten „ernsthaften Entschluss" zum Gesundwerden zurückkommen. Denn den brauchen wir, um uns immer wieder für eine besondere Bewusstheit im Umgang mit uns selbst zu entscheiden. „Bewusstheit" gefällt mir besser als „Achtsamkeit", die inzwischen schon ein geschützter Begriff und Gegenstand spezieller Ausbildungsgänge ist. Bewusstheit ist etwas ganz Einfaches – und völlig wertfrei. Da wird nichts von einem verlangt. Da muss man nichts „richtig" machen. Damit ist einzig und allein gemeint, dass man registriert, was gerade passiert. Der Punkt ist, dass wir den Kopf nicht nur dazu benutzen, uns anzutreiben, über etwas nachzudenken oder etwas Bestimmtes zu tun, sondern ihn daran gewöhnen, Rückmeldungen über das eigene „Gewahrsein“ zu geben. Man nennt das Präsenz. Indem wir uns Rückmeldung darüber geben, was gerade ist (– ohne es zu bewerten), bekommen wir ein Gefühl für uns selbst. Allein dadurch dämpfen wir den Übererregungszustand im limbischen System und damit automatisch auch die Angst.

Mit Bewusstheit kann man die Lockerheit des Körpers als ständige Gewohnheit kultivieren. Erinnern Sie sich immer mal wieder daran: Stirne locker lassen, Kiefer locker lassen, Schultern runter, Hände und Finger locker lassen, Bauch und Gesäß locker lassen, Beine locker lassen und vor allem: Guter Kontakt zum Boden, im Sitzen, im Stehen, aber auch zur Unterlage, wenn Sie liegen. Zum anderen hilft Bewusstheit, darauf aufzupassen, dass die Wellen nicht immer gleich hochschlagen. Machen Sie es sich zur Gewohnheit, Ihr Gehirn daran zu erinnern, nüchtern zu denken. Egal, wie schwierig die Sachlage gerade ist – Sie bleiben einigermaßen locker: „Okay, es ist so, wie es ist!“ und „Loslassen, weich werden, sanft atmen!“

Ich erinnere mich noch sehr genau daran, wie ich als junge Frau anfing, genau diese Bewusstheit zu entdecken. Ich lernte die körperliche Präsenz durch eine Atemtherapeutin, bei der ich eine Zeitlang Atemmassagen bekam. Es war für mich völlig neu, mich in einem wertfreien Wohlfühlmodus wahrzunehmen, da ich bisher gewohnt war, angespannt zu sein und mich durch Anstrengung oder Schmerzen zu spüren. Es war wie eine neue Welt, die sich mir da erschloss. Irgendwo zu sitzen und einfach nur zu atmen war eine Erfahrung, die mich maßlos erstaunte. Es war nichts Großes und doch fühlte es sich ganz „groß“ an. Von einem japanischen Shiatsu-Lehrer lernte ich später, mich bei Behandlungen völlig leer zu machen. In meiner ärztlichen Tätigkeit kommt mir diese Gewohnheit sehr zugute, da sie mir hilft, trotz schwieriger Emotionen bei meinen Klienten gelassen und offen zu bleiben. Alle Künstler und Musiker tun dies in ähnlicher Weise. In meinen Stressseminaren ist meine Standardempfehlung: Je höher der Stresspegel ist, desto lockerer darf unser Körper werden, nach dem Motto: „Ich weiß nichts!“ Auf diese Weise kommt das Gehirn auf Ideen.

Indem Sie Ihre Gefühlsverfassung, Ihre Gedanken und Ihr Handeln ständig kommentieren, macht Ihr Gehirn dies zunehmend automatisch, ohne dass Sie etwas davon mitbekommen. Sie lernen sich immer besser zu steuern. Das geschieht nicht durch Kontrolle, also indem Sie all Ihre Gefühle im Griff haben, sondern im Gegenteil, durch Wahrnehmen.

> Entscheidend ist, sich selbst alle kleinen Siege bewusst zurückzumelden, sie sogar möglichst laut aussprechen, ja, geradezu zu *feiern*, denn so gewinnt das Positive an Bedeutung und kann sich zunehmend als neue Gewohnheit verankern. Alles, was wir emotional gewichten, bekommt ganz real auch im Gehirn Gewicht: *Die Synapsen nehmen deutlich zu.*

Auf diese Weise bekommt das limbische System immer mehr Entwarnungssignale. Es wird weniger schnell von bestimmten Auslösern getriggert und löst seltener Alarm aus. Ein Satz wie „Siehst du, das hat gerade gut geklappt, wie du da reagiert hast!“ gibt jedes Mal einen Anschub für die Neurotransmitter. Am besten, Sie machen sich eine kleine schriftliche Notiz. Der Grund für dieses akribische Vorgehen:

> Misserfolge und Angstszenarien behalten wir grundsätzlich sehr viel besser als positive Empfindungen und Erfolge. Die Angstszenarien können sehr plausibel sein und tauchen blitzschnell auf. Unser Angstgehirn braucht daher ähnlich wie ein Kind einfache und verständliche Rückmeldungen. Deshalb: Beugen Sie sich herab zu Ihrem ängstlichen „inneren Kind“. Helfen Sie ihm, positive Erfahrungen zu machen, die wirklich und nachhaltig hängen bleiben.

Die Schaltstelle Nr. 4 beinhaltet also all diejenigen Strategien, die dafür sorgen, dass zwischen der Großhirnrinde (unserem Bewusstsein) und dem emotionalen Gehirn (unserer „Gefahrenzentrale") eine neue starke Kommunikationsautobahn entsteht, die möglichst schon im Vorfeld dafür sorgt, dass das limbische System lernt, falschen Alarm von berechtigtem Alarm zu unterscheiden. Schaltstelle Nr. 4 ist so etwas wie eine „Gebrauchsanweisung fürs Gehirn".

Sie sind dann weniger auf das Problem fixiert als auf dessen Lösung. Durch ständige freundliche Selbstgespräche können wir uns dazu ermutigen, uns unserer Angst zu stellen, sie genau kennenzulernen, sie auch mal auszuhalten und zu warten, was passiert. Kürzlich sagte eine Frau nach einem Gespräch: „Ich fühle mich gerade *indifferent*, also weder ganz gut noch ganz schlecht. Normalerweise kippe ich dann sofort in den ‚Dramamodus'. Aber das lasse ich jetzt mal bleiben, auch wenn es ganz ungewohnt ist." Diese Frau konnte sich zunehmend besser steuern und manchmal sogar über sich schmunzeln.

Allerdings bedarf es bei der Angst aufgrund traumatischer Vorerfahrungen besonderer Vorkehrungen und Verständnismodelle, die ich im Kapitel „Traumatisch bedingte Ängste" beschreiben werde. Im Fall von traumabedingter Angst heulen die Sirenen schon bei Kleinigkeiten. Da wird jeder Dackel an der Leine einer alten Frau vom Gehirn mit dem bissigen Schäferhund von damals verwechselt, der wirklich gefährlich war. Egal: Vier Beine, Ohren, Schwanz – das Bild reicht dem Gehirn, um den „Bissiger-Hund-Alarm" auszulösen, wie damals, als das angebracht war.

Nun höre ich Ihren Einwand: „Ja, dann kann man daran ja gar nichts ändern?" Stimmt und stimmt nicht. Dem Gehirn beizubringen, differenziert auf auslösende Reize zu reagieren, geht nicht von heute auf morgen und auch nicht immer ohne therapeutische Hilfe, wenn es sich um komplexe Traumatisierungen handelt. Nur ein Beispiel aus der Musik: Sie üben ein Musikstück seit einiger Zeit mit einem ungünstigen Fingersatz und bleiben an einer Stelle immer wieder hängen. Es dauert doppelt so lange, den neuen, aber besseren Fingersatz zu automatisieren. Wenn schon solche einfachen Gewohnheiten nicht so ganz einfach zu ändern sind, kann man sich vorstellen, dass es bei angstbedingten Themen etwas länger dauert.

Bei der Schaltstelle Nr. 4 gehen wir mit unseren Gedanken und Empfindungen sehr *bewusst* um oder nehmen sie überhaupt erst einmal wahr. *Warum* wir das üben sollten? Menschen mit tiefgehenden Ängsten nehmen sich selbst *zu wenig* wahr. Oft haben sie auch ein strenges Über-Ich, das sie gnadenlos antreibt. Das hat zur Folge, dass das Alarmsystem im limbischen System ständig im Übererregungszustand ist.

Viele Menschen mit Ängsten sind sich ihrer Gefühle nicht bewusst, ähnlich wie Kinder. Sie *reagieren* einfach nur. Wenn ein Kind im Sandkasten mit Sand schmeißt, ist das getroffene Kind wütend, wird böse und schmeißt auch mit Sand. Wenn das öfter vorkommt, beginnt es Angst vor „Sandschmeißern“ zu entwickeln. Bei ihm setzt sich die Überzeugung fest: Sandschmeißer sind böse, und wenn man sie von Ferne sieht, muss man schon Angst haben. Wie gesagt, die „Autobahnen“ gewohnter Denkmuster sind gut eingefahren.

> Es braucht seine Zeit, aber man kann lernen, seine eigenen Lebensäußerungen immer besser wahrzunehmen. Das ist keine „Nabelschau“, sondern insbesondere bei der Angstproblematik eine absolute Notwendigkeit. Es ist der Prozess, der aus der reinen Opferhaltung herausführt.

Nur durch detektivische Selbstanalyse, bei der Sie Ihren beängstigenden Denk- und Bewertungsmustern auf die Schliche kommen, wird der angstvollen Grundstimmung der Boden entzogen. Sie werden immer mehr Mut bekommen, die Angst anzuschauen, sie sogar kommen zu lassen und ihr freundlich zu begegnen. Sie ist ja schließlich nicht umsonst da. Sie will Sie ja nur zu etwas veranlassen. Denn da, wo die Angst ist, da geht's lang, heißt es in einem saloppen Spruch.

Konkret üben Sie Bewusstheit am besten einfach *ständig*. Reservieren Sie sich täglich kleine Zeiten für Momente der Stille. Da reicht es, wenn Sie sich hinsetzen oder hinlegen, für fünf Minuten die Augen schließen und einfach nach innen spüren. Anfangs wird es noch ungewohnt sein, insbesondere die störenden Gedanken zu registrieren, die Ihr Gehirn im Zustand solcher „Langeweile" produziert. Registrieren Sie sie und vertreiben Sie sich die Zeit mit dem Atem, mit einer bestimmten Handhaltung oder einer Übung aus der Schaltstelle Nr. 2. Sie werden zunehmende Veränderungen in Ihrem Verhalten bemerken und insgesamt ruhiger werden. Die Menschen in Ihrer Umgebung werden es vielleicht daran erkennen, dass Sie nicht mehr gleich Ihre angstvollen Kommentare abgeben, sondern sie erst einmal „filtern".

Machen Sie sich klar: Auch „gesunde" Menschen schlagen sich von Zeit zu Zeit mit heftigen Ängsten herum, wenn das Leben mal mit besonderen Herausforderungen aufwartet.

Und jetzt sind *Sie* dran:

Nehmen Sie jetzt, wenn Sie dies hier lesen, einmal genau wahr, wie Sie gerade dasitzen und wie Ihr Körper sich anfühlt. Wie geht es Ihnen gerade? Wie ist Ihre Haltung? Was denken Sie gerade? ... Und dann melden Sie sich genau dieses Gewahrsein zurück, zum Beispiel: „Ich sitze gerade etwas verkrampft, aber sehr konzentriert, auf die Sache bezogen, hier auf meinem Stuhl." Nehmen Sie bewusst die Schultern herunter, lassen Sie die Kiefergelenke locker und atmen Sie sanft. Erden Sie sich! Sie werden merken, dass das sofort einen Einfluss auf Ihre Befindlichkeit und letztlich auf Ihre Ängste hat. Jetzt!

Grundsätzliches für alle Fälle

Faustregeln für einen maßgeschneiderten Selbsthilfeplan

Wenige Anhaltspunkte können viel verändern.

Nachdem Sie nun die vier Schaltstellen kennen, an denen man „drehen“ kann, wäre wichtig, für sich selbst in etwa festzulegen, welche der vorgestellten oder ganz eigenen Strategien Sie wann und wie für sich installieren wollen. Was soll sich ändern, damit nicht Ihre Angst, die Panik, die Sorgen und Ihre unsicheren Gefühle im Mittelpunkt Ihres Lebens stehen?

Kein Methodenzwang!

Dabei möchte ich etwas klarstellen: Oft wird betont, man müsse (!) ein Programm absolvieren und sich unbedingt daran halten. Man müsse gegen die Ängste angehen, um auf keinen Fall untätig zu sein. Man müsse sich zwingen, aktiv zu sein, um sich nur ja nicht zu sehr auf die Angst zu fixieren … Diese wissenschaftlich zertifizierte Vorgehensweise, die angeblich den größten Erfolg in der Behandlung von Angst- und Depressionserkrankungen hat, ist an sich nicht falsch, jedoch kann man sie missverstehen. Nicht eine bestimmte *Methode* ist heilsam, sondern der heilsame Kontakt zu uns selbst. Und dabei kann eine Methode hilfreich sein. Vielen Menschen habe ich jedoch bestimmte Methoden erst schmackhaft machen müssen, indem wir das, was eben gerade *nicht* geht, gewürdigt, geklärt und berücksichtigt haben. Das Mitgefühl genau damit sollte immer an erster Stelle stehen. Und dann gilt es, in schwierigen Gefühlszuständen mit sich selbst adäquat umzugehen.

Viele Klientinnen, die mich zu Rate ziehen, haben schon jahrelang versucht, angeblich wirksame Methoden anzuwenden, und sind damit nicht weitergekommen. Im Gegenteil. Je mehr sie sich angestrengt haben, desto schlimmer wurde es. Sie haben sich mit Sport kasteit, haben versucht, sich auf keinen Fall gehen zu lassen – doch es half nicht. Denken Sie daran: Methoden sollen *uns* dienen und nicht umgekehrt. Wichtiger als alle Pläne ist immer zunächst unser gegenwärtiges Gefühl, das ernst genommen und zutiefst verstanden und angenommen werden will, denn schließlich hat unser Gefühl ja einen Grund.

Kontakt aufnehmen

Ähnlich wie mit einem Kind, das gerade völlig verzagt ist, könnte man erst einmal Kontakt zu sich aufnehmen, wahrnehmen, was gerade ist, und mit sich selbst sprechen: „Gerade hast du viel Angst und keine Lust zu nichts. Okay, das spüre ich …" Und dann könnte man dem „Kind in sich" erklären: „Pass auf, es ist zwar gerade wieder viel Angst da, aber die nehmen wir jetzt mal zu uns. Die schicken wir jetzt nicht weg. Die darf da sein. Und trotzdem ist es auch gut, wenn wir noch etwas anderes machen, was uns auch guttun wird. Wäre das in Ordnung?" Eine solche oder eine ähnliche empathische „Unterhaltung", die nicht über das momentane Empfinden hinweg-„bügelt", wäre eine Chance für eine Wendung ins Positive. (Im Kapitel „Die Stereobehandlung" werde ich noch detaillierter darauf eingehen.)

Den Druck herausnehmen

Sie werden sagen: „Mein Leben ist so schwer, ich habe noch meine Familie zu versorgen, die Kinder wollen alle gleichzeitig etwas von mir. Ich bin gerade froh, dass ich alles schaffe!" Okay, dann geht es darum, Ihr Leben leichter zu machen. Das beginnt damit, dass Sie den Druck herausnehmen und nicht erwarten, es *müsse* sich sofort etwas zum Positiven verändern.

Das Wie ändern

Ohne etwas zu verändern, könnten Sie sich hier und jetzt bei allem, was Sie tun, ständig fragen: „Ist das jetzt absolut notwendig?“ Und: „Wie kann ich es mir leichter machen?“ Wenn gerade keine Veränderung möglich ist, dann ändern Sie Ihre Haltung und die Art und Weise, *wie* Sie die Dinge tun. Sie werden erstaunt sein, wie viel sich dann auf einmal verändert. Eine Frau, die von großen Ängsten geplagt war, kannte sich selbst nur als gehetzte Person. Sie war es gewohnt, sich selbst durch den Tag zu „peitschen“. Das allein erst einmal zu registrieren war schon eine enorme Leistung. Sie gewöhnte sich auf meine Empfehlung hin an, sich ständig zu fragen: „Ist das gut so, *wie ich das gerade mache?*“ Diese Haltungsänderung – immer mehr weg vom hektischen Agieren – half ihr zu mehr Bewusstheit sich selbst gegenüber.

Regen Sie sich weniger auf über Dinge, die nicht zu ändern sind, und tun Sie das, was getan werden muss, aber stets mit freundlicher Gelassenheit. Achten Sie öfter mal auf Ihren Gesichtsausdruck: Verbissenheit ist ab sofort Ihr Alarmsignal dafür, dass Sie *zu viel wollen*. Beobachten Sie Ihre Körperhaltung: Locker und geerdet sollte sie sein. Und dann ändern Sie das, was sich gerade ändern lässt.

Die Tagesstruktur beachten!

Ohne eine sinnvolle Tagesstruktur sind wir nicht wirklich in der Balance. Und das bedeutet: Unser limbisches System und unser vegetatives Nervensystem geraten schnell in Erregung. Das sollten wir vermeiden.

Indem Sie sich also mehr darauf konzentrieren, wie Sie Ihren Tag strukturieren, vergeuden Sie weniger Zeit mit sorgenvollen Gedanken und Befürchtungen. Teilen Sie den Tag zum Beispiel ein in drei Teile mit jeweils einer Essenszeit und einer längeren Pause. Auch wenn Sie im normalen Arbeitsleben stehen, können Sie darauf achten. Ziehen Sie sich gegebenenfalls auch ein Stück zurück aus den sozialen Medien, die Ihnen ständige Vergleichsmöglichkeiten anbieten mit anderen, denen es vielleicht gerade viel besser geht als Ihnen. Vorerst sind nur Sie wichtig und niemand anders.

Zur Verdeutlichung ein Beispiel: Ein Mann zog mich wegen Angst vor dem Autofahren zu Rate. Seit einiger Zeit traue er sich nicht mehr auf die Autobahn. Auf meine Frage, seit wann genau ihm dies denn aufgefallen sei, meinte er, seit etwa vier Wochen. Auf meine nächste Frage, was denn vor vier Wochen anders war als sonst, kam er nach einigem Nachdenken darauf, dass er bei seiner Arbeit einige Zusatzaufgaben übernommen habe und nun in Gedanken ständig damit beschäftigt sei. Er habe kaum noch Freizeit und kümmere sich seitdem gar nicht mehr um sich selbst. Er sei nur noch gehetzt und falle abends wie tot ins Bett, ohne aber recht zur Ruhe zu kommen ... Indem wir einfach nur seine Tagesstruktur durchleuchteten und Zeiten für Ruhe und Selbstfürsorge reservierten, wurde ihm klar, dass er eigentlich ein routinierter Autofahrer war, der keine Angst vor Autobahnen haben musste. Die Angst ließ allmählich nach.

Ein guter Tag beginnt eigentlich schon am Abend vorher. Wer keinen Plan, keine Wünsche oder Ziele für den nächsten Tag hat, bei dem gestalten *andere* den Tag. Falls Ihnen kein geregelter Tagesablauf vorgegeben ist (etwa durch Ihre Arbeit), entscheiden Sie vorab, wann Sie aufstehen, was danach geschehen soll und welche Ruheinseln es am Tag für Sie gibt. Eine Thermoskanne mit Tee steht vielleicht schon morgens am Bett für Sie bereit, den Frühstückstisch haben Sie vielleicht schon am Abend vorher gedeckt und dann schauen Sie, wie Sie den Tag gut beginnen: vielleicht mit einer pflegenden Dusche und anschließender Bürstenmassage und Einreibung mit einem duftenden Körperöl, oder mit einer kurzen Besinnungszeit nach einer Yoga-Übung? Kleine Elemente der Selbstfürsorge nehmen wenig Zeit in Anspruch!

Bei der Arbeit können Sie nach jeweils etwa 2 Stunden „Mikropausen“ einplanen. Das sind Pausen, in denen Sie sich fragen, wie es Ihnen geht, und in denen Sie bewusst auf Ihren Körper achten. Zum Beispiel könnten Sie bewusst und sanft atmen – eine der wichtigsten Strategien im Umgang mit Ängsten. Sie könnten öfter die „Weite-Übung“ einschieben, die auch am Schreibtisch machbar ist. Gewöhnen Sie sich an, ständig zu überprüfen, ob Sie Ihren Körper locker lassen und wie Sie gerade atmen. Tun Sie es jetzt, jetzt sofort! Das kostet keine Zeit und Ihr limbisches System lernt, in den Stand-by-Zustand abzutauchen. So wird es Sie viel weniger mit Ängsten behelligen. Sie werden gelassener.

Innerer Dialog – Goldplättchen sammeln

Melden Sie sich selbst kleinste positive Dinge aufmerksam zurück! Ich werde diesen Satz noch öfter wiederholen, denn die positiven Selbstgespräche werden immer wieder vergessen. Der Grund: Wenn Menschen gerade keine Angst haben, verlieren sie sich selbst schnell aus dem Fokus und meinen, da die Angst ja gerade weg sei, sei es nicht nötig, auf sich zu achten. Genau das ist der Denkfehler. Die Angst erscheint ja deshalb, *weil* der- oder diejenige sich gerade aus den Augen verloren hat. Mit dem (gerne auch lauten) Aussprechen der eigenen Empfindungen üben und automatisieren Sie den gesunden Kontakt zu sich selbst. Indem Sie über Sprache mit sich in Kontakt sind, fühlt sich das genauso an wie für ein Kind, das in Gesellschaft seiner Mutter ist und sich mit ihr unterhalten kann, während sie kocht. Das ist ein sehr angenehmer Beziehungskontakt. Und gerade dieser Beziehungskontakt mit uns selbst (der „verinnerlichten Mutter", dem „verinnerlichten Vater") geht Menschen mit Ängsten allzu schnell verloren.

Gute Versorgung gewährleisten

Versorgen Sie sich gut! Denken Sie daran: Essen hält Leib und Seele zusammen. Statt sich ständig nebenbei etwas in den Mund zu schieben, reservieren Sie sich Genusszeiten mit voller Aufmerksamkeit. Bereiten Sie sich etwas Leckeres zu. Anregende Kochbücher können wunderbar inspirieren, nutzen Sie sie. Denken Sie auch daran, abends eine kleine Zeit der Ruhe und Sammlung einzuplanen. Machen Sie nach Medienkonsum oder Computerarbeit irgendwann einen eindeutigen Punkt. Ziehen Sie ein Resümee Ihres Tages und lassen Sie den Tag gut ausklingen. Das heute übliche „Abhängen“, noch dazu mit Alkoholkonsum, ist weniger sinnvoll. Die Gefahr dabei ist, dass Sie zu sehr in die Passivität abgleiten. In der Fachsprache nennt man das „regredieren“. Das ist ein unbewusster „Kindermodus“, in dem Sie nicht mehr über sich selbst reflektieren können und der alte Angstmuster geradezu heraufbeschwört.

Abends noch ein wenig aufzuräumen und mit der Familie einen guten Abschluss zu finden bereitet hingegen eine gute Nachtruhe mit genügend Schlaf vor. Auch ein Abendspaziergang ist eine gute Gelegenheit zum seelischen „Verdauen“ des Tages. Feiern Sie Gelungenes und stellen Sie Misslungenes, so gut es geht, einfach nur fest, nach dem Motto: „So war's! Und was lernen wir daraus?“ So kann man aus dem Fehler, zu spät zu kommen, lernen, früher aufzustehen, oder aus dem Fehler, Dinge zu vergessen, kann man lernen, nicht zu viel auf einmal zu planen … Gewöhnen Sie sich also das „Katastrophisieren“ langsam ab. Der Satz „Es ist so, wie es ist“ ist für Ihre seelische Balance sehr viel besser.

Kleine Auszeiten einplanen

Mindestens eine Stunde pro Tag sollte Ihnen gehören. Eltern mit Kleinkindern können dies vielleicht in mehreren kürzeren Einheiten hinbekommen. Nutzen Sie Ruhezeiten Ihrer Kinder, um etwas Angenehmes zu erleben und zu sich zu kommen. Einen Tag in der Woche sollten Sie sich für schöne Dinge zumindest teilweise frei halten. Auch ab und zu einmal eine Woche Ferien zu machen ist sinnvoll. Delegieren Sie mehr und nehmen Sie nur das wichtig, was für Sie einen ganz bestimmten Wert hat. Planen Sie Zeit für Bewegung, für Ruhe und Besinnung ein. Suchen Sie sich aus den Schaltstellen Nr. 2 und 3 Vorschläge heraus oder setzen Sie Ihre eigenen Schwerpunkte.

Diese Empfehlungen sind nur Hinweise, um Sie auf Ideen zu bringen. Für manche ist es ein Aha-Erlebnis im Sinne von: „Das darf ich alles für mich beanspruchen?“ Ja, das dürfen Sie! Aber Sie *müssen* gar nichts! Falls dieses Kapitel Ihren Widerstand heraufbeschwört, haben Sie es vielleicht mit einem inneren Widersacher zu tun, mit dem Sie sich gezielt „an einen Tisch setzen“ sollten. Er hält ganz wichtige Erkenntnisse für Sie bereit, ohne die der Heilungsprozess nicht so gut vorangeht. Viele Therapien scheitern an Widerständen, die nicht verstanden, nicht gewürdigt wurden und mit denen man nicht gezielt umgegangen ist. Dazu verweise ich auf das Kapitel über den Umgang mit Widerständen und Saboteuren des Heilungsprozesses.

Und nun sind *Sie* dran:

Notieren Sie auf einem Blatt Papier oder in Ihrem Notizbuch oder Smartphone, was Sie sich für die nächste Zeit vornehmen. Menschen, die zusätzlich mit depressiven Symptomen zu tun haben, können in meinem Buch: *Depression und Burn-out überwinden. Ihr roter Faden aus der Krise: Die wirksamsten Selbsthilfestrategien* zusätzlich fündig werden. Es kommt nicht darauf an, dass Sie alles perfekt ausführen, was Sie hier lesen, sondern dass Sie ins Tun gehen, indem *Sie* bestimmen, was und wie Sie etwas tun wollen. Gehen Sie dabei nach dem „Au-ja!"-Prinzip vor: Tun Sie das, wozu alles in Ihnen „Au ja!" sagt und was Ihnen voll und ganz einleuchtet. Es geht hier nicht um ein Pflichtprogramm, sondern um Wohlgefühl, auch wenn dafür eine gewisse Disziplin sehr nützlich ist.

Notfallmaßnahmen – wenn Angst und Panik eskalieren

Einen Plan B in der Tasche zu haben beruhigt.

Zunächst ein paar Hinweise zum Umgang mit Notfallmaßnahmen, damit Sie nicht enttäuscht sind und denken: Wenn es richtig schlimm ist, hilft das alles *doch* nicht.

Angst und Panik sind extreme Gefühle, die verhindern, dass ein Mensch klar denken kann. Klar zu denken ist jedoch die Voraussetzung dafür, mit sich selbst gezielt, aber auch kreativ umzugehen und aus Angst und Panik herauszukommen. Notfallmaßnahmen sorgen dafür, schnell einen klaren Kopf zu bekommen. Um das zu erreichen, kann man verschiedene Zugangswege nutzen. Wie im nächsten Kapitel ausgeführt wird, gibt es jedoch keine Maßnahme, die *immer* zuverlässig funktioniert, denn erstens ist jede Situation anders und auch wir als Menschen sind in der Situation immer etwas anders „drauf", wie man heute so salopp sagt. Deshalb sollten wir immer ein buntes Repertoire an Strategien kennen, um in der Not darauf zugreifen zu können. Irgendetwas hilft immer. Deshalb: Probieren Sie aus, was am besten funktioniert! Ich werde der Reihe nach und sortiert nach der Wirkungsweise Maßnahmen vorstellen, die auf die Schnelle ins Hier und Jetzt und in eine nüchterne Sichtweise der Welt zurückführen. Sie sind hilfreich, wenn man sich von Angst und Panik distanzieren und das allgemeine Erregungsniveau „dimmen" möchte. In der Ausnahmesituation hat man aber den typischen Tunnelblick oder ein Blackout. Deshalb ist es am besten, wenn Sie Ihre persönlichen Notfallmaßnahmen möglichst prägnant auf einem besonderen Blatt notieren, damit Sie sie schwarz auf weiß vor sich haben.

1. **Wahrnehmen, annehmen, STOPP sagen:** In die Beobachterposition gehen, annehmen, dass Sie gerade im Angstloch sitzen, und entschieden „STOPP" sagen (innerlich oder auch laut und deutlich): Okay, ich drehe mich gerade wieder im Angstkarussell! (Oder so ähnlich … Sie wissen ja: Humor schafft Distanz!)
2. **Den Körper fühlen statt denken:** Die Körperwahrnehmung einschalten. Den Körper stimulieren. Welche Körperübung hilft mir jetzt? Ein großes Glas kaltes Wasser trinken! Etwas essen, kalt duschen, Eiswürfel lutschen, barfuß gehen …
3. **Die Aufmerksamkeit umlenken und die Dissoziation stoppen:** Sich überschlagende Gedanken und Katastrophenphantasien erkennen und benennen. Gedanken kann man am besten durch innere Bilder unterbrechen.
4. **Hilfreiche Adressen und Telefonnummern bereit halten** (Freunde, Verwandte, Telefonseelsorge, Beratungsstelle, Therapeutin …)

Zu 1: Wahrnehmen, annehmen, STOPP sagen

Hier geht es darum, keine weitere Energie auf das Angstkarussell zu verschwenden, sondern eine deutliche Zäsur zu machen. Um Ihre Angst und Panik entschieden zu unterbrechen, können Sie zusätzlich zu dem lauten „STOPP“ auch noch mit den Händen auf den Tisch klopfen oder mit den Füßen fest auf den Boden stampfen oder sich mit aller Kraft gegen eine Wand stemmen. So haben Sie die mentale, die körperliche und auch die emotionale Ebene angesprochen und erleben ganz konkret wieder Entschiedenheit und Willenskraft; die rutschen ja automatisch weg, wenn die Angst regiert.

- **Ein positives Selbstgespräch einschalten: STOPP!** Jetzt denkst du gerade wieder im Katastrophenmodus …
- **Unterbrechen, was Sie gerade tun, Ortswechsel, Ebenenwechsel.** Wechseln Sie den Ort und die Ebene Ihres Denkens und Fühlens: Wütend werden (künstlich schimpfen) oder humorvoll reden oder … Richten Sie Ihren Fokus auf etwas anderes: Statt ruhig zu sitzen – aufstehen und etwas tun; statt unruhig herumzulaufen – kurz anhalten und sich erst einmal erden.
- **Regieanweisung: Etwas (anderes) tun!**

Zu 2: Den Körper fühlen statt denken

- **Ein großes Glas kaltes Wasser trinken** (eventuell mit Rescue-Tropfen von den original Bach-Blütenessenzen oder mit Baldriantropfen (z. B. 50 Tropfen) einnehmen und, falls Sie schon lange nichts mehr zu sich genommen haben, etwas essen. Nur so steht Ihnen die nötige Energie zur Verfügung.
- **Sich mit kaltem Wasser das Gesicht oder die Arme abzukühlen** kann angenehm sein.
- **Bodenkontakt herstellen:** Schuhe ausziehen und barfuß auf der Erde etwa 20 Schritte bewusst hin und her gehen. Auf der Stelle hüpfen oder mit den Füßen stampfen bringt Sie schnell zur Besinnung.
- Falls Sie sitzen, bewusst **die Sitzhöcker spüren**, indem Sie die Hände zuerst unters Gesäß legen, um die Sitzhöcker besser zu spüren. Dann die Hände wegnehmen. Verankern Sie sich ganz fest mit den

Füßen im Boden und mit den Sitzhöckern auf der Unterlage. Spüren Sie bewusst die Lehne des Stuhls oder lehnen Sie sich irgendwo an.

- **Sanft in den Unterbauch und ins Becken atmen** und versuchen, das Ausatmen immer etwas mehr zu verlängern. Zur Not „heißen Kaffee abkühlen" (nach Doris Iding), indem Sie mit gespitzten Lippen gezielt ausatmen. Achtung: Nicht übertreiben, sonst geraten Sie in die Hyperventilation! **Atemsurfen:** Hände auf das Brustbein legen, mit sich in (Atem-) Kontakt gehen.
- Beherzt Ihre **Thymusdrüse klopfen**, am besten mit den Fingerspitzen beider Hände. Sagen Sie sich dazu einen Satz wie diesen: „Auch wenn ich vor Angst ..., bin ich gut so, wie ich bin" – und geht es vorbei. Sie können auch die **Schultern abwechselnd schnell beklopfen,** rechts, links, rechts, links ... Dies ist eine Übung aus der Traumabehandlung, sie bewirkt eine Unterbrechung der Traumatrance.
- Gezielte **Augenbewegungen machen**: Etwa im Sekundentakt in der Horizontalen hin und her blicken, ohne den Kopf mitzubewegen (lenkt von erregenden Gedanken ab, synchronisiert beide Gehirnhemisphären und unterbricht den Tunnelblick)
- Die **Zungenspitze an den Gaumen legen** (stimuliert das Zentralgefäß aus der chinesischen Medizin – wirkt zentrierend)
- **Bei Blockierung: Der inneren Bewegung folgen** (Gibt es einen Impuls von Händen, Füßen, Oberkörper? Diese Kleinstbewegung genau wahrnehmen und verstärken. Vielleicht entsteht ein wütendes Boxen oder Schütteln. Das leitet die Erregung ab.)
- **Überkreuzbewegungen machen:** Den linken Fuß über den rechten legen, Arme nach vorn strecken, die Handflächen zueinander gerichtet. Handflächen nach außen drehen, die rechte Hand über die linke kreuzen, die Hände falten, dann nach unten drehen und nach innen zum Brustbein führen. Die Zunge an den Gaumen legen. – Diese Übung dient der Zentrierung.
- **Die Arme um die Schultern legen** und sich festhalten, den Kopf hängen lassen und ein wenig hin und her schaukeln (wirkt beruhigend)
- **Gezielte Bewegung: Walken** mit oder ohne Stöcke erlaubt Panorama- statt Tunnelblick; **Schwingen** mit den Smovey-Ringen oder Hanteln wirkt aktivierend; **Rückenschaukel am Boden:** verändert die Stimmung; **Hockstellung** wie beim Abfahrtslauf mit Skiern:

erdet besonders spürbar; **Kraftübungen** mit dem Thera-Band und Abreagieren an einem Boxsack: wirken aktivierend; Türrahmen mit den Armen bei maximalem Krafteinsatz nach außen drücken – das bringt in die eigene Tatkraft.

Zu 3: Die Aufmerksamkeit umlenken und die Dissoziation stoppen

- **Beruhigende Selbstgespräche:** Zunächst einmal sich selbst beim Namen nennen und sich beruhigend anzusprechen, zum Beispiel so: „Klara, alles gut, ganz ruhig, ganz ruhig atmen, alles gut ...", das Hier und Jetzt betonen: „Es ist das Jahr ..., ich bin 40 Jahre alt, ich bin erwachsen, ich habe die und die Fähigkeiten ..."
- **Atemzüge von 10 bis 0 rückwärts zählen,** immer wieder (Impulskontrolle)
- **Sa-Ta-Na-Ma-Übung plus Fingertippen ausführen:** Nach Doris Iding eine Übung aus dem Yoga, die meines Erachtens gut abgewandelt werden kann, zum Beispiel mit anderen Worten, Zahlen oder Buchstaben. Die Silben beschreiben den Kreislauf des Lebens für Geburt, Leben, Tod und Wiedergeburt. Dabei werden die Finger synchron bewegt:
  Sa: Daumen und Zeigefinger tippen gegeneinander
  Ta: Daumen und Mittelfinger tippen gegeneinander
  Na: Daumen und Ringfinger tippen gegeneinander
  Ma: Daumen und kleiner Finger tippen gegeneinander
  Und wieder von vorne, jeweils mit beiden Händen.
- **Beruhigende Mondatmung** nach Doris Iding, bei der immer nur mit dem linken Nasenloch eingeatmet und mit dem rechten ausgeatmet wird.
- **5 Gegenstände benennen, dann 4, dann 3 ...:** Nennen Sie ganz schnell nacheinander 5 Gegenstände, die Ihnen um Sie herum auffallen, dann 4, dann 3, dann 2, dann 1. Durch die Konzentration auf Ihre Sinne unterbrechen Sie die Fokussierung auf die Angst für einen Moment. Manchmal reicht dies aus, um sich wieder im Hier und jetzt zu sortieren. Man kann auch folgenden Ablauf wählen: Man sagt fünf Mal: Ich sehe ..., 5 mal: Ich höre ... 5 mal ich spüre 4 mal: Ich sehe... 4 mal: ich höre... 4 mal ich spüre 3 mal: Ich sehe... 3 mal:

ich höre... 3 mal ich spüre 2 mal: Ich sehe... 2 mal: ich höre... 2 mal ich spüre 1 mal: Ich sehe... 1 mal: ich höre... 1 mal ich spüre ....

- **Auf Naturgeräusche lauschen oder Musik hören, angenehme Gerüche wahrnehmen, Erinnerungen an Positives wecken**
- Einen **Kraftort, ein Kraftsymbol, ein Krafttier** nutzen

Zu 4: Hilfreiche Adressen oder Telefonnummern bereithalten

Notieren Sie sich Ihr Hilfsnetzwerk für alle Fälle, damit Sie es in der Aufregung auch finden: Therapeut, Nachbarin, Freunde, Familie, Pastor, Selbsthilfegruppe, Beratungsstelle, Telefonseelsorge ...

Und jetzt sind *Sie* dran:

Listen Sie für sich selbst auf, welche Strategien Ihnen hilfreich erscheinen. Vielleicht sind das noch ganz andere als die von mir beschriebenen. Hier geht es nicht um Richtig oder Falsch, sondern nur darum, ob etwas hilfreich ist und funktioniert. Auch völlig unorthodoxe Maßnahmen wie *Zettel mit Stresswörtern beschreiben und sie zu verbrennen* sind sinnvoll. Hauptsache, es wirkt. Und vergessen Sie nicht: In der Not sind wir paradoxerweise oft besonders erfinderisch. Wie oft haben mich Menschen in solchen Situationen angerufen – und sie haben mich tatsächlich erreicht. Fünf Minuten haben manchmal ausgereicht, um den Betreffenden wieder zu klaren Gedanken zu verhelfen. Den Fokus der Aufmerksamkeit zu ändern, darauf kommt es an!

Eine Liste Ihrer ganz persönlichen Notfallmaßnahmen gibt Ihnen Sicherheit und Sicherheit beruhigt das limbische System. Bestimmt haben Sie schon selbst die Erfahrung gemacht, dass der Notfall gar nicht eintritt, wenn man gut darauf vorbereitet ist!

Die Angst anders interpretieren – Angst als „starkes" Gefühl

Aus schwach mach stark!

Es ist in der Medizin immer noch weit verbreitet, Symptome als reine Störungen zu definieren, die man möglichst schnell beseitigen muss. Doch es muss ja einen Sinn haben, wenn der Körper und die Seele einen solchen Aufwand betreiben, nur um uns ein paar scheinbar „unnütze" Ängste zu bereiten. Ich stelle mir vor, wie es gewesen wäre, wenn ich selbst in bestimmten Phasen meines Lebens *nicht* mit schweren Angstproblemen traktiert worden wäre. Klar ist, dass ich durch sie gezwungen war, mich mit Teilen meiner Persönlichkeit zu beschäftigen, die nicht besonders „sattelfest" waren. Ängste, auch wenn sie noch so quälend waren, haben mich gelehrt, sehr genau in mich hineinzuhorchen und mich den anstehenden Problemen zu stellen. Ich möchte das Phänomen Angst deshalb als eine wichtige Kraft interpretieren, die es zu nutzen gilt, auch wenn das etwas um die Ecke gedacht ist. Aber nehmen wir nicht ständig Interpretationen vor, entweder um uns etwas als „ganz schlimm" vor Augen zu führen oder um uns zu ermutigen?

Angst ist keine absolute Größe, das Empfinden von Angst kann vom Gehirn entweder aufgebauscht oder abgeschwächt werden. Sie mögen vielleicht einwenden, dass Sie ein unsicherer und ängstlicher Mensch seien, okay, das heißt aber nicht, dass Sie deshalb besonders ängstlich sein müssten. Es gibt zwar Menschen, die von Natur aus sehr robust erscheinen, aber Selbstvertrauen ist keine Gabe, die man hat oder nicht hat, sondern eine, die man Schritt für Schritt entwickeln kann. Dafür ist nur eine gewisse Bewusstheit notwendig. Es geht im Folgenden zunehmend darum, wie man anders mit der Angst umgeht und die Ohnmachtsspirale durchbricht. Entscheidend ist, ermutigende Erfahrungen zu machen und die Angst durch liebevolle Gefühle zu sich selbst zu ersetzen. Das wird der Angst zunehmend den Boden entziehen. Ich möchte aber betonen, dass das nicht mit einer bestimmten „Technik" gelingt, sondern dadurch, dass Sie herausbekommen, was die Angst von Ihnen ganz persönlich möchte. Sie meint es eigentlich gut mit Ihnen!

Waltraud Gauglitz beschreibt in ihrem Buch *Angst ist die andere Seite von Liebe* dieses Phänomen äußerst treffend, und zwar aus der akribischen Beobachtung ihrer eigenen Angst- und Panikattacken. Sie litt jahrelang darunter, vor allem aber hatte sie, wie die meisten, viel Angst vor der Angst und ein schlimmes Ohnmachtsgefühl.

Nach mehreren vergeblichen Verhaltenstherapien beschloss sie, sich selbst und ihrer Angst auf die Schliche zu kommen. Dabei beobachtete sie, dass sie sich bei Überflutungen von Angst einerseits völlig ohnmächtig, schwach und ausgeliefert fühlte, während sie andererseits in ihrem Körper gleichzeitig einen extremen „Energieschub" wahrnahm – einerseits also ein Gefühl von Schwäche und Ohnmacht, andererseits eine eigenartige Körperpower – was irgendwie nicht zusammenpasste. Sie fand dann heraus, dass dieser Zustand immer dann auftrat, wenn sie sich etwas nicht zutraute. Das ging so schnell, dass sie es zunächst gar nicht bewusst mitbekam. (Sie erinnern sich: Trigger für Angst landen direkt im limbischen System und unser Bewusstsein merkt es kaum.) Sie entdeckte – und das ist bei den meisten Ängsten der Fall –, dass ihrer Angst immer ein Gedanke im Kopf vorausging. Die Angst kommt eben nicht einfach plötzlich „angeschwappt", sondern sie ist die Reaktion auf etwas, was vorher gerade bewusst oder unbewusst gedacht wurde.

Waltraud Gauglitz schreibt: „Aus dem Gefühl ‚ich kann das nicht!' wollte ich flüchten. Aus diesem Gefühl des Flüchtens … entstand dieser Bewegungsdrang. … Da kam Energie in mir in Bewegung, die mich bereit machte zum Abhauen. So, als würde der Säbelzahntiger in meiner Küche stehen und ich müsste vor ihm wegrennen. Diese ‚Kraft zum Wegrennen' war also da, wurde aber leider nicht in die Tat umgesetzt, denn wovor soll man auch wegrennen, wenn es sich nur um Gedanken (an verschimmelten Käse …) handelt, die sich im Kopf abspielen. Der Körper tat aber brav seine Pflicht, indem er diese Energie bereitstellte, und zwar immer wieder, kaum dass Gedanken aufkamen wie: ‚Ich kann nicht', ‚Ich will nicht', ‚Ich will es anders!' oder ‚Ich will unbedingt …!'" (Seite 56 ff.)

Wir können uns diese Stressreaktionen zwar neurobiologisch als Antwort auf eine angebliche Gefahr erklären, aber es ist doch erstaunlich, dass Angst nicht unbedingt heißt, dass wir dieser Gefahr schwach und ohnmächtig ausgeliefert sind. Vielmehr ist es die Folge einer Interpretation im Kopf. W. Gauglitz machte sich also zunehmend klar, dass ihr Angstgefühl eigentlich ein Zeichen von Stärke, von Beschützerfunktion und Power war, die es zu verstehen und anzuerkennen galt. Dieser Gedankentrick veränderte völlig ihre Sichtweise auf die Angst, unter der sie immerhin schon einige Jahre gelitten hatte und der sie bisher mit verschiedenen Therapien nicht beigekommen war. Fortan versuchte sie, sobald die Angst kam, diese anders zu interpretieren und sich zu vergegenwärtigen, dass sich da auch gleichzeitig diese Stärke und Beschützerfunktion der Angst zeigte. Sie trainierte, sich dies immer wieder vor Augen zu halten, mit dem Zusatzgedanken: „Die Angst will mich nicht ohnmächtig machen, sondern sie will mich stark sehen.“

Wir nutzen also hier die Selbstreflexion (Schaltstelle Nr. 4), die uns dazu auffordert, die entstehende Erregung im Körper nicht zum Flüchten, sondern zum Stehenbleiben zu nutzen und sich die eigene Stärke bewusst zu machen. Aus „Ich kann das nicht!“ wird dann unter Umständen „Warum sollte ich das eigentlich nicht können?“. Aus „Ich will das nicht!“ könnte werden: „Okay, auch wenn ich das jetzt nicht will, sterbe ich nicht davon, wenn es so ist, wie es ist!“, ganz ähnlich wie bei: „Ich will es anders!“ oder „Ich will unbedingt …!“

Wenn wir noch einmal auf die neurobiologischen Vorgänge im Gehirn zurückkommen, so wird klar: Es ist die eingefahrene „Autobahn“ der Angstauslösung auf ein gewohntes Signal oder einen bestimmten Trigger hin, die uns zu schaffen macht. Dabei ist es egal, ob das Signal von außen kommt („Schon wenn ich die Tür aufmache, wird mir schlecht vor Angst …“) oder von innen, also von unseren eigenen Gedanken („Oh Gott, gleich geht es wieder schief …“). Von mir selbst (in meinen jungen Jahren) kenne ich auch sehr gut die durch Angst geprägte Weltsicht, die bei kleinen Abweichungen vom Gewohnten gleich Angst hervorrief beziehungsweise die mich dazu veranlasste, vieles zu vermeiden, da es mich zu sehr verunsichert hätte. Eine solche Weltsicht hat natürlich ihre Ursachen. Das können eine extrem strenge Erziehung, aber auch zu große Schonung und Verwöhnung in der Entwicklung sein.

Menschen sind dann nicht gerade gut auf die Übernahme von Verantwortung und die Herausforderungen des Lebens vorbereitet. Auch Menschen, die viel zu früh hochgelobt werden, bekommen eine verstellte Einschätzung ihrer selbst; ähnlich ist es mit viel zu früher Überforderung. Alles, was nach Anstrengung „riecht", löst dann Angst oder Widerstand aus. Es fällt dann schwer, bestimmte Frustrationserlebnisse auszuhalten. Sie bereiten reflexartig so großen seelischen Schmerz, dass Angst und die Vermeidung als einzige Option erscheinen.

W. Gauglitz beschreibt sehr schön, dass es für sie ein Weg des inneren Wachsens und Nachreifens war, ihre kindliche Ohnmacht allmählich abzulegen. Man kann nun aber nicht einfach mechanistisch trainieren, die Ohnmacht durch Stärke zu ersetzen, sondern dieses Gefühl der Ohnmacht muss immer zuerst sehr liebevoll gewürdigt werden: als wichtige Notlösung. Viel Verständnis für sich selbst ist dafür nötig. Auf diese Weise – und das wird in diesem Buch noch ganz oft Thema sein – entsteht aus Angst Liebe und aus Ohnmacht und Hilflosigkeit eine zunehmend erwachsene Souveränität. Liebe ist sozusagen das Gegengift gegen die Angst. Damit wäre die Schaltstelle Nr. 4 in vollendeter Weise angewendet: Der Verstand hilft dem Gefühl und das Gefühl hilft dem Verstand.

Nun könnten Sie sagen: „Gut und schön, aber wenn bei mir das Angstprogramm läuft, kann ich nicht mehr denken." Das stimmt, denn um etwas anders zu interpretieren, bedarf es eines beobachtenden Geistes. Während man Aufregung zum Beispiel vor einem Wettkampf als positive Erregung, nämlich als Lampenfieber, interpretiert, wird ein Mensch mit einer Angststörung bei den kleinsten Zeichen von Herzklopfen, Aufregung oder Anspannung das Symptom der Angst abrufen. Beobachten kann man aber nicht, wenn die Angst einen völlig im Griff hat, man davon weggeschwemmt wird oder wenn man sich fühlt wie ein kleines Kind, das gerade seine Mutter aus den Augen verloren hat und denkt: „Sie ist für immer weg!"

> Um mit Angst anders umzugehen, muss es in uns schon so etwas wie eine neutrale, nicht involvierte Instanz geben, die in der Lage ist, genau zu analysieren. Es braucht also so etwas wie einen Ruhepunkt, ein Gefühl von Mitte und eine gewisse Gelassenheit, um beobachten zu können.

Doch wie kommt man dahin? Auch wenn es eine Weile dauert und man etwas Übung braucht, bis das gelingt, kann man sich schon mal mantraartig bestätigen: „Da ist sie wieder, die Angst, aber da ist auch diese Kraft zum Wegrennen, dieses starke Körpergefühl!“ Nichts weiter ist ja diese Ruhelosigkeit und Anspannung im Körper. In Gesprächen habe ich oft erlebt, dass allein die Angewohnheit, die Angst völlig neu zu verstehen, Menschen in eine klare Handlungsfähigkeit umgeleitet hat. Es ist ein Unterschied in der Wahrnehmung, der auch in der Phase „heller“ Angst einen Unterschied macht. Es gelingt dann, wenn wir anfangen, ein tiefes Mitgefühl mit dieser Angst und all den dadurch ausgelösten Körpersymptomen zu entwickeln. Mitgefühl ist ein Gefühl, das uns im Brustkorb und im Herzen öffnet. Es unterbricht den Angstreflex, zumindest aber mildert es ihn ab. Erst dann ist das Bewusstsein in der Lage, mit dem limbischen System zu „verhandeln“. Eine solche Entwicklung geschieht nicht von heute auf morgen.

> Viel Ausdauer und echtes Mitgefühl für sich selbst sind die Voraussetzung dafür, dass Sie mit Ihrer inneren Unsicherheit und den Triggern für Angst und Panik immer besser umgehen können. Sie lernen, bewusst zu denken, statt immer nur reflexartig zu reagieren.

Und nun sind *Sie* dran:

Wenn Sie also das nächste Mal Angst bekommen, am besten aber auch schon vorher, vergegenwärtigen Sie sich ganz schnell, dass die Angst es gut mit Ihnen meint und *Sie* eigentlich groß und stark sehen möchte. Sie hat gerade alle Alarmglocken geläutet, damit Sie aufwachen – aus Ihrer Hilflosigkeitstrance. Sie sieht Gefahr und möchte am liebsten ganz laut rufen: „Jetzt nicht einknicken! Standhaft bleiben! Ich brauche dich als ganze Person!" Entlarven Sie die Statements im Gehirn als Schmerzensschreie, die ausdrücken wollen: „Ich kann nicht", „Ich will nicht", „Ich will es anders!" oder „Ich will unbedingt!" Immer also, wenn Sie gerade meinen, dass Sie etwas nicht könnten, und wenn sich die Ohnmacht breit machen möchte, sagen Sie: Stopp!

Immer, wenn etwas gerade anders ist, als Sie sich das erträumt haben, wenn es ungewohnt, unbequem, überraschend ist, bleiben Sie geerdet und nüchtern, indem Sie sich klarmachen: Meine Angst möchte mich stark sehen, sie will mich nur warnen, weil sie das so gelernt hat. Laufen Sie nicht weg, sondern schauen Sie genau hin. Das ist eine echte Mutprobe, die sich lohnt. Sobald Sie sich nämlich der angeblich so großen Angst stellen, ihr ins Gesicht schauen, verkrümelt sie sich zusehends. Halten Sie sich zur Not einen Spiegel vor und schauen Sie sich selbst ins Gesicht. Das kann helfen, die Realität wahrzunehmen.

Und dann fragen Sie sich ganz schnell: Was kann ich mit der Anwandlung von Erregung im Körper jetzt Positives machen? Man kann mit den Füßen fest auf dem Boden aufstampfen, man kann sich mit den Händen kraftvoll gegen etwas stemmen, man kann sich aufrichten, wütend werden, etwas aufräumen, putzen, stramm eine gewisse Strecke gehen ... Man kann sich aber auch voll Mitgefühl in den Arm nehmen und sich trösten: „Ja, da hast du ganz große Angst, du denkst, du kannst das nicht aushalten!" Etwas geht immer, die Hauptsache ist, Sie tun etwas und bleiben nicht in der Schreckstarre des Kaninchens vor der Schlange hängen. Sie haben die Wahl, die Angst neu zu interpretieren. Und diesen Wunsch könnten wir ihr eigentlich erfüllen, oder?

Wie man den Neutralzustand einnimmt

Aus der Mitte kann man überall hinschauen.

Akute Angst und Panik zu stoppen ist nicht einfach. Man kann es aber trainieren. Vergegenwärtigen Sie sich dazu in ruhigen Momenten, wie es ist, wenn gerade *keine* Aufregung und Angst da ist, und zwar ganz konkret, indem Sie Ihre körperliche Befindlichkeit wahrnehmen. Wenn ich Klienten frage, wie sie sich gerade jetzt, in dem Moment fühlen, in dem wir miteinander sprechen und sie gerade keinerlei Angst verspüren, können sie erst einmal nichts sagen. Wenn ich genauer nachfrage: „Wie ‚machen' Sie das, dass Sie hier und jetzt keine Angst haben, ja, sich sogar *gut* fühlen?", kommt erst einmal eine verständnislose Geste, da sie es nicht gewöhnt sind, ihren Körperzustand zu registrieren.

Erst allmählich wird den Betreffenden bewusst, woran sie diesen angstfreien Zustand erkennen können. Dann kommen Rückmeldungen wie: Ich fühle mich gerade lockerer. Meine Hände sind nicht so verkrampft, genauso wenig wie mein Bauch. Wenn ich noch genauer nach Gesicht, Schultern, Beinen frage, dann wird ihnen klar, wie anders sich dieser Zustand anfühlt. Sie nehmen wahr, dass ihre Atmung freier fließt, der Kopf frei ist und sie ganz bequem auf ihrem Stuhl sitzen, eben ganz anders, als wenn sie in Angst sind. Sie können sich, wie bei der Schaltstelle Nr. 4 beschrieben, sehr genau vergegenwärtigen: „Gerade bin ich neutral" oder: „Gerade kann ich mich selbst gut beobachten. Gerade bin ich in meiner Mitte." Ich bitte die Betreffenden dann immer, sich diesen Zustand sehr gut abzuspeichern, im Sinne von: So macht mein Körper das, wenn er sich angstfrei fühlt. Wenn wir uns das gut merken können, dann sind wir auch grundsätzlich in der Lage, diesen Zustand selbst herbeizuführen. Sprechen Sie gerne laut mit sich, nutzen Sie das Sprachzentrum als Verbindungsbrücke zu Ihren Sinneskanälen!

Ich erinnere mich noch sehr genau daran, wie ich mich selbst als junge Frau in ganz kleinen Schritten mit einem entspannteren Körperempfinden vertraut gemacht habe. Ich trainierte regelrecht, wie es ist, in der Mitte zu sein, also weder zu erregt noch zu sehr entspannt, weder zu gefühlsbetont noch zu gleichgültig, neutral eben. Sie können sich diesen Seinszustand mit folgendem Vorgehen vergegenwärtigen: Nehmen Sie drei Zettel, und schreiben Sie auf den einen „aufgeregt", auf den anderen „gleichgültig" und auf den dritten „weder … noch" oder „neutral". Und dann stellen Sie sich nacheinander auf oder hinter die Zettel, gehen Sie jeweils in die Empfindung von aufgeregt, gleichgültig oder neutral.

Sie können das Ganze auch nur in Gedanken machen, indem Sie die Worte in ihrem Gefühlsgehalt ganz genau nachfühlen. Sie werden den Unterschied sofort spüren: Bei „aufgeregt" ist ihr Körper gespannt, etwas unruhig, nicht fest verwurzelt, sondern etwas schwankend. Bei „gleichgültig" ist Ihr Körper eher schlaff, kartoffelsackähnlich, was aber auch nicht unbedingt angenehm ist und sich auch nicht sehr stabil anfühlt. Bei „neutral" hingegen herrscht eine eigenartig angenehme Spannung vor, ein angenehmes „Nicht-Wissen" und gleichzeitig ein ruhiges Gefühl von „Schau'n wir mal, dann seh'n wir schon". Der Atem geht eher ruhig, ganz anders als bei „erregt" und „gleichgültig". Es fühlt sich an, als würde man innerlich etwas zurücktreten. Probieren Sie es aus! Jetzt gleich!

Sie entfernen sich etwas von der Gefahrenquelle, kehren ihr aber auch nicht gleichgültig den Rücken. Sie betrachten vielmehr die Gefahrenquelle beziehungsweise den Trigger für Gefahr aus einem gewissen Abstand. Alle Formen der Meditation haben diesen inneren Abstand zum Ziel. Doch meist haben Menschen mit Angst- und Panikstörungen gerade davor Angst: sich und das Problem mit einem gewissen Abstand zu betrachten. Wenn sie gerade keine Angst haben, wollen sie auf keinen Fall daran erinnert werden, aus Angst, die Angst dadurch geradezu heraufzubeschwören. Doch das Gegenteil ist der Fall. Erinnern Sie sich an die Zen-Geschichte mit den beängstigenden Dämonen? Wenn wir die Dämonen von dem neutralen Punkt aus beobachten, verschwinden sie.

Diese Technik hilft besonders effektiv, sich nicht zu sehr mit dem Problem zu verwickeln. Deshalb empfehle ich, ab und zu diese Erfahrung zu machen, die jedem gelingt – auch ohne vorherige Meditationserfahrung. In meinen Kursen für autogenes Training üben wir unter anderem ganz praktisch, uns in diesen Neutralzustand zu begeben. Und es kommt überhaupt nicht darauf an, ihn zu erreichen, sondern nur darauf, in sich hineinzuspüren und zu beobachten. Sobald wir aber beobachten, sind wir schon mittendrin im Neutralzustand.

Es gibt viele Wege, wie man dorthinkommen kann. Auch Yoga-Übungen, die uns sehr stark auf die Körperwahrnehmung konzentrieren, helfen uns, dieses wache, neutrale Gefühl zu empfinden. Insbesondere die *Yoga-Wechselatmung* aus der Schaltstelle Nr. 2 ist sehr gut geeignet, die Beobachterposition zu verinnerlichen. Die *Atemkontrolle*, bei der man darauf achtet, sehr ruhig ein-, vor allem aber in die innere Atemachse auszuatmen, ist eine weitere einfache Technik, die hilft, gelassen zu bleiben. Ich empfehle jedoch, das Atmen nicht als reine Technik zu sehen, sondern es mit einem sanften Gefühl für sich selbst zu verbinden. Atmen Sie liebevoll und sanft ein – und aus …, als würden Sie an einer Rose schnuppern. Dieser „Rosenduftatem" kann sich wie eine sanfte Umarmung anfühlen, die Gefühle von Einsamkeit und Schmerz auflöst. Eine wesentliche Aufgabe in Gesprächen mit Klientinnen sehe ich darin, sie dieses intensive Gefühl für sich selbst spüren zu lassen.

Die Angst taucht ja besonders dann vermehrt auf, wenn der echte Kontakt zwischen Verstand und Gefühl, zwischen unserem erwachsenen Ich und unserem kindlichen Ich, zwischen Bewusstsein und limbischem System, *abgebrochen* ist. Für Menschen ohne Angstprobleme ist dieser Kontakt eine Selbstverständlichkeit, sie brauchen sich nicht darum zu kümmern, doch von Angst geplagte Menschen müssen diesen Zustand durch Übung pflegen. Nun könnten Sie neidisch auf diese Spezies Mensch blicken, die diese Mühe nicht nötig hat, doch seien Sie getröstet: Etwas, was man sich hat erarbeiten müssen, „sitzt" sehr viel bewusster und man kann es auch sehr viel gezielter abrufen. Sie können die Haltung des Neutralzustands überall trainieren, im Beruf, unterwegs im Auto, bei allen Tätigkeiten, die Sie gerade ausüben. Vielleicht fordert Sie das Symptom der Angst genau dazu heraus, Ihre Persönlichkeit mehr zum Strahlen zu bringen? Das wäre doch Lohn genug für die Mühen des Übens, oder?

Und jetzt sind *Sie* dran:

Stellen Sie sich vor Ihrem geistigen Auge einmal Situationen vor, in denen Sie sich als recht „neutral" erleben, Situationen, in denen Sie vielleicht sogar in einem „Flow" sind, ganz bei sich, versunken in eine bestimmte Tätigkeit, in Ihrem Beruf, bei einem Hobby, bei der Gartenarbeit oder beim Kochen ... Was ist das für ein Körperzustand? Wie fühlt sich das an? Regelmäßig kommen auf diese Frage Bemerkungen wie diese: „Ja, da ist nichts Besonderes los, da mach ich einfach und denke nicht. Da ist es ganz ruhig in mir." Schreiben Sie sich die Situationen auf oder gehen Sie bewusst in dieses Körpergefühl, jetzt gleich! Sie werden sehen, wenn Sie sich als Ganzheit von Körper, Gefühl und Denken immer besser kennenlernen, dann werden Sie sich auch immer besser steuern können. Angst wird zunehmend einem guten Gefühl für Sie selbst weichen. Machen Sie sich klar: Mein Körper kann auch etwas anderes als Angst produzieren. Er kann mir auch gute Empfindungen vermitteln. Probieren Sie es immer wieder aus und vor allem: Melden Sie sich kleine Erfolge ausdrücklich zurück, das steigert Ihr Selbstvertrauen!

Wie Selbstvertrauen die Angst vertreibt

Es geht immer um etwas ganz Einfaches!

Vor einiger Zeit bekam ich eine Mail mit folgender Schilderung:

„Oft sitze ich stundenlang an einer E-Mail, weil ich mir unsicher bin, ob meine Aussagen durch meine Ausdrucksweise beim Empfänger auch so ankommen, wie ich es wünsche. Ständig ist da die Angst, ein falsches Wort oder irgendetwas Missverständliches zu schreiben (oder zu sagen), was den anderen verletzen oder verärgern oder was mir selbst schaden könnte."

Abgesehen davon, dass viele Freundschaften oder berufliche Beziehungen tatsächlich an missverstandenen SMS- oder Mail-Mitteilungen scheitern, steckt hinter solchen Gedanken meist ein tiefgehender Mangel an Selbstvertrauen, der sich in Form einer extremen inneren Anspannung im Körper bemerkbar macht. Viele Formen von Körperschmerzen, Arthrose in Knien oder Fingern rühren von dieser permanenten inneren „Angstspannung" her, die unter anderem an Muskeln und Sehnen zieht. Warum ist das so?

Jede Anspannung im Körper hat die Funktion, die Kontrolle aufrechtzuerhalten und eine vorgestellte Gefahr abzuwehren. Das machen wir immer noch genauso wie die Tiere, die sich auf den Kampf mit einem feindlichen Gegenüber einstellen: Jede Sehne des Körpers ist vorgespannt, um blitzschnell reagieren zu können. Das ist besonders unnütz, wenn es gar keinen Feind gibt, sondern nur latente Befürchtungen im Kopf. In diesem Fall kann sich die geballte Energie nicht entladen und die Spannung kann sich nicht dadurch auflösen, dass man wahrnimmt: „Jetzt ist die Gefahr vorbei", oder: „Der Kampf ist gewonnen!"

Wer also ständig an sich selbst und den eigenen Handlungen zweifelt, lebt in dieser dauernden Angstspannung. Da hilft nur eins: das Ich zu stärken und Selbstvertrauen neu zu gewinnen. Das kann man auf ganz praktische Weise erreichen, indem man Zugang zu sich und seinem Körpergefühl bekommt. Selbstbewusstsein zu entwickeln ist nichts Großes. Es ist gebunden an unsere konkrete Aufmerksamkeit für unseren Körper: Füße, Beine, Becken, Po .... Es geht darum, sich zu spüren. Ganz konkret.

Das kann man üben, indem man sich zum Beispiel bei der Morgenpflege volle Aufmerksamkeit widmet. Schauen Sie mit den Augen genau dorthin, wo Sie sich gerade waschen, abtrocknen, bürsten, eincremen. Spüren Sie sich ganz bewusst. Beklopfen Sie Arme, Brustkorb, Bauch, Rücken, Beine und sagen Sie sich: Das (alles) bin ich! Machen Sie sich klar: Wenn Sie sich deutlich wahrnehmen, dann sind Sie auch von außen deutlich wahrzunehmen.

Behalten Sie vor allem ein Gefühl für Ihre Füße, denn sobald Sie das Gefühl für Ihre Füße verloren haben, haben Sie sich selbst verloren! Unser Ich braucht ganz konkret einen Standpunkt, wie Michael Stuhlmiller, der Leiter der „Clownschule", es so treffend formuliert. Den dürfen wir nicht verlieren, denn sonst haben alle unsere Lebensäußerungen keine Kraft. Und die brauchen wir, um uns unseren Ängsten zu stellen.

Selbstvertrauen besteht aus einem ganz unangestrengten Gefühl zu uns selbst. Sie können damit in Momenten der Gelassenheit und Ruhe experimentieren. Probieren Sie einmal die folgende Übung aus:

Stellen Sie sich vor einen Spiegel – aufrecht, locker, die Füße gut geerdet. Die Schultern hängen herunter, der Kiefer ist locker. Schauen Sie sich ins Gesicht und denken Sie ein eindeutiges „Ja“, „Ja, so meine ich das“ oder „Ja, das bin ich“, und dann sagen Sie zu sich selbst mit Bestimmtheit „Ja!“. Sie können sich auch gerne eine Situation vorstellen – zum Beispiel eine Situation bei der Arbeit oder mit Ihrer Familie –, bei der Sie sich voll und ganz wohl fühlen. Spüren Sie nach, wie es sich anfühlt, wenn alles in Ihnen ja sagt. Das ist das Gefühl von Zustimmung oder Stimmigkeit, eigentlich etwas Selbstverständliches, doch so selbstverständlich ist das nicht.

Sie können sich als Nächstes eine Person vorstellen, gegenüber der Sie dieses klare Ja formulieren: „Ja, ich komme mit“, oder: „Ja, das gefällt mir.“ Wir alle haben Momente, in denen wir ganz eindeutig und sicher sind. Und dann melden Sie sich dieses klare Gefühl zurück, indem Sie sich sagen: „Ja, das fühlt sich jetzt gerade richtig an!“ Versprachlichen Sie also deutlich, dass Sie das jetzt so klar empfinden (Schaltstelle Nr. 4). Achten Sie dabei darauf, dass Sie, während Sie das sagen, Ihre Füße spüren und Ihre Körperwahrnehmung nicht verlieren.

Das ist nicht selbstverständlich. Manchmal muss man diese Art zu empfinden intensiv üben, da beim Sprechen das Körpergefühl ganz schnell verloren geht. (So ging es jedenfalls mir vor etwa 40 Jahren, als ich genau dieses Gefühl für mich selbst erstmals trainierte.)

Diese Eindeutigkeit ist sehr wichtig, denn unser Gehirn bekommt viel zu oft unklare oder negative Rückmeldungen, die nicht mit einem klaren Körperempfinden verbunden sind. Kritik – auch an uns selbst – geht uns sehr leicht über die Zunge. Doch *positive* Rückmeldungen mit einem deutlich positiven Körpergefühl sind das Gegengift gegen gelernte Hilflosigkeit, gewohntes Sich-klein-Machen und die daraus resultierende Unsicherheit. Indem Sie also ganz gezielt positive Erfahrungen sammeln mit Momenten, in denen Sie körperlich und seelisch dieses eindeutige „Ja!“ formulieren können, gewinnen Sie immer mehr Selbstsicherheit. Im Kapitel über die soziale Phobie gehe ich noch genauer darauf ein.

Mangelndes Selbstvertrauen bringt allerdings auch einen „Gewinn“. Die Strategie, sich nichts zuzutrauen, schützt einen zuweilen vor der Aggression anderer. Falsche Angepasstheit, vorauseilender Gehorsam sowie die Angewohnheit, hilflos oder unsicher zu erscheinen, können bei anderen Menschen eine gewisse „Beißhemmung", einen Schutzreflex auszulösen. Man überlässt anderen das Feld und riskiert keinen Machtkampf. Der Vorteil: Man kann keinen Kampf verlieren. Der Nachteil ist allerdings, dass man auch keinen Kampf gewinnen kann, und: Anderen Menschen kann es regelrecht auf die Nerven gehen, wenn Sie Ihre Wünsche nicht klar äußern. Sie halten die Strategie irgendwann nicht mehr für glaubwürdig.

Mangelndes Selbstvertrauen entsteht häufig, wenn Eltern selbst sehr ängstlich und unsicher sind und dieses Empfinden auf ihre Kinder übertragen. Aber auch bei Eltern, die einen strengen Erziehungsstil haben, lernen Kinder schon sehr früh, klein, niedlich und hilflos zu bleiben. Das schont und „stärkt" die Eltern in gewisser Weise.

Schweigen Sie also lieber öfter mal, statt aus Unsicherheit ganz viel zu reden, sich zu rechtfertigen, zu erklären …Sprechen Sie erst dann, wenn Ihr Körper Ihnen ein eindeutiges Gefühl meldet. Werden Sie sich erst darüber klar, was Sie sagen wollen und warum. Eine Frau, die sich bei ihrem Partner stets für alles rechtfertigte, weil sie Angst hatte, abgelehnt zu werden, gewöhnte sich an, mehr zu schweigen und bei sich zu sein. Sie genoss ihr wohliges Körpergefühl und empfand sich auf einmal viel selbstsicherer und unabhängig von der Reaktion ihres Partners. Ihre Ängste wurden deutlich weniger.

Genießen Sie einfach mal, nur zu *sein*. Bleiben Sie fokussiert auf Ihre eigene Kraft. Üben Sie an einfachen alltäglichen Situationen die Eindeutigkeit Ihrer Gefühle, des Denkens und der Körpersprache. Alles muss zusammenstimmen, sonst „stimmt" es einfach nicht; dann irritieren Sie Ihr Gegenüber und wundern sich über dessen Reaktion.

Ich brauche wohl nicht zu betonen, dass eine besonders wertschätzende, liebevolle Selbstfürsorge für Ihren Körper und ein gepflegtes Äußeres zusätzlich für Selbstsicherheit und Selbstvertrauen sorgen.

Und noch etwas: Interpretieren Sie Ihre Unsicherheit einmal anders, indem Sie sich deutlich machen, worin genau Sie unsicher sind. Geben Sie der vermeintlichen Unsicherheit keine besondere Gefühls-

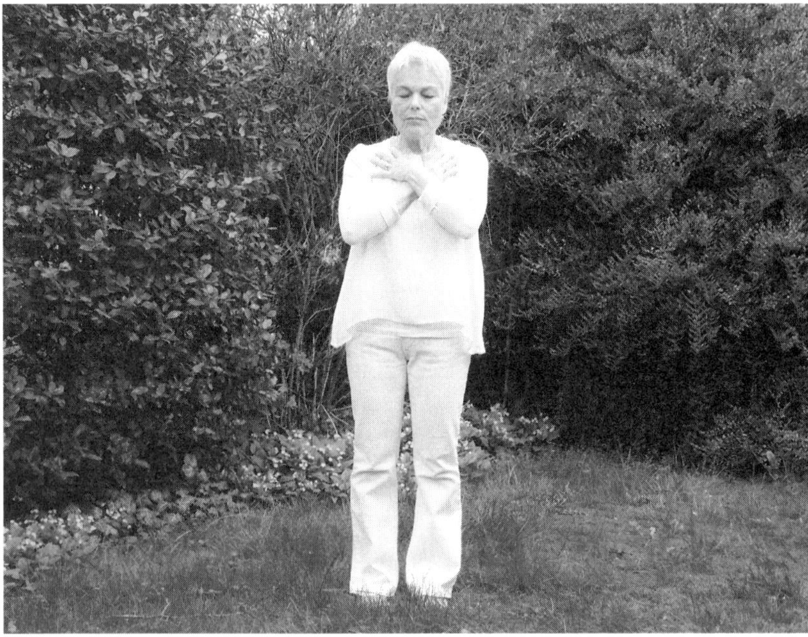

Sich selbst und die Unsicherheit liebevoll umarmen

ladung mehr. Nehmen Sie, ähnlich wie Thich Nhat Hanh, der bekannte buddhistische Mönch, es in seinen Büchern so treffend beschreibt, die Unsicherheit liebevoll in den Arm. Sie braucht nur Ihr Mitgefühl. In Gesprächen mit meinen Klienten bringt dies meist die Angst zum Schmelzen.

Fehlendes Selbstvertrauen ist nicht dramatisch, aber das, was wir daraus machen, macht es erst schlimm. Mit dem Satz: „Auch wenn ich gerade wieder ganz unsicher bin und mich nicht recht traue, bin ich gut so, wie ich bin" könnten Sie die negative Aussage durch eine positive neutralisieren.

Um noch einmal auf das Schreiben von E-Mails zurückzukommen: Wenn Sie sich nicht sicher sind, achten Sie darauf, nur neutrale Nachrichten per E-Mail zu senden. Übermitteln Sie sehr private, vor allem aber brisante Inhalte lieber mündlich und nachdem Sie einmal darüber geschlafen haben. Gewöhnen Sie sich ab, Belanglosigkeiten zu kommunizieren. Eine andere Strategie, Selbstvertrauen zu gewinnen, ist die, Menschen, die großes Selbstvertrauen ausstrahlen, einfach ein wenig zu imitieren. Das ist die Methode „So tun, als ob“. Auf diese Weise *experimentieren* Sie mit Ihren Gefühlen. Indem Sie lernen, sie besser zu verkörpern, lernen Sie sich auch besser kennen. Sie werden sehen, Schritt für Schritt werden Sie authentischer und die Angst, etwas falsch zu machen, schwindet. Vielleicht stellen Sie zunehmend fest, dass Sie vieles sogar sehr gut können!

Schließlich vermittelt Ihnen die Erfahrung, dass Sie sich Ihr Selbstvertrauen ganz aus eigener Kraft erarbeitet haben, noch viel zusätzliches Selbstvertrauen und macht Sie in gewisser Weise stolz.

Und nun sind *Sie* dran:

Welche der vorgeschlagenen Strategien gefällt Ihnen oder leuchtet Ihnen besonders ein? Lassen Sie vor Ihrem geistigen Auge Situationen auftauchen, in denen Sie sich besonders gut fühlen. Merken Sie sich genau, warum das so ist und woran Sie das erkennen. Auch wenn das sich so anfühlen kann wie Buchstabieren, fragen Sie sich immer wieder: Spüre ich meine Füße noch? Habe ich meinen Brustkorb, meine Arme und meine Hände im Fokus? Das ist kein Egotrip, im Gegenteil! Je mehr Sie sich wahrnehmen, desto weniger sind Sie von der Anerkennung anderer abhängig. Genießen Sie das Gefühl der Selbstwahrnehmung! Es schafft Selbstvertrauen.

Humor hilft

Der Humor ist eine sehr ernste Sache!

Ein unschlagbares Heilmittel für Mangel an Selbstvertrauen und Ängstlichkeit ist der Humor. Angst zu haben ist nicht lustig, werden Sie sagen – und genau deshalb ist es wichtig, sich mit dem Thema Humor zu beschäftigen, denn Humor hat in verfahrenen Situationen manchmal fast magische Wirkung.

Dieses Kapitel kam mir in den Sinn nach einem „Feuerwehranruf“, um den ein Patient mich einen Tag vor seiner Entlassung aus der psychoso-

matischen Klinik bat. Er hatte große Angst und Panik vor den neuen Anforderungen zu Hause und Schuldgefühle gegenüber seinem kleinen Sohn, weil er so lange weg gewesen war. Er war völlig aufgelöst und beunruhigt. Erst in der Klinik war ihm das ganze Ausmaß seiner traumatisch bedingten Angstproblematik zu Bewusstsein gekommen. Ein Kartenhaus von Schönfärberei war zusammengebrochen und er kam sich vor wie ein „rohes Ei", unsicher und empfindlich. Seine nach wie vor existente Problematik von Angst und Panik kulminierte in der einen angstvollen Frage: „Wie schaffe ich das alles zu Hause?"

Wenn ich bei einem Klienten mit massiv beängstigenden Gefühlen konfrontiert werde, packt mich zuweilen eine Art Galgenhumor. Ich habe dann den Impuls, mich völlig zu entspannen und aus dem hintersten Winkel meines Gehirns etwas hervorzuholen, was sich zumindest ansatzweise nach Humor anhört. Und dazu ist mir jedes Mittel recht. Übertreiben, schimpfen wie ein Rohrspatz, mich selbst auf die Schippe nehmen, in drastischen Bildern sprechen, die alle nur ein Ziel haben, den anderen wenigstens einmal zum Lachen, zumindest aber zum Schmunzeln zu bringen. Lachen heißt für mich immer: „Ich komme mir auf die Schliche, ich habe (mich) verstanden, ich bin eigentlich schlauer, als ich dachte, ich muss mich doch nicht aufhängen, eigentlich krieg ich das hin …"

Das Gespräch lief etwa so ab, dass ich sagte: „Da haben Sie nun acht Wochen in einer geschützten Höhle mit einem ‚Rundum-sorglos-Paket' gelebt und nichts anderes gemacht, als in Ihren Problemen herumzubuddeln. Und nun wundern Sie sich, dass Sie sich vor der großen weiten Welt fürchten." – „Ja, genau!", meinte mein Gegenüber. „Ja, das täte ich aus Ihrer Perspektive auch", sagte ich, „das ist völlig angemessen! Ihre Seele merkt: Jetzt kommt etwas Neues. Es ist wie eine Geburt, durch die man durch muss. Und man weiß überhaupt nicht, was da draußen auf einen zukommt. Eine echte Mutprobe. Da müssen wir mal ein paar Sicherheitsventile einbauen, damit das ganze Höhlenwasser nicht überschwappt."

An seiner erleichterten Zustimmung konnte ich erkennen, dass ich richtig lag. Der Klient war in der Klinik mit Wahrheiten konfrontiert worden, die er zuvor erfolgreich verdrängen konnte. Es lag noch eine Menge Arbeit vor ihm. Mein Impuls war, die Aufmerksamkeit des Patienten auf seine nach wie vor vorhandenen Ressourcen umzulenken, die er gerade völlig aus dem Blick verloren hatte. Da ich die Biografie des Mannes kannte, konnte ich ihn liebevoll aufziehen mit den Worten: „Ich wüsste da was. Wie wär's, wenn Sie jetzt mal den Experten für Völkerverständigung aus der Tasche zaubern würden. (Er hatte in seiner Arbeit mit politischer Bildung zu tun.) Wir brauchen jetzt dringend was anderes als ‚Dramaqueen' (seine hilflose Mutter) und ‚Nullstelle' (seinen abwesenden Vater). Wir brauchen jetzt echt was anderes."

Er hatte sofort verstanden, dass das keine Belehrung meinerseits war, sondern das Angebot einer Selbstrettungsboje. Er stieg sofort auf das Angebot ein und bemerkte etwas distanzierter: „Ja, genau, ich sehe gerade nur noch rot oder schwarz, das stimmt." Dabei tat er einen tiefen Atemzug, der mir signalisierte: „Ich komme zu mir selbst zurück, statt nur noch im Kopf zu kreisen."

In einer Klinik findet immer eine gewisse Regression im Dienste des Ich statt. Wir begegnen unseren wahren, gerade auch den kindlichen Beweggründen unserer Persönlichkeit und unsere ganze Bedürftigkeit wird sichtbar. Diese Erfahrung wirkt umso heftiger, je weniger die Betreffenden sich vorher mit sich selbst auseinandergesetzt haben. Die Folge ist, dass Unreife und Defizite der Persönlichkeit erst einmal viel größer erscheinen, als sie vielleicht sind. Das macht Angst – und in der Folge kommen Katastrophenphantasien. Mit Humor kann man diese kindlichen Empfindungen sehr gut sowohl ernst nehmen als auch auf die Schippe nehmen. Dadurch können Betroffene sich selbst im Zerrspiegel humoristischer Bemerkungen sehen und besser verstehen. Sie gewinnen wieder Distanz zu der eigenen Angst.

Das, was ein Therapeut in einem stimmigen Moment mit uns tut, ist oft ein gutes Modell dafür, wie man auch mit sich selbst umgehen kann. Im oben geschilderten Fall ging es darum, sich auf die eigenen Stärken zu besinnen, statt im Unglück hängen zu bleiben, und wieder in die Beobachterrolle (den Neutralzustand) zu kommen.

Es gibt keine „Leitlinien" für den Einsatz von Humor – Gott sei Dank, denn Humor arbeitet nicht mit den Kategorien „richtig" oder „falsch". Humor entsteht aus der Leichtigkeit des Seins. Wenn ein Mensch in heftiger Angst einen Menschen mit stimmigem Humor erlebt, kann das sehr entlastend sein. Ich selbst bin in einer äußerst humorlosen Umgebung aufgewachsen und habe immer gestaunt, wenn andere humorvolle Bemerkungen machten. Ich denke heute noch oft an die für mich damals völlig unlogische Bemerkung einer Nachbarin, die mir empfahl, mein Fahrrad abzuschließen, und damit schloss: „… nicht dass nachher zwei dastehen!“ Ich habe Humor so gelernt, dass ich originelle Bemerkungen, die mir gefielen, imitierte: Dinge zu übertreiben, in einem albernen, moralischen Tonfall zu sprechen, Grimassen zu schneiden, andere Rollen zu spielen. Was mich an Humor faszinierte, war, dass Freunde mir mit Humor Dinge an den Kopf werfen konnten, die mich gewöhnlich zutiefst gekränkt hätten. Sie brachten mich regelmäßig zum Lachen.

Wenn ich mich frage, warum das so ist, gibt es nur eine Antwort: Humor hat ganz viel mit Liebe zu tun. Humor ohne Liebe ist kein Humor, sondern vielleicht ein Witz, der aber etwas ganz anderes bezweckt. Humor besänftigt, gleicht aus, erwärmt das Herz, weckt Lebensenergie. Das ist so, wie wenn nach einem heftigen Gewitter sanfter Regen fällt. Durch Humor werden die Probleme weniger drängend, weniger heftig und bedrohlich. Die liebevolle Distanz eines humorvollen Gegenübers ist ansteckend. Der Betroffene hat die Chance, die humorvoll gemeinten Sätze weiterzuspinnen, und kommt in eine gelassenere Stimmung. Neue Handlungsspielräume eröffnen sich. Humor ist eine von vielen Perspektiven, die man einnehmen kann. Die humorvolle Bemerkung muss aber passen. Es gibt keine Regel, wann und wie man Humor einsetzt, und trotzdem kann man ihn erlernen.

Eine der wichtigsten Voraussetzungen ist, dass zunächst ein einfühlsamer Kontakt hergestellt wird. Es ist sehr schön, wenn ein Therapeut dazu in der Lage ist. Entscheidend ist das Gefühl: Ich werde verstanden. Wenn dieser Kontakt gelingt, kann Humor ins Spiel kommen. Sie können das auch sehr gut mit sich selbst so machen: sich erst Einfühlung geben und sich dann liebevoll auf die Schippe nehmen. Humor darf gerne unlogisch, schlicht und einfach daherkommen; wichtig ist, dass eine entspannte Situation entsteht und der Betroffene einen neuen Blickwinkel bekommt. Und das ist immer ein liebevoller Blickwinkel. Den können Sie auch selbst immer mehr einnehmen. Humor leistet uns da große Dienste.

> Wenn man sich fragt, warum Humor gegen Angst hilft, so kann man das vielleicht so erklären: Humor bewirkt positive Gefühle, wirkt oft überraschend, locker und souverän. Solch eine Reaktion ist für jemand, der Angst hat, ungewöhnlich. Angst löst zunächst immer Ohnmachtsgefühle aus, deshalb braucht es dringend das Gegenteil, nämlich unerwartete Lässigkeit, Leichtigkeit und freundliche Souveränität und Stärke – Zustände, die der Angst überhaupt nicht „liegen". Stärke erreicht man oft mit humorvoller Aggressivität.

Ich finde es in solchen Momenten manchmal hilfreich, wüst vor sich hin zu schimpfen. Wut ist schon mal kein schwaches, sondern ein kraftvolles Gefühl. Von der Wut ist es nicht mehr weit zur Lust (zum Beispiel an schrägen Schimpfwörtern) und dem Lachen (Zähne zeigen). Und da sind wir fast schon beim Humor (liebevolle und kraftvolle Gefühle wecken).

Ich erkläre diesen Mechanismus so ausführlich, damit Sie diese Schritte selbst nachvollziehen können. Probieren Sie mal aus, die Angst nach einem Moment des Mitgefühls in eine ordentliche Wut umzuleiten, zum Beispiel so: „Jetzt sitzt du hier hilflos rum und traust dich keinen Schritt vor die Tür. Na wunderbar! Wie klein mit Hut sind wir denn gerade? Noch nie im Leben einen Schritt allein gemacht? Nein, noch nie im Leben! Nein, auf gar keinen Fall!" Diese Sätze dürfen aber keinen moralischen Unterton haben, sondern sie sollten aus der reinen Lust am Schimpfen kommen.

Bei einem anderen Patienten ging es nach einer Weile der Besserung vermeintlich wieder abwärts. Der „kleine Hosenschisser" (mein etwas riskanter Vorschlag, der aber ein Volltreffer war) meldete sich, ein Persönlichkeitsanteil, den der Patient noch nie wirklich registriert hatte. Der Mann hatte eine schwierige Vorgeschichte und neben ernsthaften Angstproblemen die Angewohnheit, sich bei allen kleineren, größeren oder ungewohnten Herausforderungen misstrauisch zu fragen: „Ist das jetzt nicht doch noch zu viel für dich? Kannst du das denn schon? Ruh dich mal lieber aus, es könnte falsch sein!" Er war sich nicht bewusst, dass er so übervorsichtig geworden war und die Flöhe schon von Weitem husten hörte. Bisher war eine große Vorsicht durchaus angebracht gewesen, aber wenn jemand sich weiterentwickelt, haben die alten Strategien irgendwann ausgedient. Man braucht neue. Hier war es nützlich, die vorgestellte Gefahr so zu übertreiben, dass ihm die Absurdität seiner Befürchtungen bewusst wurde: „Ja, wenn du dich jetzt beim Abholen deiner Tochter verausgabst, bricht übermorgen die ganze Depression wieder aus, deshalb ist es besser, im Bett zu bleiben! Nur Schonen bringt's!" In solchen Fällen ist es wichtig, die entsprechenden Anteile, in diesem Fall den „Hosenschisser", als bremsende Instanz zu würdigen, ihm aber zu erklären, dass die Zeiten übervorsichtigen Verhaltens nun langsam vorbei seien. Der Mann hatte sich auf diese Weise ständig geknebelt und beschnitten und das machte ihm erst recht Angst. Wir mussten sehr erlösend lachen, nachdem wir den Sachverhalt geklärt hatten, und der Patient konnte aus der Distanz wohlwollend auf sich schauen. Es war der entscheidende „Tritt", den er brauchte, um einen weiteren Schritt in Richtung Autonomie, Mut und Tatkraft zu gehen.

Wann man sich selbst einen „Tritt" geben muss und wann man sich und die eigene Bedürftigkeit auf keinen Fall übergehen darf, ist eine Sache des Feingefühls, die wiederum viel mit Liebe zu tun hat. Oft brauchen wir beides: Erst eine Umarmung und dann vielleicht einen kräftigen Tritt – oder umgekehrt. Manchmal ist es auch sinnvoll zu sagen: „So, jetzt haben wir uns lange genug in der Angst gesuhlt, jetzt könnten wir zur Abwechslung mal das Programm wechseln!" Lachen und Weinen liegen oft sehr nah beieinander. Ja, das Leben ist manchmal traurig – und gleichzeitig hat es auch seine Komik! Die können wir nutzen.

Und jetzt sind *Sie* dran:

Meinen Klienten, die ja mit ihren Symptomen zunächst immer sehr identifiziert sind, stelle ich oft die Frage: Was für einen Humor haben Sie? Erinnern Sie sich mal daran, wann und in welcher Weise Sie zuletzt mit Freunden herumgeflachst haben. Sind Sie gern mal albern? Sind Sie geistreich? Sind Sie komisch? Schauen Sie sich mal im Spiegel an. Strecken Sie sich mal die Zunge heraus oder verdrehen Sie die Augen ... Letzthin nahm unser Chorleiter uns die Angst vor schwierigen Tönen, indem er uns empfahl, wir sollten uns den dicken Schweinebraten vorstellen, den Herr Brahms bei diesem Stück garantiert gegessen habe, bevor er die Noten aufgeschrieben habe ...

Stellen Sie sich selbst vor ihrem geistigen Auge einfach mal als humorvolles Individuum vor und lassen Sie sich ein paar lustige Bemerkungen auf der Zunge zergehen,indem Sie ...: maßlos übertreiben, absurde Zusammenhänge herstellen, theatralisch werden und Ihre Angst karikieren oder künstlich wütend werden, trockene Kommentare abgeben oder einfach Grimassen schneiden. Körpersprache geht immer, wenn das Gehirn nicht mehr weiter weiß.

Wenn die Strategien nicht wirken

Hinter dem, was augenscheinlich ist, steckt oft etwas ganz anderes.

Nicht jede Strategie hilft in jeder Situation. Was gestern sehr gut funktioniert hat, ist heute Fehlanzeige. Der Grund: Die Situation gestern war eine Nuance anders als heute, doch selbst wenn die Situation die „gleiche“ war, war Ihre eigene seelische und körperliche Verfassung vielleicht ganz anders als heute. Betroffene sind darüber oft höchst verunsichert.

Wie immer geht es darum, blitzschnell zu erfassen, in welcher Verfassung Sie gerade sind und welche Strategie für genau diese Verfassung passend ist. Wenn Sie darauf trainiert sind, gezielt mit sich umzugehen, geschieht das fast automatisch. Manchmal muss man aber auch einfach etwas ausprobieren und die Frage ist: Wer beziehungsweise welcher Persönlichkeitszustand braucht gerade welche passende Strategie? Handelt es sich um ein völlig hilfloses Kindergefühl oder ist es eher das ausufernde „Angstdrama“ eines Teenagers? Ist es die übliche Sorgenspirale eines viel zu strengen Überichs, die über Stunden den Adrenalinpegel in die Höhe treibt, oder die berechtigte und erwachsene Angst davor, von jemandem über den Tisch gezogen zu werden?

Brauchen Sie gerade etwas besonders Tröstendes, Stützendes, besonders viel Empathie? Oder ist eine „Anti-Dramatisierungsstrategie“ angebracht? Ist eine energische Erinnerung fällig, sich nicht in etwas hineinzusteigern, oder geht es darum, genau zu analysieren, wie real die Angst gerade ist und warum sie da ist?

Sie könnten sich selbst bestätigen: „Ja, das kann ich verstehen, dass das gerade wieder sehr heftig ist!“ Gleichzeitig wäre es aber notwendig, die Empfindungen zu relativieren und in den gegenwärtigen Kontext zu stellen, im Sinne von: „Okay, das erinnert dich gerade an die Situation XY, als du damit noch gar nicht klargekommen bist. Aber jetzt ist die Situation anders und wir müssen da nicht so heftig drauf reagieren!“

Dabei möchte ich betonen: Selbst wenn Sie erkennen, wie absurd Ihre Ängste gerade sind, sollten Sie unbedingt Ihr aktuelles Empfinden würdigen, wertschätzen und nicht abschätzig darüber denken. Es hat seinen Sinn. Sonst wäre es ja nicht da. Ich kann sehr gut nachvollziehen, wie unglücklich, wütend, enttäuscht, ja geradezu verbittert man manchmal sein kann, wenn die eigenen Erwartungen mal wieder geplatzt sind. Hier ein kleiner Exkurs zu einer Begebenheit, von der ich kürzlich im Gespräch mit einer Klientin erfuhr:

Eine Frau, die als Kind viel zu früh mit Verantwortung betraut worden war, hatte ständig Angst, den Alltag mit Mann und Kindern nicht zu bewältigen. Ständig kreisten „Fluchtgedanken" in ihrem Kopf, nach dem Motto: „Ich will das nicht, ich kann das nicht." Bei einer etwas abenteuerlichen Unternehmung (nämlich sich auf dem Garagendach zu sonnen), die sie mit jugendlichem Leichtsinn gestartet hatte, brach sie sich ein Bein. Nun wurde der bisher schon anstrengende Alltag zum Drama. Sie konnte nicht mehr fliehen. Es machte ihr große Angst, denn nun halfen alle bisherigen Strategien nicht mehr. Es gibt dazu den schönen Spruch von Anton Tschechow: „Jeder Idiot kann eine Krise meistern. Es ist der Alltag, der uns fertig macht."

Der Auftrag dieses Beinbruchs war, zu kapitulieren, nichts Unrealistisches zu wollen, sondern sich selbst und die Situation ihres Alltags auf einer tiefen Ebene anzunehmen. Das war bei dieser Frau kein Leichtes, da sie das Gefühl hatte, völlig zu kurz gekommen zu sein, und meinte, vieles nachholen zu müssen. Dazu muss man wissen: Man kann etwas nicht komplett nachholen, was in der Entwicklung nicht möglich war. Es ging bei dieser Frau darum, kindliche Träume zu würdigen als das, was sie sind: Sehnsüchte einer kindlichen Seele, die zu kurz gekommen ist. Ich erklärte ihr, wie sie diese transformieren könne, indem sie ganz bewusst ihren Alltag und die täglichen Pflichten mit Phantasie anreichere und mit Seelentrost garniere, denn: In Situationen, die nicht zu ändern sind, mit sich zu hadern, kostet viel Energie, macht missmutig und lenkt den Blick auf Defizite statt auf Lösungen.

Als der Frau dieser Zusammenhang klar wurde, konnte sie ihren Wunsch aufgeben, ein anderes Leben haben zu wollen als das, was sie gerade hatte. Das wirkte augenblicklich entlastend. Ihr wurde klar, dass sie diesen Beinbruch mit all seinen Konsequenzen im Alltag als ganz persönlichen „Auftrag" an sich selbst sehen konnte. Er zwang sie dazu, sich neu anzunehmen und fürsorglich mit ihrer kindlichen Seele umzugehen. Traurigkeit trat an die Stelle der Angst, aber auch ein neues Verständnis für sich selbst.

An einem anderen Beispiel möchte ich verdeutlichen, wie wichtig ein differenziertes Vorgehen ist: Eine Frau rief mich an, weil sie wieder völlig in Panik aufgelöst sei. Sie fühlte sich zittrig, ihr war übel und sie war ganz verwirrt im Kopf. Nachdem sie sich am Tag vorher eigentlich sehr gut gefühlt hatte, war sie aktuell in große Ohnmachtsgefühle hineingerutscht, die ihr extreme Angst machten. Sie saß zusammengekauert auf ihrem Sofa und es fiel ihr nichts ein, was sie zu ihrer „Erlösung" tun könnte. Zudem kreisten in ihrem Gehirn die Gedanken: „Jetzt sitzt du schon wieder hier rum und bist zu nichts zu gebrauchen!" Normalerweise half bei ihr immer, sich wohltuend zu berühren, sich zum Beispiel mit den Händen selbst zu umfassen, das Brustbein ein wenig zu beklopfen und beruhigend mit sich zu sprechen. Doch all das half gerade überhaupt nicht.

Es galt hier, ganz schnell zu erkennen, in welchem Körperzustand sie sich befand (sie war blockiert), die Qualität ihrer Angst zu benennen (sie generalisierte und dramatisierte) und ihre Gedanken zu definieren (sie machte sich Selbstvorwürfe). Auch war wichtig, die „Hintergrundmusik" ihrer Angst zu erkennen. Eigentlich war der Angst eine Menge Wut beigemischt (– im Kapitel über Angst als verschobenes Gefühl erfahren Sie dazu Genaueres). Indem sie sich selbst mit ihren Selbstvorwürfen zusätzlich fertigmachte, schürte sie ihre Ohnmachtsgefühle und damit ihre Angst nur noch mehr. Nach kurzem Nachfragen stellte sich heraus, dass sie sich schon wieder zu etwas gezwungen hatte, was ihr gar nicht bekam. Sie hatte ja gesagt, obwohl sie eigentlich nein sagen wollte – und schon hatte ihr System die Reißleine gezogen und ihr heftige Angstgefühle beschert. (Wie immer will die Angst uns ja eigentlich „retten".) Die Strategie, sich liebevoll „in den Arm zu nehmen", nützt aber nichts, wenn man wütend und für liebevolle Gefühle gerade gar nicht empfänglich ist. Erst als ihr bewusst wurde, welch heftige Selbstvorwürfe sie sich machte, konnte sie Schritt für Schritt Mitgefühl für sich aufbringen. Angst ist also nicht immer gleich. Oft ist Angst mit einem anderen Gefühl unterlegt, ähnlich wie eine Melodie mit verschiedenen Rhythmen unterlegt werden kann. Die gleiche Melodie klingt dann ganz anders.

Vor einiger Zeit sprach ich mit einem Mann, dem ich empfohlen hatte, bestimmte Klopftechniken anzuwenden, wenn ihn wieder Ängste und innere Unruhe überkämen. Ihm gefiel dies sehr gut und er wendete die Strategie des Öfteren sehr erfolgreich an. Doch just an dem Tag, bevor wir wieder Kontakt hatten, habe – so sagte er – die Wirkung nicht lange angehalten. Jedenfalls nicht so wie sonst. Eine nachhaltige innere Beruhigung sei ausgeblieben. Er war sehr verunsichert. Was war hier los?

Seine Ängste loszuwerden läuft so ähnlich ab, wie wenn Sie ein Kind großziehen. Es gibt zwar sehr sinnvolle pädagogische Standardstrategien, doch jeder weiß, dass man damit nicht weit kommt. Stellen Sie sich vor, Sie würden bei einem Kind, das nicht über die Straße laufen soll, stets genau den gleichen Satz sagen, zum Beispiel: „Lauf bitte nicht über die Straße!" Bei dem Kind würde dieser Satz, auch wenn er noch so vernünftig und pädagogisch geschickt vorgetragen würde, allmählich nur noch zum einen Ohr hinein- und zum anderen wieder hinausgehen.

Auch im Umgang mit uns selbst ist Authentizität gefragt. Etwas Richtiges kann im Dauergebrauch oder zum falschen Zeitpunkt falsch wirken. Kreativität, Feingefühl, aber auch Originalität, Power, manchmal Witz und zur Not massive Autorität („Schluss jetzt, ein für alle Mal!") sind gefragt – am besten gepaart mit einem großen Herzen für das eigene tägliche Scheitern mit Versuch und Irrtum. Es ist die Kunst, mal so, mal so oder auch mal völlig paradox zu reagieren. Man muss sich deshalb nicht wundern, dass das „Klopfen", das gestern noch geholfen hat, heute die falsche Strategie ist. Der Mann im Beispiel verstand, dass er sich gerade mit seiner Standardstrategie hatte „mundtot" machen wollen, statt sich wirklich ernst zu nehmen. Ernst gemeinte mitfühlende Worte für sich selbst halfen ihm hier sehr viel besser.

Vor einiger Zeit fragte mich ein Mann, warum denn schon eine halbe Stunde, nachdem er sich mit einer Entspannungsmethode beruhigt hatte, alles wieder von vorne losgegangen sei. Ob dies denn dann die falsche Strategie sei? Hier ist nicht die Strategie falsch, aber die Situation komplexer bzw. die Seele vielleicht bedürftiger, als dass sie sich mit einer zehnminütigen Entspannungsphase abspeisen ließe. Meine Beobachtung ist, dass rein mechanistische oder standardisierte Strategien sich in ihrer Wirkung abnutzen, ähnlich wie eine Hör-CD mit einem beruhigenden Text. Irgendwann ist der beruhigende Effekt verflogen. Die Seele kennt ihn schon – und schaltet ab. Nur in Ausnahmefällen ist das anders.

Ich konnte dem Mann in dem Beispiel klarmachen, dass es wichtig ist, genauer in sich hineinzuhören, um die feinen Nuancen seiner Empfindungen zu erkennen. Dabei wurde ihm klar, dass seiner Angst auch Ärger über seine Partnerin beigemischt war, den auszusprechen er sich aber nicht traute. Deshalb half alleiniges Beruhigen nicht wirklich. Erst nachdem er verstanden hatte, was für eine Angst gerade in ihm rumorte, fand er auch eine Lösung dafür: Er machte sich erst einmal selbst klar, wie wenig er bisher zu sich und seinen Empfindungen gestanden hatte. Viel zu oft hatte er seine Bedürfnisse abgewürgt. Diese Erkenntnis war erst einmal schmerzlich zu verdauen. Allein dadurch wurde allerdings die Angst schon geringer und wich einem Gefühl von Traurigkeit. Dieses Empfinden gab ihm jedoch innere Ruhe und einen Anflug von neuer Selbstachtung. Er entschloss sich, zu gegebener Zeit mit seiner Partnerin über seinen Ärger zu sprechen. In einem entspannten Moment ließ er dieses Gespräch vor seinem geistigen Auge „Probe laufen". Die Angst verschwand.

Wenn wir systematisch mit Ängsten umgehen, müssen wir der Tatsache Rechnung tragen, dass wir in einem Wachstumsprozess sind. Ein kleines Kind zum Beispiel ist mit etwas ganz Einfachem zufriedenzustellen. Für einen Jugendlichen ist das aber nicht mehr adäquat.

So ist es auch mit uns: In dem Maße, wie wir Experten für unsere eigene Verfassung werden, erfordern unsere Strategien auch eine komplexere Betrachtung. Je mehr sich jemand im positiven Sinn zumutet, desto wachsamer und differenzierter muss er mit sich umgehen.

Sie könnten jetzt fragen, ob das gezielte Anwenden bestimmter Strategien denn nicht vielleicht müßig sei, wenn sie ja doch nur kurz oder nicht immer wirken. Dazu nur Folgendes: Gezielte Strategien sind umso wertvoller und wirkungsvoller, je besser sie an Ihre Verfassung, an die Situation und die Umstände angepasst sind. So könnten Sie nach dem Beklopfen des Brustbeins über der Thymusdrüse (siehe Kapitel über Notfallmaßnahmen) vielleicht noch einmal genau nachfragen: „Und wie geht es dir jetzt?" „Was brauchst du jetzt, damit du dich ganz sicher fühlst?" Die Antwort könnte vielleicht lauten: Ich brauche jetzt mein Schneckenhaus und nicht noch den Small Talk mit XY. Vielleicht wäre das eine ausreichende Beruhigung der Kinderseele, die zumindest ein wenig länger anhalten würde. Und das echte Interesse für die eigenen Bedürfnisse würde schon einen großen Heilungsschritt bedeuten, der in die Tiefe wirkt.

So war es für eine Frau zum Beispiel sehr beruhigend, jeden Abend ihre Meditations-CD zu hören. Innerhalb weniger Sekunden kam sie in ein wohliges Gefühl, das sie dann ganz alleine weiterspinnen konnte. Die CD brauchte sie irgendwann nicht mehr, nur noch als „Trigger" für ihre eigenen guten Gefühle.

In der Fachsprache heißt das: *Aus extrinsischen werden intrinsische Gefühle.* Im Kapitel über traumatisch bedingte Ängste beschreibe ich eine Besonderheit im Umgang mit hilfreichen Strategien, denn dort geht es darum, noch genauer herauszubekommen, in welchem emotionalen Zustand man sich gerade befindet.

> Wie im Kapitel über die Notfallmaßnahmen ausgeführt, sind schnell wirkende Strategien immer nur so gut wie Ihre grundsätzlichen und langfristigen Selbstfürsorgemaßnahmen im Alltag. Sie sollten deshalb gut eingebettet sein in einen sehr fürsorglichen Umgang mit sich selbst und in ständige innere Selbstgespräche (Schaltstelle Nr. 4, der innere Psychotherapeut). Wer sich ständig um gute Selbstfürsorge kümmert, kann sich im Extremfall schnell mit Notfallstrategien helfen.

Und jetzt sind *Sie* dran:

Vergegenwärtigen Sie sich hier und jetzt, welche Strategien Ihnen schon einmal geholfen haben, vor allem aber wann und warum! Überprüfen Sie noch einmal, wie die Situation genau war, als Sie das letzte Mal Angst hatten: Was hat die Angst ausgelöst und wie sind Sie aus der Angst wieder herausgekommen. Vielleicht wird Ihnen dabei klar, welches Thema da immer wieder bei Ihnen „angetriggert" wird. Ist es die Angst, von anderen nicht ernstgenommen zu werden? Ist es die Angst zu versagen? Ist es Hilflosigkeit oder Scham? Oder ist es einfach Ihre derzeitige hochgradige Empfindsamkeit infolge aufbrechender alter schmerzvoller Erfahrungen. Versuchen Sie, durch freundliche Selbstgespräche Verständnis für sich aufzubringen oder sich Unterstützung zu holen. Lernen Sie sich genau kennen, denn nur wer sich kennt, kann adäquat reagieren. Das ist der Sinn der Angst. Und dann notieren Sie sich Ihre Strategiefavoriten in Ihrem Notizheft oder auf einem Zettel, am besten handschriftlich (!), damit Ihr Gehirn die jeweilige „Datei" ganz schnell aufrufen und handhaben kann.

Angstvorsorge Tag für Tag

Heute – und immer wieder heute, jetzt und hier!

Da Sie inzwischen eine Ahnung davon haben, wie man den Neutralzustand oder den Beobachtungsposten einnimmt, können Sie bewusst darauf achten, wie Sie ihn im Alltag zunehmend besser aufrechterhalten können. Dazu im Folgenden ein paar nützliche Hinweise.

Weite

Um es noch einmal ganz körperorientiert auszudrücken: Damit Angstgefühle entstehen können, ist ein ganz bestimmter Körperzustand Voraussetzung, nämlich Enge und der Verlust der Bodenhaftung. Ich erkläre es immer gerne so: Ein großer Geländewagen braucht eine große Garage. Im Gegensatz dazu ist die größte Angst immer da, wo es eigentlich gar keinen Platz gibt. Da, wo Raum und sicherer Boden ist, „fühlt sich" die Angst „nicht wohl".

Deshalb besteht eine vorbeugende Strategie darin, die Weite im Brustkorb, die Lockerheit in den Schultergelenken und das Fließen des Atems zu pflegen. Und das bei ständigem Bodenkontakt! Dafür brauchen Sie keinen Kurs zu besuchen, das können Sie immer und überall praktizieren. Jetzt sofort! Setzen Sie sich gut geerdet hin, lassen Sie die Schultern locker fallen, dehnen Sie sich räkelnd im Brustkorb und genießen Sie die in Schaltstelle Nr. 3 erwähnte „Weite-Übung", bei der Sie die Arme weit zur Seite dehnen. Aus dieser gelassenen Perspektive heraus betrachten Sie nun – sooft Sie daran denken – die Welt.

Ruhe – kein Drama – keine Opferhaltung!

In der Anfangsphase, in der Ihr limbisches System viel zu erregt ist, sollten Sie zunächst einmal Erfahrungen von Ruhe und Sicherheit machen, bevor Sie sich mit Situationen konfrontieren, die Angst auslösen. Das hat nichts mit übertriebener Schonung zu tun, sondern damit, Ihrem limbischen System deutliche Entwarnungssignale zukommen zu lassen. „Mutproben" können Sie sich später immer noch vornehmen.

Befürchtungen neutralisieren: Auch wenn …

Vermeiden Sie es, sich über Nachrichten oder Ereignisse zu sehr aufzuregen, denken Sie lieber ständig den Satz: „Auch wenn die Nachricht bitter, skandalös, traurig … ist, bin ich ganz ruhig." Aufgeregtheit ändert nichts am Weltgeschehen, doch Gelassenheit beschert Ihnen ein ausgeglichenes Nervenkostüm mit wenig Adrenalin. Besser ist es, einen guten Gedanken, einen Segen zu schicken oder konkret etwas zu tun. Aufregung jedenfalls können Sie sich schlichtweg nicht leisten, deshalb meiden Sie erst einmal grundsätzlich alles, was Ihre Vigilanz (Ihre erhöhte Reaktionsbereitschaft) zu sehr schürt, wie Horrorfilme oder ehrgeizige Projekte, die Sie unter Strom setzen.

Genau unterscheiden: Sich fördern oder sich fordern?

Es gehört sehr viel Feingefühl dazu, zu wissen, wann man sich mit Nachdruck etwas zumuten kann und wann es besser ist, großes Mitgefühl mit der eigenen Verzagtheit zu haben. Hier gibt es keine allgemeingültige Regel, nach der man vorgehen kann. Vielleicht merken Sie selbst immer besser, wann es Zeit ist, sich einen ernsthaften Tritt zu geben, statt zu sehr auf Ihre ängstlichen Stimmungen zu achten.

So kam eine Frau zu mir, die schon eine Menge versucht hatte und zunehmend in eine ängstliche Hilflosigkeit abzudriften drohte. In einem kurzen Moment huschte ein Lächeln über ihr Gesicht, während wir zusammen sprachen, und mir kam spontan der Satz über die Lippen: „Liebe Frau Rot, ich kann Ihre schwierige Situation verstehen, aber könnte es sein, dass Sie sich in Ihrer hilflosen Rolle auch ganz gut gefallen?" Und da war es wieder, das Lächeln. Ich hatte sie „erwischt". Ich empfahl ihr, die Angst als deftige Erinnerung daran zu sehen, dass sie nicht in die Hilflosigkeit abzudriften, sondern sich auf ihre eigene Kraft fokussieren solle. Mit dieser Aufgabe entließ ich sie. Ein paar Wochen später trafen wir uns wieder, das Lächeln war jetzt voll da und sie berichtete mir, dass sie sich endlich auf die Schliche gekommen sei. Sie hatte ihre Angst dazu benutzt, um Druck auf ihre Umgebung auszuüben, um endlich auch einmal umsorgt zu werden. Sie hatte gespürt, dass es besser für sie war, sich selbst zu umsorgen. Es bescherte ihr von außen zusätzlich ein positives Echo.

Diese Episode sollten Sie bitte nicht verallgemeinern, es ist nur *ein* Beispiel dafür, auf wie subtile Weise sich unsere Gemütsverfassung manchmal wandeln kann.

Regelmäßiges Training

Ein Mann berichtete mir, dass sich durch seine täglichen Yoga-Übungen sein ständig zu hoher Puls völlig normalisiert habe. Er hatte schwere traumatische Erfahrungen in seiner Biografie und trotz erfolgreicher Traumatherapie kam er aus einer unterschwelligen Hab-Acht-Stellung nicht heraus: Nach zu viel sportlicher Anstrengung blieb sein Puls über Stunden erhöht und er konnte dann nachts lange nicht einschlafen. Ängste schlichen sich immer wieder ein. Er musste sich sehr schonen. Nach zwei Monaten täglicher Yoga-Praxis mit drei oder vier Übungen (aus dem Programm in Schaltstelle Nr. 2) war dieser schnelle Puls völlig verschwunden. Nun konnte er auch vermehrt Sport treiben, ohne dass sein Herz danach noch lange zu schnell schlug. Bei den Übungen hatte er beobachtet, wie sein Puls in der Anspannungsphase der Übungen spürbar in die Höhe ging und sich in der Entspannungsphase völlig beruhigte. Das vermittelte seinem Gehirn die Erfahrung: Pulserhöhungen sind nichts Schlimmes! Sie beruhigen sich wieder.

Aus diesem kurzen Wechsel von Stress- und Entspannungsphasen „lernte" sein Herz: Auch wenn da Stress ist, kommt gleich wieder Ruhe. Auf diese Weise beruhigte sich eine über viele Jahre bestehende Überstimulation des limbischen Systems und infolge dessen der Herzfrequenz. Ich bin sehr glücklich über diese Beobachtung, da sie die Theorie bestätigt, dass kleine Anspannungs- und Entspannungsphasen den chronischen Übererregungszustand im limbischen System und im gesamten vegetativen Nervensystem – und damit auch die Ängste – nachhaltig beruhigen können. Ähnlich wirkt das Entspannungstraining nach Jakobson, bei dem immer einzelne Muskelgruppen stark angespannt und dann wieder entspannt werden. Viele Betroffene haben sich damit schon sehr gut helfen können. Wichtig ist allerdings, dass Sie die Übung nicht nur mechanisch machen, sondern emotional beteiligt sind.

In Entspanntheit die Angst willkommen heißen

Egal, ob es sich um Angst oder Panik handelt, es ist wichtig, sich in entspannten Momenten Zeit zu nehmen, um Angst oder Panik „kommen" zu lassen, indem Sie sich eine Situation vorstellen, in der es für Sie stressig werden könnte. Wie Rüdiger Dahlke es auf seiner Angst-CD so gut beschreibt: „Heißen Sie die Angst geradezu willkommen", bieten Sie ihr eine riesige Garage, laden Sie sie ein, sich zu zeigen. Es gibt eine schöne Zen-Geschichte, die dieses paradoxe Phänomen treffend beschreibt:

Ein tibetischer Weiser ist in tiefer Meditation, als ihm kriegslüsterne Dämonen erscheinen. Sie versuchen, ihm auf wüste Weise Angst zu machen. Mit einem liebenswürdigen Lächeln lädt der Weise sie ein, sich zu setzen und mit ihm Tee zu trinken. Als die Dämonen fragen: „Kriegst du denn keine Angst vor uns?", entgegnet der Weise: „In keiner Weise. Ich bin dankbar, dass ihr gekommen seid, denn ich bin auf dem Pfad der Heilung und euer Erscheinen gibt mir die Möglichkeit, meine Angst und meine Zweifel zu untersuchen. Kommt her und trinkt Tee mit mir. Macht es euch bequem. Wie möchtet ihr denn euren Tee?"

Ähnlich wie bei asiatischen Kampfsportarten geht es nicht darum, Druck mit Gegendruck oder Kampf zu beantworten, sondern die „feindliche" Kraft oder Energie flexibel aufzunehmen und damit umzugehen. Es geht nicht darum, zu gewinnen, sondern sich dem Druck mit Bodenhaftung und Klarheit auf Augenhöhe zu stellen. Dadurch nimmt er ab.

So viel Bewusstheit wie möglich

Wie Sie vielleicht schon bemerkt haben, ist dazu ein sehr wacher Geist nötig. Hier brauchen wir die Schaltstelle Nr. 4, das Bewusstsein, das uns den ganzen Tag oder so oft wie möglich darauf aufmerksam macht, was gerade los ist, und Rückmeldungen darüber gibt, ob der Erregungspegel gerade im Steigen begriffen ist. Ähnlich, wie routinemäßige Wasserstandsmeldungen an der Küste für die Bewohner lebensrettend sind, so ist die bewusste Beobachtung unserer Zentriertheit die Voraussetzung dafür, dass die Angst uns nicht plötzlich und unerwartet überrollt. Wenn sie das dann trotzdem tut, ist das immer ein Zeichen dafür, dass wir einen bestimmten Baustein noch übersehen haben, den wir für wirkliche Stabilität brauchen. Statt zu hoffen, dass die Angst vielleicht plötzlich ganz von alleine verschwindet, oder sich ständig zusammenzureißen und unter Kontrolle zu halten, ist Bewusstheit gefragt: Es ist bewusste Aufmerksamkeit für sich selbst, für Bodenhaftung, Kraft, Aufrichtung, Weite und einen klaren Kopf.

Fürsorge

Ohne eine fürsorgliche Art. mit sich umzugehen, sind alle Methoden und Empfehlungen auf lange Sicht wirkungslos. Es braucht eine Zeit, bis Menschen diesen kleinen Unterschied in der Herangehensweise wirklich verstehen, denn genau das ist das Problem, das der Angst zugrunde liegt: Menschen mit Angstproblemen haben meist einen wenig fürsorglichen Umgang mit sich selbst erfahren und verinnerlicht. Oft fehlten gesunde Vorbilder. Vielfach habe ich von Vernachlässigung gehört, ebenso von Verwöhnung. Die Betreffenden haben dann keine gesunden Maßstäbe, an denen sie sich orientieren können. So verhindert Verwöhnung, dass Menschen Verantwortung für sich selbst übernehmen. Es dauert etwas, bis Menschen erkennen, dass sie kein Opfer der Umstände sein müssen, sondern „jetzt“ selbst etwas tun können. Den Menschen, die Vernachlässigung erfahren haben, ist Selbstfürsorge fremd. Sie muten sich viel zu viel zu – mit allen Folgen, die das hat.

Probleme fokussieren und in die Lösung hineinwachsen (die „Walnusstaktik“)

Oftmals steckt hinter Ängsten ein ernsthaftes Problem, das die Betroffenen zwar schon ahnen, aber noch nicht angehen oder lösen können, entweder weil sie sich noch nicht trauen oder weil die Zeit einfach noch nicht reif ist. Vielleicht fehlen noch bestimmte Voraussetzungen, die notwendig sind, um sich zum Beispiel von einer Arbeitsstelle zu verabschieden, eine Beziehung zu beenden oder sich gegen einen unhaltbaren Zustand zu wehren. Meine Erfahrung ist, dass man sich nicht anstrengen muss, um solche großen angstbesetzten Probleme zu lösen. Besser ist es, das Problem bewusst im Fokus zu behalten und sich damit zu entspannen.

Ganz konkret hilft hier meine „Walnusstaktik“: Stellen Sie sich vor, Sie würden immer eine Walnuss (oder einen anderen kleinen Gegenstand) mit sich herumtragen, der Ihr Problem repräsentiert und den Sie ganz oft in die Hand nehmen und damit herumspielen. Sie können sich sogar an ihm „festhalten“, so angenehm fühlt er sich an. Symbolisch machen Sie so das Problem „handhabbar“, ohne es gleich lösen zu müssen. Indem Sie das Problem erst einmal so stehen lassen, löst es sich schrittweise: mit Ruhe, einer guten Selbstfürsorge und der Bitte an das eigene Unbewusste, sich mit dem Problem zu beschäftigen. Auf diese Weise werden die Informationen im Gehirn miteinander abgeglichen und es ergeben sich zunehmend Zufälle. Irgendwann ist die Zeit reif und ein gangbarer Weg zeichnet sich ab. So bekam eine Frau, die sich mit einer wichtigen Entscheidung zu einer Operation aus Angst lange schwertat, durch „Zufall“ den Hinweis auf eine Klinik mit einer guten orthopädischen Abteilung, deren Chefarzt ihr sofort Vertrauen vermitteln konnte. Erst da löste sich ihre Angst auf und sie war bereit zu dem nicht ganz einfachen Eingriff.

Analyse und Erkenntnis

Wenn Angst machende Gedanken kommen, analysieren Sie immer ganz schnell, wie real Ihre Ängste gerade sind, und ob etwas getan werden muss, um sie auszuschalten. Lenken Sie also Ihre Aufmerksamkeit weg von Ihren Gedankenschleifen auf die Realität: Wie realistisch ist meine Einschätzung der Sachlage? Was hat die Ängste ausgelöst? Was ist das Schlimmste, was passieren kann? Was muss ich tun, um im sicheren Bereich zu bleiben?

Eine Frau, die als Kind viel Gewalt und Vernachlässigung erlebt hatte, bekam bei kleinsten Stresssituationen Angst wegen immer neuer Körpersymptome. Von Herzrasen über Schwindel bis Magenschmerzen mit den entsprechenden Ängsten vor schweren Krankheiten kam alles vor. Da sie kein stabiles Gefühl für sich selbst hatte, musste ihr Körper ihr immer wieder „psychosomatische" Beschwerden bescheren, um ihr zu melden: „Du, kümmere dich um mich! Ich bin gerade wieder seelisch unterversorgt." Hier war es neben den notwendigen ärztlichen

Untersuchungen wichtig zu verstehen, dass die Angst sie auf sich selbst aufmerksam machen wollte. Es war zwar schmerzhaft, mit diesem mangelnden Selbstgefühl in Kontakt zu kommen, doch sie konnte zunehmend besser auf sich selbst achten und damit traten die Ängste sowie die Körpersymptome immer seltener auf.

Und jetzt sind *Sie* dran:

Fassen Sie noch einmal für sich selbst zusammen, welche Strategien Sie ganz persönlich für Ihre tägliche Angstprophylaxe sinnvoll finden und pflegen wollen: die Haltung der Bewusstheit, den sanften Atem, die nüchterne Analyse der jeweiligen Situation, Kontaktübungen mit dem Atem, Übungen aus dem Yoga oder die „Walnusstaktik", die im Übrigen wie ein Anker dafür wirkt, dass Sie sich und das eigene Körpergefühl nicht verlieren. Vielleicht fällt Ihnen auch eine Strategie ein, die nur Sie selbst kennen.

Begleitende Körpersymptome bei Angst und wie man damit umgeht

Wenn der Körper der Seele etwas von ihrer Last abnimmt, muss man auch* ihm *helfen.

In diesem Buch geht es um ein *ganzheitliches* Konzept zur Angstüberwindung. Deshalb halte ich es zusätzlich zu einer psychotherapeutischen Begleitung für notwendig, den Körpersymptomen, die Angstphänomene häufig begleiten, eine Extraportion Aufmerksamkeit zu widmen. Das gilt auch für den Fall, dass diese Symptome vielleicht „rein psychosomatisch" sind und im Laufe einer gelungenen Psychotherapie von selbst wieder verschwinden. Manchmal sind Symptome jedoch sehr hartnäckig, obwohl es schon gar keinen „Sinn" mehr macht, dass sie da sind. Das Gehirn hat sich so daran gewöhnt, diese Symptome „vorsorglich" in Gang zu setzen, dass man dem Körper Unterstützung anbieten muss, damit er „begreift": Keine Symptome mehr nötig!

Was meine ich mit der besonderen Hinwendung zu diesen Symptomen? Ganz oft kommen Menschen zu mir als Ärztin und berichten mir von bestimmten Beschwerden, die sie haben und die ihnen Angst machen. Sie sprechen nicht davon, dass *sie* aus bestimmten psychischen Gründen Angst haben, sondern davon, dass ihr Herz seit einiger Zeit immer so stark pocht oder stolpert. Menschen tragen also erst einmal ihr Symptom vor. Offensichtlich lässt sich zunächst einmal leichter darüber reden, dass man zurzeit so viel unter Schwindel leidet, als darüber, dass man Angst hat, seinen Job zu verlieren. Diese Angst lässt sich vielleicht noch gar nicht recht denken, geschweige denn aussprechen, so beängstigend erscheint sie den Betreffenden. Wichtig ist, diese Symptome in ihrer Sprache zu verstehen und in einen ganzheitlichen Zusammenhang zu stellen. Dann können die Betroffenen sich auch selbst besser verstehen.

Statt nur auf den Erfolg einer Psychotherapie zu warten, ist es deshalb sinnvoll, zusätzlich ein Angebot für die Linderung dieser angstbedingten Symptome zu machen. Dadurch schlägt man mehrere Fliegen mit einer Klappe: Der Körper, der ja leidet, wird ernst genommen und bekommt Unterstützung. Wenn der Körper Unterstützung bekommt, kann er der Seele Schutz und Raum geben. Die Betroffenen fühlen sich dann wohler in ihrer Haut, denn Angst als Grundgefühl von mangelndem Urvertrauen verringert sich, wenn jemand ein besseres Körpergefühl bekommt. Hier möchte ich noch einmal auf das regelmäßige Bürsten und Massieren des Körpers sowie auf regelmäßige Kältereize (vgl. das weiter oben bereits erwähnte Buch *Nie wieder krank*) hinweisen, die das parasympathische Nervensystem stärken, sodass Schreckstarre und Alarm im limbischen System aufhören. Neben allen bisher angeführten Übungen hat hier unter anderem die Kraniosakraltherapie eine sehr positive Wirkung. Dabei werden energetische Blockaden gelöst, sodass die Räume des Körpers wieder in eine harmonische Lagebeziehung kommen. Dies erhöht deutlich die seelische Schwingungsfähigkeit und entspannt.

Schon die alten Naturheilkundler haben betont, dass man die Krankheit immer auch an der Stelle behandeln soll, „wo sie herauswill“. Es ist ja kein Zufall, dass bei dem einen vielleicht das Herz wie wahnsinnig klopft und bei dem anderen die Blase krampft, der eine vielleicht nicht mehr laufen mag (vor seelischer Erschöpfung) und die andere Schwindelgefühle hat. Symptome sind immer „Aufträge“ im Sinne von: „Tu was, kümmere dich darum!“ Und allein das ist im ganzheitlichen Sinne „Seelenarbeit“.

Ich möchte meine Aufmerksamkeit im Folgenden den häufigsten Körpersymptomen infolge von Angst und Panik widmen und lindernde Maßnahmen aus dem Bereich der Ganzheitsmedizin vorstellen. Ernsthafte Erkrankungen sollten immer mit einem Arzt besprochen werden, aber selbst diese heilen besser durch aufmerksame Hinwendung.

Schwindel

Ein sehr häufiges Symptom von anhaltenden Angstgefühlen ist der Schwindel. Ich sehe mehrere Patienten vor mir, die darüber heftig geklagt haben. Schwindel ist normalerweise ein Schutzmechanismus des Körpers vor etwaigen Gefahren, wobei die Sinnesorgane, nämlich das Auge und der Gleichgewichtssinn im Ohr, sich mit Informationen aus dem Lagesinn in den Muskeln und Sehnen abstimmen. Eine recht komplizierte Angelegenheit, die üblicherweise automatisch geschieht. Man kann sich vorstellen, dass es hier zu Störungen kommen kann, wenn das Gehirn gerade in heller Aufregung ist und der ganze Körper „unter Strom“ steht. Sinnesorgane sind nämlich rezeptive Organe, also Organe, die ihre Signale am besten in Ruhe auswerten können. Nicht umsonst wird einem „schwarz“ vor Augen, wenn man hochgradigen seelischen und körperlichen Schmerz empfindet.

Ich möchte hier die vielen möglichen Ursachen für krankhaften Schwindel, für Störungen im Mittelohr, Durchblutungsstörungen im Kopf bis hin zum Kleinhirnbrückenwinkeltumor einmal übergehen. Sie lassen sich vom Facharzt recht einfach feststellen. Bevor Sie sich mit zusätzlichen Ängsten quälen, sollten Sie immer diese Möglichkeit in Anspruch nehmen. Dafür sind Ärzte da. Ich möchte mich hier jedoch mehr mit dem psychogenen Schwindel beschäftigen, der besonders bei Ängsten zu beobachten ist und nicht in den Sinnesorganen, sondern im Gehirn entsteht. Der psychogene Schwindel wird oft auch als phobischer Schwankschwindel bezeichnet. Dabei fängt der Boden unter den Füßen an zu wanken und die Betroffenen können oft nicht unterscheiden, ob die Umgebung schwankt oder sie selbst. Oft löst die Angst vor dem Schwindel diesen selbst aus.

Besonders ältere Menschen leiden unter Schwindel, bei Wetterwechsel, Stress und körperlicher Belastung, unter anderem auch deshalb, weil sie nicht mehr gut geerdet sind. Interessant ist, dass das Wort Schwindel den gleichen Wortstamm hat wie Schwindeln. Wer schwindelt, testet im Lügendetektor schwach. Das heißt, da ist gerade keine Kraft (der Überzeugung), keine Körperkraft, sondern es herrscht das typische Ohnmachtsgefühl, das wir ja von der Angst schon kennen. Was mir immer besonders auffällt, ist, dass Menschen mit Angst- und Panikproblemen keinen guten Kontakt zum Boden haben und typischerweise angespannt und „kopfgesteuert" wirken. Sie atmen oftmals verkrampft und sind infolge der relativen Hyperventilation übersäuert. Sie atmen zu viel CO_2 ab. Der Effekt: Der Calciumspiegel im Blut verschiebt sich und allein dies führt zu massiven Störungen, wie man sie von der Hyperventilation bei Asthmatikern kennt.

Oft beobachte ich nach einem beruhigenden Gespräch ein Schwinden des Schwindels. In dem Maße, wie Menschen sich selbst wieder verstehen und bei sich ankommen, vergeht er. Schwindel und Ohrgeräusche warnen ja nur: „Pass auf! Irgendetwas stimmt hier nicht!" Alle bisher angesprochenen kurzfristig wirksamen Maßnahmen (wie ein großes Glas kaltes Wasser zu trinken) sind immer richtig. Alles, was deeskaliert, spart Adrenalin ein und hilft, den Schwindel zu beruhigen. Ruhe und Beruhigung sind immer hilfreich. Dazu gehört auch, auf Speisen zu achten, die den Blutzuckerspiegel nicht so schnell Karussell fahren lassen, denn auf diese Weise bleibt auch der Adrenalinspiegel (und damit der Stresspegel) niedrig.

Alle Strategien, die zu einer sehr bewussten Körperwahrnehmung und einem Wohlgefühl führen, lassen den Schwindel verschwinden. Oft hilft die Frage, was den Schwindel genau ausgelöst hat: Was ist heute passiert, was habe ich empfunden, was für Gedanken hatte ich daraufhin? Auch das Beklopfen der Thymusdrüse sowie das Atmen in die innere Atemachse (siehe Kapitel über den Atem) und das bewusste Erden dämpfen den Schwindel. Meine Beobachtung ist, dass ein kraftvolles Gefühl in den Füßen und ein lebendiger Kontakt mit dem Boden, ein ruhiger Atem und eine Zentrierung im Unterbauch Schwindelgefühle deutlich verringern. Das limbische System kommt dadurch zur Ruhe.

Hilfreich ist auch eine beruhigende Geste mit den Händen, indem Sie sich eine Hand besänftigend auf den Scheitel legen – die andere Hand darüber – und damit die Kopfhaut langsam kreisend verschieben (Vgl. S. 219 f.). Auch das *Stirn-Hinterkopf-Halten* in Kombination mit ruhigem Atmen wirkt lindernd. (Dabei legen Sie je eine Hand gleichzeitig an Ihre Stirn und an den Hinterkopf – oder Sie bitten jemand anders, das zu tun.) Diese Übungen werden auch in der Psychokinesiologie und im Rahmen der Traumabehandlung genutzt.

Alle im Kapitel über die Schaltstelle Nr. 2 genannten Übungen sind hier ebenfalls hilfreich, ganz besonders aber Erdungsübungen und die bewusste Hinwendung zu den Füßen. Das Gleiche gilt für die Notfallmaßnahmen.

Zu Ihrer Beruhigung möchte ich eines betonen: Alles, was sehr schnell entsteht und in seiner Intensität ständig wechselt – wie vielleicht Ihr Schwindel –, hat meist keinen wirklichen Krankheitswert, sondern zählt als Funktionsstörung, die auch wieder vergeht.

Auch die folgende Teemischung wirkt stabilisierend auf den Kopf und das Kreislaufsystem: Frauenmantelkraut, Gartenraute, Schafgarbe und Schwindelwurz zu gleichen Teilen mischen, 1 gehäuften Teelöffel von der Mischung mit einem Becher kochendes Wasser übergießen, 5 Minuten ziehen lassen, 2 Mal täglich einen Becher davon trinken.

Ich erinnere mich an eine Frau, der bei der Arbeit regelmäßig schwarz vor Augen und die häufig sogar ohnmächtig wurde. Sie hatte unterschwellig sehr viele Ängste und peitschte sich gleichzeitig ständig zu Höchstleistungen hoch. Das hatte seine Gründe: Sie versuchte auf diese Weise, ihre seit Kindheitstagen bekannten Versagensängste zu bannen. Ihr Körper zog so die Reißleine. Mit sehr viel Selbstfürsorge und Hinwendung zu ihrem Körper, vor allem mit warmen Fußbädern, konnte sie den Bedürfnissen ihres Körpers nach Sicherheit und Entspannung immer besser Rechnung tragen. Sie lernte, die Dinge mit mehr Bedacht zu tun und dabei freundliche Selbstgespräche zu führen. Indem sie ihrem Körper mehr Aufmerksamkeit widmete, bekam sie ein kraftvolleres Körperempfinden, wodurch die Ängste milder wurden. Gerade warme Fußbäder sind in besonderem Maße geeignet, das System zu beruhigen und den Kopf leer zu machen beziehungsweise Spannungen zu reduzieren.

Hörsturz, Tinnitus, Hyperakusis

Bei hohem Stress kommt es auch zu Störungen im Mittelohr. Tinnitus und Hörstürze sind die Folgen. Die Ohren sind nämlich Organe, die einen extrem hohen Energieverbrauch haben. Auf kleinstem Raum arbeiten hochkomplizierte Energie- und Akustiksysteme, die sehr leicht gestört werden können.

In der Mitte der Hörschnecke verläuft eine Membran. Auf ihr sitzen 15000 kleine Härchen: die Haarsinneszellen. Diese Härchen kann man sich am besten wie tanzendes Seegras unter Wasser vorstellen: Sie bewegen sich in der Flüssigkeit des Innenohres im Takt der Wellenbewegung. Diese Bewegung führt zu elektrischen Reizen am Fuß der Haarsinneszellen, die über Nervenbahnen dem großen Hörnerv zugeführt werden.

Unter den psychischen Ursachen für Erkrankungen des Innenohrs sind 60 Prozent der Angst zuzuschreiben, insbesondere der „generalisierten Angststörung“ und der „sozialen Phobie“. Meistens berichten die Betreffenden, dass es in ihrem Kopf „nur so rauscht“ oder dass der Tinnitus gerade besonders laut sei.

Beim Hörsturz handelt es sich um eine nicht restlos erklärbare Durchblutungsstörung im Innenohr, die zu einem Gefühl von wie mit Watte gedämpftem Hörempfinden führt, oft begleitet von Ohrgeräuschen. Das Innenohr kann man sich wie ein hochkomplexes Energiekraftwerk auf mikroskopisch kleinstem Raum vorstellen, bei dem eine Menge durcheinandergeraten kann, wenn Menschen hochgradig im Stress sind. Gefäßengstellungen durch Stresshormone können schnell zu einer Fehlfunktion der fein abgestimmten Reaktionsabläufe führen. Man spricht auch von einem Innenohrinfarkt, bei dem es im Innenohr zu einer Mangeldurchblutung der feinen Haargefäße kommt, die die Gehörschnecke mit ihrer Lymphflüssigkeit versorgen und die die Funktion der feinen Haarsinneszellen in ihrer Wellenbewegung stören. Schon eine zeitweilige Verdickung der Blutviskosität, wie das bei Stress vorkommt, kann hier der Auslöser für massive Fehlfunktionen sein.

Das Gehirn kann im Stress auch *falsche* Geräuschsignale melden, die gut gespeichert und immer wieder „reinszeniert" werden können, sodass es oft gar nicht mehr möglich ist, die genaue Ursache zu bestimmen. Es kann zu einem Teufelskreis von Stress, Angst und Tinnitus kommen und die Betreffenden bleiben völlig fixiert auf ihre quälende Symptomatik. Obwohl die Betroffenen unter einem gewissen Hörverlust leiden, besteht oft gleichzeitig eine hochgradige Überempfindlichkeit gegen Geräusche aller Art. Menschen mit hoher Geräuschbelastung sind ganz besonders betroffen. Das macht den Betroffenen Angst. Sie haben ein ausgesprochenes Bedürfnis nach Ruhe, Reizarmut und Rückzug. Die Ohren erzwingen geradezu die Hinwendung auf sich selbst, was andererseits die Symptome oft verstärkt.

Die Behandlung dieser Störung erfordert viel Feingefühl: Einerseits muss man dem Ruhebedürfnis stattgeben; andererseits gilt es auch, sich nicht zu sehr abzuschotten, um sich nicht ausschließlich auf die Symptome zu fixieren. Meist hilft eine Kombination aus Erholung in der Natur mit ihren beruhigenden Naturgeräuschen, aus unterstützenden Körper- und Entspannungsübungen sowie allgemein erholsamen Anwendungen wie Bädern und Massagen.

Konkret empfehle ich gerne das „Tigergähnen". Dabei stellt man sich gut geerdet hin, atmet tief ein und streckt beim Ausatmen mit einem hässlichen „Haaaa" gleichzeitig die Zunge maximal heraus, streckt die Arme und vor allem die Hände offen nach außen und zur Seite und geht dabei etwas in die Knie.

Dazu muss man wissen, dass das Kiefergelenk immer „mithört". Entsprechend dem Buch *Achtung, Kiefergelenk hört mit!* von Dr. Elisabeth Schneider übertragen sich Spannungen im Kiefergelenk (wie beim Zähnezusammenbeißen) automatisch auf die Ohren und stören deren vegetative Versorgung und damit die Durchblutung. Fast immer leiden die Betreffenden unter nächtlichem Zähneknirschen, das sich mit dem Tigergähnen bessern lässt. Insbesondere hilft auch die folgende **Übung gegen Kieferspannungen**:

Legen Sie Ihre beiden Handteller flach rechts und links an die Wangen vor den Ohren. Drücken Sie beim Einatmen die Hände fest gegen die Backen und schieben Sie sie dabei nach oben (Anspannung der Kiefergelenkmuskeln). Beim Ausatmen machen Sie die Gegenbewegung: Sie drücken die Handflächen gegen die seitlichen Backen und verschieben sie nach unten, während Sie gleichzeitig das Gesicht entspannt „entgleisen" lassen und damit die Kiefergelenkmuskeln dehnen. Die Übung ist sehr angenehm und trainiert das gezielte Loslassen im Kopfbereich.

Oft hilft eine Mischung aus Hineinhören und Ablenken: Stellen Sie sich vor, Sie hätten statt der Ohren zwei riesige Radarschirme, die die Informationen ganz in Ruhe aufnehmen und verarbeiten: Im Inneren der Ohren wäre ganz viel Raum, in dem Sie den Geräuschen ganz gelassen zuhörten.

Zusätzlich ist eine osteopathische Behandlung sehr erfolgreich, die den Spannungszuständen vor allem in der Hinterkopfregion, die sehr viel mit dem Gleichgewicht im parasympathischen Nervensystem zu tun hat, viel Aufmerksamkeit widmet. Hier verweise ich auf die Rosenberg-Übung (siehe Seite 230 f.), bei der Sie die Hände mit verschränkten Fingern unter Ihrem Hinterkopf liegen haben und mit den Augen (nicht mit dem Kopf!) jeweils 30 bis 60 Sekunden nach rechts beziehungsweise nach links blicken, bis Sie gähnen, schlucken oder seufzen müssen. So kommt Ihr vegetatives Nervensystem wieder in die Balance.

Ein zeitweiliges Basenfasten, bei dem nur leichte Speisen, insbesondere Gemüse, gegessen werden, sowie eine Balance zwischen Ruhe und Bewegung unterstützen diese Maßnahmen.

Druck im Kopf, Zittern, Erröten, Schwitzen

Hier möchte ich einmal näher auf ein paar Symptome eingehen, die den Betroffenen oft große Angst machen, die aber in den seltensten Fällen eine wirkliche „Krankheitswertigkeit" im medizinischen Sinne haben und deshalb auch kaum Beachtung finden. Und doch werden Menschen mit Ängsten gerade davon sehr gequält: „Diese Schwere im Kopf, der Druck und immer mal wieder Stiche in der Brust, die erschwerte Atmung, Kribbeln in den Armen und Beinen, dieses ständige Zittern" sind eine Reihe von typischen körperlichen Ausdrucksformen von Angst. Erinnern Sie sich an das Kapitel „Die Angst anders interpretieren", in dem ich den „Drang zum Weglaufen" beschrieben habe? All diese Symptome hängen mit dem aus der Balance geratenen vegetativen Nervensystem zusammen. Es kreisen zu viele Stresshormone im Blut. Adrenalin wird bereitgestellt, samt allen nötigen Energielieferanten, doch es erfolgt keine entsprechende Entladung in Form von Flucht- oder Kampfhandlungen.

Die Symptome drücken mehr oder weniger ein unterdrücktes Wegrennen aus. Ein heftiger Impuls, dem jemand nicht nachgeben kann, indem er oder sie die bereitgestellte Energie aktiv in Bewegung umsetzt, hat Folgen: Energie staut sich im Kopf. Das ruft ein Druckgefühl hervor. Es verursacht Stress im Herzmuskel, der sich als kurzzeitiger „Stich" äußern kann. Die Muskeln zittern, da sie ihre Spannung nicht loswerden. Manchmal schmerzen sie auch heftig, da es gleichzeitig Gegenspieler (Antagonisten) gibt, die die Bewegung zu stoppen versuchen. Statt eines äußeren Kampfes oder der Flucht findet ein innerer Kampf statt, der in den Muskelfasern Schmerz verursacht. Das gleiche Phänomen kennen Sie vom Muskelkater, der bei Überbeanspruchung unter mangelnder Sauerstoffzufuhr entsteht. Eine relative Übersäuerung und die Einlagerung von Milchsäurekristallen können Mikroentzündungen im Gewebe verursachen, die zuweilen ähnliche Beschwerden verursachen wie die Fibromyalgie, mit hartnäckigen Dauerschmerzen im Muskelgewebe.

Hier hilft erst einmal das Wissen um diesen Angststress und sodann wärmende, fürsorgliche, harmonische Bewegung in warmem

Wasser; vor allem Bäder, denen Sie Basenpulver beigegeben haben, und wohltuende Massagen tun gut. Auf diese Weise setzen Sie die fehlende Bewegung in heilende Bewegung der Muskel- und Sehnenfasern um. Auch die Versorgung mit Extraportionen von Magnesium, Calcium, Radikalenfängern, Zink und Selen unterstützen den Muskelstoffwechsel. Eine mehr basische Kost mit Gemüse statt tierischer Produkte und zu viel Brot, aber auch Suppen, die wärmen und mit Gelatine versorgen (wie lange gekochte Knochenbrühen) sind hilfreich. (Vgl. das Buch *Die Super-Suppe* von S. Fallon Morell und K. Daniel, Kirchzarten: VAK, 2015).

Erröten und Schwitzen sind vegetative Stresssymptome, Zeichen für die erhöhte Vigilanz (Wachsamkeit) des limbischen Systems, da das Urvertrauen und die innere Distanz zu den Dingen gerade fehlt. Zweifel an den eigenen Fähigkeiten treibt die „Schamröte“ ins Gesicht. Aber auch typische Hitzewallungen, wie sie bei Frauen in den Wechseljahren infolge der Hormonverschiebung auftreten, kommen bei Angststress vor.

Menschen, die immer wieder darunter leiden, dass sie erröten oder vermehrt schwitzen, rate ich, den Körper morgens bewusst mit Bürstenmassagen zu stimulieren und anschließend kräftig mit einem guten Körperöl einzureiben. Dadurch wird die Haut positiv stimuliert, die Poren öffnen sich und es kommt weniger zu Hitzestaus und vegetativen Überreaktionen. Dies fördert die vegetative Umschaltung auf die parasympathische Regulierung des Vegetativums, die das Ziel aller Entspannungstechniken und sportlicher Betätigung ist. Alle Massagen und Wasseranwendungen in der ganzheitlichen Medizin haben dieses Ziel, nämlich den Sympathotonus und damit die Stressreaktionen zu reduzieren. Auch leichter Ausdauersport fördert dies. Die übertriebene Abhärtungsideologie früherer Zeiten hatte auch dieses Ziel, das wir uns heute durchaus im positiven Sinne zu Nutze machen können. Die Haut wird so besser in die Gesamtheit des Körpers integriert, quasi ein wenig abgeschirmt gegen Stressreize, ähnlich wie gegen Kälte- oder Berührungsreize.

Das vegetative Nervensystem hat etwas mit der aufrechten, lockeren Körperhaltung zu tun. Besonders die Übergänge der Wirbelsäule zwischen Kopf und Hals, Hals und Brustkorb sowie Brustkorb und Becken neigen zu Verkrampfungen, die das vegetative Nervensystem in Richtung Sympathikus verschieben. Das erhöht den Stress. Deshalb: Achten Sie darauf, im Lot zu sein, sich gut zu erden und locker aufzurichten statt sich zusammenzureißen: Schultern runter, Kiefer locker, Stirn entspannt! Tun Sie´s jetzt, jetzt sofort!

Schwäche, Erschöpfung

Der ständige Kampf mit der Angst ist für Betroffene sehr anstrengend. Es herrscht andauernd Hochalarm. Das kostet sehr viel Energie in Form von ATP aus den Mitochondrien, den Energiekraftwerken unserer Zellen. Ganz zu schweigen von den Vitaminen und Mineralien, die das Entsorgen der freien Radikale kostet, die dadurch entstehen. Die Folgen sind Schwäche und ein ständiges Gefühl von Erschöpfung, das ja auch ein Grundgefühl der Depression ist.

Die Betroffenen befinden sich oft schon seit Langem in einem Ausnahmezustand und nicht selten im Zustand der Verzweiflung, da sie nichts mehr zu können glauben. Hier zunächst einmal Zuversicht und Hoffnung zu vermitteln, halte ich für eine vorrangige Aufgabe von Ärzten und professionellen Begleitern. Ganz leichte Bewegung am Boden mit Stimulation des Kreuzbeins (Wurzel- und Sexualchakra) und behutsam ausgeführte Yoga-Übungen sind nützlich zur Erholung und für ein stabiles Körpergefühl. Sodann sind kleine Spaziergänge in der Natur – ohne jeglichen Ehrgeiz – nützlich. Sich sehr viel Zeit zu geben ist entscheidend. Die Gabe von Vitaminen (unter anderem aus der Vitamin-B-Gruppe, Aminosäuren, essenzielle Fettsäuren, Methylgruppendonatoren wie Cholin, Methionin, Lecithin) ist zusätzlich hilfreich, um stressbedingte Mängel auszugleichen.

Herzrasen, Rhythmusstörungen, hoher Blutdruck

Ein besonders beängstigender Symptomkomplex hängt mit dem Herzen zusammen. Rasender Puls und Herzstolpern sind wohl gerade bei Angst das Begleitsymptom, das uns am heftigsten in der Angst bestärkt, denn da geht es uns vermeintlich „ans Leben". Das Herz ist bestens bekannt als Ort des Herzinfarkts und die Angst, dass das Herz auch noch krank werden könnte, kommt zu der Angst vor bestimmten Situationen noch hinzu. Ich kann Sie beruhigen: Menschen, die unter Angst leiden, sind nicht die typischen Herzinfarktpatienten. Menschen mit den typischen Herzproblemen zeichnen sich ja gerade dadurch aus, dass sie ihre Angst, ihren Stress, ihr seelisches Befinden nicht wirklich wahrnehmen. Bei dem typischen „Herzinfarktpatienten" sind die Adern des Herzens so „starr" geworden, dass sie irgendwann dem Druck nicht mehr elastisch nachgeben können. Das Herz „bricht". Bewusst wahrgenommene Angst – so heftig dieses Symptom auch sein mag – ist für das Herz nicht schädigend, macht aber heftige Symptome. Seien Sie „froh": Ihr Herz will nur nachdrücklich auf sich aufmerksam machen.

Wie anfangs im Kapitel über die neurobiologischen Mechanismen beschrieben (vgl. Seite 20 ff.), wird die Variabilität des Herzschlags geringer, wenn wir in Angst erstarrt sind. Statt dass das Herz beim Ausatmen „gemütlicher" schlägt und beim Einatmen wieder etwas schneller wird, bleibt der Puls mehr oder weniger konstant. Stress pur! Es schottet sich sozusagen ab statt mitzuschwingen. Das Herz reagiert also extrem empfindlich auf Angst und das spüren die Betroffenen sehr beängstigend. Sobald der Puls ansteigt – das wissen sie schon aus Erfahrung –, ist es wieder so weit: Die Angst oder die Panik ist im Kommen und nicht mehr zu stoppen. Das ist die Botschaft des Herzens an den Kopf: „Hallo, ihr da oben, tut endlich was, sonst höre ich mit dem Pochen nicht mehr auf!"

Das Herz „springt" immer dann an, wenn es um Kampf oder Flucht geht. Der Blutdruck steigt automatisch mit an, was den Betroffenen viel zusätzliche Angst bereitet. Entweder der Puls beschleunigt sich oder er gerät aus dem Takt. Während hoher Puls und hoher Blutdruck dafür sorgen, dass genug Energie für den Kampf oder die Flucht bereitsteht, warnt das Herzstolpern die Betreffenden eher davor, dass etwas nicht stimmt. Da ist das Leben irgendwie aus dem Takt geraten. Es ist wie ein Warnsignal, das besagt: Tu was, hier stimmt was nicht, wir haben zu wenig Sauerstoff, die Situation ist nicht gut.

Da das Herz nicht denken, sondern nur reagieren kann, braucht es Hilfe. Wie im Kapitel „Die Angst anders interpretieren" ausgeführt, müssen wir mit ihm „sprechen". Ja, Sie lesen richtig! Unser Herz ist außer dem Gehirn das einzige Organ im Körper, das Oxytocin, unseren Neurotransmitter für Mitgefühl, produzieren kann. Es reagiert sofort auf Zuwendung, vor allem, wenn Sie Ihre Hand auf Ihr Herz legen. Wir denken mittels Sprache, Sie könnten also zu sich selbst sagen: „Ja, ich verstehe, dass du in dieser Situation wieder Angst bekommen hast. Das ist wirklich nicht so einfach! (Echte Empathie zeigen) Ist okay. (Annahme) Schau'n wir mal ganz in Ruhe, wie wir uns wieder beruhigen können. Im Moment ist alles okay. Es ist gerade nichts Schlimmes passiert. Ganz ruhig. Ich helfe dir." (Trost, Ermutigung geben)

Um auf diese Weise reagieren zu können, ist es wichtig, sich sofort zu erden und den Atem zu besänftigen, wie im Kapitel über den Atem ausgeführt. Auch das Klopfen der Thymusdrüse, beruhigt schnell. Als Anwendung auf der Haut leistet die *Aurum-Lavendula-Herzsalbe* hervorragende Dienste. Insbesondere zur Nacht kann man sie in der Gegend des Herzens einreiben, um den Puls zu beruhigen. Sehr schnell hört das laute Pochen auf und der Puls wird deutlich leiser, später auch langsamer. Darüber hinaus kann man das Herz ganz gezielt mit *Galgantpulver* unterstützen, das bereits von Hildegard von Bingen besonders empfohlen wurde. Es hat eine ähnliche Wirkung auf das Herz wie der bekannte „Herzgefäß-Weitmacher" *Nitroglycerin*. Galgant kräftigt das Herz, weitet die Herzkranzgefäße und beruhigt gleichzeitig. Täglich als Gewürz ins Essen gegeben, entfaltet Galgant seine stetige Wirkung. Zusammen mit einer Betonung des sanften Ausatmens hat es nebenbei eine besänftigende Wirkung auf den zu hohen Blutdruck.

Mit Übungen wie der *Herzatmung*, bei der man sich vorstellt, in das Herz hinein- und durch den Oberbauch (den Solarplexus über der Magengegend) wieder auszuatmen, kann man die Spannung im Herzen abbauen. Auch hilft immer das *Atemsurfen* über dem Herzen, bei dem Sie Ihre Hände sanft auf das Brustbein legen und bewusst mit der Atembewegung mitgehen und sie mitfühlen.

Eine Frau hatte immer wieder große Angst vor dem Schlafen, weil ihre erste Krise mit einer völligen Schlaflosigkeit begonnen hatte, und sie dachte, das könne jederzeit wieder passieren. Die Erinnerung an diese Zeit wurde täglich beim Ins-Bett-Gehen angetriggert. Jedes Mal, wenn der Puls ein wenig anstieg, überfiel sie die Panik. Sie lernte, sehr intensiv und voller Mitgefühl mit sich zu sprechen und damit ihr Herz zu beruhigen. Wie gesagt, unser Herz meint es gut mit uns.

Muskelverspannungen

Wie schon im vorherigen Kapitel über gezielte Angstvorsorge beschrieben, ist Angst ein Gefühl, das Enge braucht: Zusammengezogene Muskeln im Nacken, in den Kiefergelenken, am Bauch, an den Armen und Beinen sorgen dafür, dass vermeintlich alle Gefühle unter Kontrolle bleiben, sie födern aber gleichzeitig auch Angstgefühle. Vielfache Schmerzsymptome sind die Folge, die sich oftmals bis zur chronischen Fibromyalgie steigern können und den Betreffenden zusätzlich große Sorgen und Angst bereiten.

Eine Frau erzählte mir von extremen Schmerzen im Rücken, vor allem aber in den Oberschenkeln. Auf meine Frage, was ihre Muskeln denn damit wohl ausdrücken würden, sagte sie, dass es sich so anfühle, als wollte ihr Körper sich am liebsten die ganze Zeit in die Embryonalstellung zusammenziehen. Ihr Körper drückte also aus, dass er nicht offen und aufrecht stehen, sondern in einer Art Schutzhaltung einfrieren wollte, die ihn vermeintlich vor den täglichen Anforderungen bewahren würde. Was vom Körper „gut gemeint" war, konnte leider nicht funktionieren, denn man kann sich im Alltag nur für Momente den Anforderungen entziehen. So wurde alles nur schlimmer.

Bei Muskel- und Sehnenschmerzen geht es zunächst einmal darum, Kontakt mit den schmerzenden Stellen aufzunehmen und dort lindernde Anwendungen zu machen. Auf die Frage, was ihr denn gut tue, berichtete sie, dass die Beschwerden in der Badewanne fast augenblicklich verschwunden seien. Aufschlussreich war, dass die Schmerzen recht plötzlich nach dem Tod eines nahen Verwandten aufgetreten waren. Diese Erfahrung war ein Trigger für alte Kinderängste. Also: Schmerzen, die auf einen Auslöser hin auftreten, lassen sich mit der Reaktion auf Stress erklären. Sie reagieren gut auf Wärme und Zuwendung. Ich riet ihr zusätzlich, mit den Händen Kontakt zu den schmerzenden Muskeln aufzunehmen, sie kräftig mit der flachen Hand zu drücken, und zwar im Rhythmus des Ausatmens. Außerdem riet ich zu sanften, aber lang anhaltenden Dehnungsübungen, zum Beispiel: sich auf den Bauch legen und vorsichtig die Unterschenkel Richtung Gesäß bewegen. Dabei war wichtig, sehr mitfühlend zu sein, im Sinne von: „Wir geben jetzt mal ganz vorsichtig nach und lassen die Muskeln weich werden. Wir müssen jetzt nichts leisten."

Bei zu großen Spannungen in der Muskulatur geht es immer auch um die Wertschätzung des Bedürfnisses nach Rückzug, Schutz und Verweigerung – kindliche Bedürfnisse eben, die nicht einfach übergangen werden dürfen.

Ein Mann hatte extreme Beinschmerzen, die seltsamerweise fast ganz verschwanden, sobald er sich auf seiner Yoga-Matte befand. In seinem Kopf war ein einziger Gedanke: Nix wie weg hier: „Ich will dieses Leben nicht. Ich will ein anderes, endlich schönes und sorgenfreies Leben." Da er aber nicht vor seinen Alltagspflichten weglaufen konnte, gab es in seinem Inneren einen heftigen Kampf, den seine Beine austrugen: Weglaufen gegen Hierbleiben. Allein das Bemühen, zu verstehen, dass zusammengezogene Muskeln etwas sagen wollen, hilft dabei, auf Ideen zu kommen, wie man sich Erleichterung verschaffen kann.

Schlafstörungen

Wie ich in meinem Buch zum Thema Depression ausführlich beschrieben habe, hat der Schlaf etwas mit unserem Urvertrauen und

Sicherheitsgefühl zu tun, das ja bei auch Angstgefühlen abhandengekommen ist. Vor allem in der Nacht oder kurz vor dem Schlafen wird zum Beispiel das Pochen des Herzens zum Problem und verstärkt die Angst, nicht einschlafen zu können. Deshalb ist das vorrangige Ziel, sich gefühlsmäßig zu beruhigen, damit das vegetative Nervensystem zur Ruhe kommt. Wie man das macht?

Ganz allgemein hilft ein persönliches Schlafritual, sich vom Tag zu verabschieden und auf die Nacht einzustimmen. Doch Menschen mit Angstproblemen brauchen noch eine intensivere Hinwendung zu sich selbst. Nehmen Sie, bevor Sie ins Bett gehen, noch einmal ganz bewusst Kontakt zu Ihrem Körper auf. Legen Sie sich dazu mit dem Rücken auf den Boden, ähnlich wie bei den Yoga-Übungen beschrieben, und wälzen Sie sich ein wenig hin und her, sodass das Kreuzbein bewusst stimuliert wird. Es ist für die Empfindung von Bodenhaftung und innerer Sicherheit wichtig. Fassen Sie sich auch gerne fest an, um sich noch einmal richtig zu spüren. Nehmen Sie echten Kontakt mit sich selbst auf und sprechen Sie beruhigend mit sich, ähnlich wie man es mit einem Kind machen würde, das gerade unruhig ist. Die erwähnten warmen Fußbäder sind hier eine sehr gute Möglichkeit, zusätzlich eine Ableitung der Erregung nach unten herbeizuführen. Die Müdigkeit setzt fühlbar ein.

> Vier Bedingungen braucht guter Schlaf: ein ausreichendes Müdigkeitsgefühl, ein Ambiente der Geborgenheit, seelisches Wohlgefühl sowie warme Hände und Füße – im Gegensatz zu einer weniger warmen Körpermitte.

Deshalb sind deftige Speisen am Abend keine gute Idee, sie überhitzen den Bauch durch intensive Verdauungsarbeit. Zusätzlich hilft ein bestimmter Duft, der Sie angenehm zur Entspannung konditioniert. Besonders Lavendel- oder Zirbenduft haben einen beruhigenden Effekt. Die Zirbe erinnert an die Erfahrung der Waldatmosphäre, die ein besonderer „Geborgenheitsraum“ für uns ist. Sie können sich auch gerne mit einem ganz persönlichen Lieblingsduft auf Schlaf und Entspannung einstimmen. Nutzen Sie ihn dann ausschließlich zu diesem Zweck.

Außerdem rate ich Ihnen: Bringen Sie am Tage möglichst wenig Adrenalin in Umlauf. Machen Sie keine aufregenden Dinge. Bei Angst ist die Schwelle für die Ausschüttung von Stresshormonen sehr niedrig. Und Adrenalin verhindert den Schlaf. Stattdessen sollten Melatonin und Gamma-Amino-Buttersäure (GABA) im System kreisen. Beide Stoffe werden am Abend, wenn es dunkel wird, natürlicherweise ausgeschüttet. Sie machen müde und schlafbereit. GABA „dimmt" das Denken, indem es die Energieübertragung an den Synapsen blockiert. Manche pflanzlichen Schlafmittel haben unter anderem eine GABA-Wirkung.

Ich brauche wahrscheinlich nicht zu betonen, dass Kaffee nur am frühen Morgen sinnvoll ist, wenn überhaupt, da das Koffein manchmal 12 bis 14 Stunden braucht, bis es abgebaut ist, in Ihrem Fall eventuell länger, da bei Angststress die Entgiftungsfähigkeit von Leber und Niere verringert ist. Ähnliches gilt für Cola, Mate- und schwarzen Tee – es sei denn, Sie haben kein Problem damit. Alkohol ist ebenfalls kein sinnvolles Schlafmittel, auch wenn das Einschlafen damit manchmal leichter gelingt. Wenn die Alkoholwirkung nachlässt, kann es zu schlimmen Angstanflutungen kommen, die nicht leicht zu steuern sind.

Wichtig ist, sich selbst wie einen empfindsamen Menschen zu behandeln, wenn es um den Nachtschlaf geht. Überlegen Sie selbst, welches Ritual Ihnen da guttut. Eine „Bilanz" des Tages kann eine gute Gelegenheit sein, sich seine Fortschritte bewusst zu machen, und sie kann Sicherheit und Kontrolle vermitteln, die Ihr Vertrauen zu sich selbst steigern. Auch um die „Musterunterbrechung" bei Angst zu fördern, ist es gut, sich vor dem Schlafen noch einmal auf positive Bilder zu konzentrieren, zum Beispiel auf einen schönen Spaziergang auf Ihrem Lieblingsweg.

Eine schöne Einschlafübung aus dem Jin Schin Jutzu:

Die Außenseite der Knie mit den Händen aufmerksam berühren, indem Sie einfach die Hand dorthin legen und spüren, wie sich das anfühlt. Dort entlang führen die Yang-Meridiane des Beines, also die den Organen Blase, Magen und Gallenblase zugeordneten Meridiane. Hier wird der Muskeltonus reguliert. Wenn Sie – am besten in Seitenlage – eine Zeitlang die Hand an die linke oder rechte Außenseite des Knies legen, wird Ihr Organismus dies bald als Ankerreiz zur Entspannung erkennen, um sich in den Schlaf gleiten zu lassen.

Eine andere Übung aus dem Jin Schin Jutzu hilft, Sorgen und Grübelgedanken loszuwerden. Umfassen Sie dazu sanft abwechselnd den linken und den rechten Daumen samt Grundgelenk eine Weile.

Überdies trägt ein besonders harmonisch gestalteter Schlafraum zu Ihrer Geborgenheit bei. An anderer Stelle habe ich gezielte Atemübungen beschrieben, die auch für das Schlafen sehr hilfreich sind (z. B. Mondatmung), denn unser Atem ist der Schlüssel zu unseren Gefühlen, auf die wir uns mit einem sanften Atem positiv einstimmen können. (Vgl. Seite 61 ff.) Die Übungen aus dem *Sounder Sleep System* wie das Atemsurfen und der „Geheime Handschlag“ (in Schaltstelle Nr. 2 beschrieben) leisten hier sehr gute Dienste, um das Gehirn mit positiver Kontrolle zu beschäftigen. Auch die Übung von Rosenberg zur Stimulation des ventralen Vagus-Astes (auf Seite 230 ff.) ist sehr nützlich.

Blasenbeschwerden

Ein sehr häufiges Angstsymptom auf der Körperebene sind Blasenbeschwerden. Die Blase ist ein sehr empfindsames Organ, dessen Schließmuskel von den beiden bereits erwähnten gegensätzlichen vegetativen Nerven gesteuert wird: dem Sympathikus und dem Parasympathikus. Ohne ein harmonisches Zusammenspiel dieser beiden vegetativen Nerven ist die Blase „gereizt“. Die Reizblase ist ein typisches Stresssyndrom, das sich bei Ängsten meldet. Ein Mann berichtete mir, dass er in *einer* Stunde mal wieder zwanzig Mal zur Toilette musste, so sehr plagte ihn die Versagensangst. Jeder kennt das Phänomen, das oft vor einer Prüfung oder vor einer Reise auftritt. „Sich vor Angst in die Hose machen“ ist eine typische Metapher dafür.

Hier sind alle Maßnahmen angenehm, die Wärme, Entspannung und Ruhe vermitteln. Eine Frau setzte sich in schlimmen Angstphasen in die Badewanne und ließ einen weichen, warmen Duschstrahl über den Unterbauch fließen, der den Stress im wahrsten Sinne des Wortes abfließen ließ. Auch Sitzbäder und Dampfbäder (über einem Eimer mit kochendem Wasser, abgedeckt mit einer Wolldecke) tun gut. Einreibungen über der Blase mit Johanniskrautöl und eine Wärmflasche zwischen den Oberschenkeln – auch das nimmt erst einmal die Spannung und beruhigt. (Männer sollten dies nicht praktizieren, da die Hoden immer möglichst kühl gehalten werden sollten. Hier sind Anwendungen *auf* der Blase sinnvoller.) Auch kann man die Innenseiten der Knie sanft berühren und halten und damit die entsprechenden Yin-Meridiane des Beines beruhigen. Das nimmt die Spannung aus der Blase.

Letztlich geht es hier aber darum, mit der Blase Kontakt aufzunehmen und sich mit ihr zu verbinden. Eine Hand auflegen und nachfühlen kann dabei helfen herauszufinden, was die Blase – stellvertretend für Sie selbst – sagen will.

Im Sinne eines verschobenen Gefühls wurde eine Frau sich ihrer Trauer bewusst, die hinter der Angst steckte, nachdem sie von der schweren Krankheit ihrer Mutter erfahren hatte. Der Blasendruck erinnerte sie sogar oft daran, sich um ihre traurige Stimmung zu kümmern, die sie gar nicht wahrgenommen hatte. Der Druck ließ dann immer schnell nach. Die Reizblase ist manchmal ein äußerst quälendes Symptom, das insbesondere Frauen fast zur Verzweiflung treiben kann. Ich möchte Ihnen versichern: Auch das geht vorüber, wenn Sie Ihre Probleme Schritt für Schritt in den Griff bekommen.

Eine Frau hatte sogar über Jahre ernsthafte Probleme mit einer Autoimmuncystitis (Erkrankung, bei der man einen chronischen Autoimmunprozess der Blase diagnostiziert), bei der die Reizblase schon zu einer Schrumpfung des Schleimhautepithels geführt hatte. Ihr gesamtes Leben war davon in Mitleidenschaft genommen. Irgendwann war die Zeit reif und sie lernte sich selbst zutiefst zu verstehen und anzunehmen. Neben den oben genannten Maßnahmen sorgten Yoga und Entspannung innerhalb mehrerer Monate dazu, dass alle Symptome sich beruhigten. Ich traf die Frau kürzlich im Schwimmbad – gut gelaunt! Ihre Krankheit ist seit langer Zeit vorbei, darüber habe ich mich natürlich sehr gefreut. Sie sehen, auch angeblich „chronische" Zustände können sich zurückbilden!

Luftnot, Hyperventilation

Atembeschwerden zählen ebenfalls zu den typischen Angstsyndromen. Da wird „vor Schreck" oder „vor lauter Angst" die Luft angehalten oder aber zu schnell geatmet, was in die typische Hyperventilations-Tetanie (eine Verkrampfung der Hände und Füße und schließlich des ganzen Körpers) führen kann. Menschen, die Atemprobleme haben, kann man nicht vermitteln, dass sie doch bitte *langsam* atmen sollten. Die Aufmerksamkeit auf den Atem macht die Symptome meist nur schlimmer. Hier sind Klopftechniken sinnvoller, insbesondere das Klopfen der Thymusdrüse (auf dem Brustbein) und alle Maßnahmen, die eine gezielte Bodenhaftung und ein Schweregefühl im Körper herbeiführen. Auch sich selbst mit den Händen zu berühren, und zwar am Scheitel, am Brustkorb und/oder am Oberbauch, wirkt besänftigend auf den Atem.

Menschen, die an Asthma leiden, benötigen vielleicht vorübergehend eine höhere Dosierung ihrer Medikamente und zusätzlich leicht beruhigende pflanzliche Mittel. Einreibungen mit *Plantago-Bronchialbalsam*, einem homöopathischen Mittel, das die Lunge entspannt, sowie Weihrauch-Tabletten können vorübergehend helfen, Cortison einzusparen. Der Atem ist ein Vorgang, der besonders positiv auf liebevolle Fürsorge reagiert. Wer Interesse hat, kann sich mit der *Buteyko-Atmung* bekannt machen, die bei Asthma großen Erfolg hat und darin besteht, sehr sanft und Kohlensäure sparend zu atmen und die Lunge gezielt zu entspannen.

*

Zur vorübergehenden Besänftigung des vegetativen Nervensystems eignen sich homöopathische und pflanzliche Medikamente aus Hopfen, Baldrian, Passionsblume, hoch dosierte Lavendelpräparate (*Lasea*) und Präparate mit Passionsblume (*Lioran*). Insbesondere *Kava-Kava-Tropfen* haben bei Ängsten und inneren Spannungen eine ausgesprochen beruhigende Wirkung. Es ist durchaus sinnvoll, sich in besonders spannungsreichen Zeiten damit zu helfen. Eine Zusatzgabe aller acht B-Vitamine sowie die weiter oben bereits genannten Mineralien sorgen für mehr nervliche Stabilität. Medikamente wie beruhigende Antidepressiva sind dann nötig, wenn sich Ängste oder innere Unruhezustände derart zuspitzen, dass sie sich nur schwer ertragen lassen. Sie gehören allerdings in die Hand des Facharztes, der sich mit den Nebenwirkungen und Wechselwirkungen mit anderen Medikamenten auskennt. Wenn Betroffene also sehr unruhig und getrieben sind und kaum noch schlafen können, halte ich ein beruhigendes Antidepressivum für sinnvoll, insbesondere deshalb, weil es dabei nicht zur Sucht kommt wie bei der Stoffgruppe der Tranquilizer.

> Bei der Anwendung von beruhigenden Antidepressiva möchte ich ein besonders vorsichtiges Vorgehen empfehlen, da viele Patienten vor deren Einnahme panische Angst haben. Sie befürchten, von der beruhigenden Wirkung „überfallen“ zu werden und so die Kontrolle zu verlieren. Diese Angst wird oft nicht ernst genug genommen. Sie ist aber gerade bei traumatisch bedingten Ängsten absolut verständlich.

Um den Betroffenen die Angst zu nehmen, empfehle ich meist, es zunächst mit einer winzigen Dosis zu versuchen, die normalerweise als wirkungslos erachtet würde. Wir fangen manchmal mit einem „Krümel“ von einer 15-Miligramm-Tablette *Mirtazapin* an, bei dem die Patienten kaum eine Wirkung bemerken. Sie können die Dosis dann – nach Absprache mit einem Facharzt – schrittweise steigern, bis sie ihrem Bedarf entspricht. Mit einer viertel Tablette beruhigt sich das limbische System oft schon nach zwei Tagen deutlich. (Es handelt sich hier nicht um die antidepressive Hauptwirkung dieser Stoffgruppe, die ja erst nach etwa 10 bis 14 Tagen einsetzt, sondern um die beruhigende Nebenwirkung dieser Substanz. Sie sehen: Es gibt keinen Standard, nach dem man sich richten *muss*, sondern man kann kreativ mit Medikamenten umgehen. Diese Empfehlung gebe ich hier gerne an ärztliche Kollegen weiter, die sie wiederum an ihre Patienten weitergeben können.)

Und jetzt sind *Sie* dran:

Machen Sie sich selbst noch einmal bewusst, in welcher Weise Ihr Körper in Angst- und Stresssituationen reagiert. Bemühen Sie sich, sich in dieser Hinsicht genau zu verstehen, und analysieren Sie, was Ihnen jeweils geholfen hat. Vielleicht entscheiden Sie sich bewusst, zur Vorsorge bestimmte Übungen oder Gewohnheiten in Ihre Alltagsroutine einzubauen. Eine Frau berichtete, sie habe vorübergehend auch im Sommer eine wohlige Wollhose unter ihrer Kleidung getragen, um ihrer Blase zu spüren zu geben: Ich habe dich nicht vergessen, ich verschaffe dir vorsorglich eine wärmende Atmosphäre. Nach kurzer Zeit war diese Maßnahme nicht mehr nötig. Angst – das sei hier noch einmal betont – kann mit Liebe, insbesondere mit liebevoller Fürsorge besänftigt werden.

Spezielle Angst-„Erkrankungen" und ihre besonderen Aspekte

Angst und Depression

Egal, was es ist, man kann es verändern!

Angst ist unterschwellig bei jeder Form von Stress beteiligt. Häufig ist Angst eines der ersten Symptome der Depression oder besser gesagt: Wenn sich Angst als seelischer Grundzustand ausbreitet, ist das ein Zeichen dafür, dass das limbische System sich zunehmend in einem Alarmzustand befindet, was wiederum einer Depression den Boden bereiten kann. Wie wir gehört haben, kommt bei chronischen Stress- und Angstzuständen die Neurotransmitterproduktion dem Bedarf nicht mehr nach und das kann auf Dauer depressiv machen. Aber auch eine Depression macht, ebenso wie ein lange anhaltender Erschöpfungszustand, Angst. Das Angstgefühl schleicht sich langsam ein und wird nicht selten zur ständigen Begleiterscheinung. Nachrichten in den Medien werden mit Angst belegt. Es fehlt jede Distanz zu den Geschehnissen, alle Eindrücke werden mit der depressiven Sichtweise und vor allem mit Angst eingefärbt.

Beängstigend ist vor allem, wenn Depressive sich ihre Symptome nicht erklären können, denn für Menschen, die im Leben eigentlich immer einigermaßen gut funktioniert haben, ist es äußerst bedrohlich, sich mit einer derartigen nie gekannten Ohnmacht konfrontiert zu sehen. Sie empfinden sich als vollkommen „falsch", obwohl das limbische System eigentlich nichts anderes tut als die Reißleine zu ziehen, damit die innere Überforderung ein für alle Mal aufhört. Die Depression ist ja nichts anderes als ein Totstellreflex von Körper, Geist und Seele, um Energie zu sparen, um aufmerksam zu machen auf den Notstand im Gehirn, aber auch im seelischen und körperlichen Erleben. Da ist jemand vielleicht am Rand der geistigen, aber auch körperlichen Erschöpfung, die Seele erträgt vielleicht bestimmte Verletzungen *endlich* nicht mehr und verschließt sich weiteren Empfindungen.

Der Körper produziert Symptome, um die Seele zu entlasten. Es ist nämlich oftmals einfacher, sich über seine Herzschmerzen oder den Blasendruck zu sorgen, als eine zum Verzweifeln große Wut oder seelischen Schmerz an sich heranzulassen. Eine Patientin fragte mich einmal, ob ihr Herz denn all diesen Druck und den schnellen Puls aushalten könne, worauf ich nur antworten konnte: „Ihr Herz kann das aushalten, aber ob Ihre Seele das aushalten kann, das ist die Frage.“

Darüber hinaus kreisen die depressiven Grübelspiralen um die Fragen: Wie kann ich diese schreckliche Gefühllosigkeit, die Antriebslosigkeit, die Gleichgültigkeit bloß loswerden? Werde ich jemals wieder normal? Ständiges Vergleichen mit den angeblich Gesunden treibt das schlechte Allgemeinbefinden auf die Spitze. Hoffnungslosigkeit und Angst breiten sich aus, manchmal in einem gefährlichen Ausmaß. Und vor allem: Diese Gefühle übersteigen alles, was man sich so vorstellen kann, es ist nicht selten eine tödliche Mischung, die sogar an den Rand des Wahnsinns treiben oder zu Übersprunghandlungen führen kann. Wir kennen das nicht zuletzt aus vielen Berichten in den Medien.

Die Diagnose Depression lässt sich kurz so umreißen:

Zum einen gehört zur Depression die *körperlich spürbare Erschöpfung* mit chronischer Müdigkeit, Energielosigkeit und schlechtem Schlaf. Hinzu kommt die *seelische Erschöpfung* mit dem Empfinden, dass einem schnell „alles zu viel" wird, mit Überdruss, niedergedrückter Stimmung und innerer Leere. Daneben liegt auch eine schwere *mentale Erschöpfung* vor mit Vergesslichkeit, Konzentrationsschwierigkeiten, Abnahme der geistigen Leistungsfähigkeit und Kreativität sowie Gedanken der Sinnlosigkeit, Grübelspiralen. Die *soziale Erschöpfung* äußert sich in mangelndem Interesse an anderen Menschen mit innerem Rückzug und Verlust der Schwingungsfähigkeit und Empathie. Sie zeigt sich auch oft in abweisendem Verhalten und Ungeduld. All diese Symptome sind dem Umstand geschuldet, dass die Betroffenen alle Energie für sich selbst und die schwierigen inneren Prozesse benötigen. Sie *können* dann nicht anders. Insbesondere bei der „agitierten Depression" wird die unterschwellig immer vorhandene Angst zu einem zentralen Thema und kann sich bis zur Panik steigern.

Notwendig sind hier ein Hoffnung vermittelndes Gegenüber und eine schnelle Änderung des Körperempfindens, des seelischen Erlebens und des Denkens. Kurz gesagt: Die Angst, die sich im Zuge dessen ausbreitet, muss neuer Zuversicht weichen. Ich habe viele Situationen erlebt, in denen Menschen meinten, sich in einer völlig aussichtslosen Situation zu befinden. Unabdingbar notwendig war hier, glaubhaft und fühlbar Hoffnung auf Heilung zu vermitteln, indem sich die Betroffenen wenigstens für einen Moment körperlich besser fühlen konnten, seelische Geborgenheit erleben und ansatzweise Gedanken an Heilung fassen konnten. Das erreicht man, indem man den Menschen erklärt, wie das Gehirn Angst und depressive Stimmungen in Gang setzt und welche Mechanismen dafür zuständig sind, dass es sich davon auch wieder erholen kann.

Für mich ist nicht so entscheidend, ob es sich um eine Depression oder „nur" um Angstsymptome handelt, denn der Entstehungsmechanismus ist ähnlich. Nicht umsonst werden in der klassischen Medizin bei beiden die gleichen Medikamente eingesetzt, nämlich bestimmte Antidepressiva. Für mich ist entscheidend, wie man Menschen helfen kann, sich selbst wieder etwas zuzutrauen und Lust zu bekommen, etwas für ihr Wohlgefühl zu tun. Es geht darum, die Symptome nicht als Störung zu sehen, sondern als etwas, was ihnen hilft, aus der Selbstüberforderung und der Selbstabwertung auszusteigen. Besser als nur um die Probleme zu kreisen ist es, sich um die schmerzlichen Vorerfahrungen zu kümmern, die zu der Symptomatik geführt haben, und eine neue Selbstfürsorge zu entwickeln. Angst fordert wie kein anderes Symptom dazu heraus, die Beweggründe der eigenen Persönlichkeit in einer Tiefe ernst zu nehmen und zu verstehen, wie es vielleicht noch nie zuvor notwendig war, jetzt aber nicht mehr zu umgehen ist.

Wie Sie gesehen haben, sind schon einige einfache Körperübungen in der Lage, ein neues Lebensgefühl in Gang zu setzen. Sie beruhigen das limbische System und stellen den Alarm wenigstens für eine Weile ab. Schon eine einfache Yoga-Übung, bei der erstmals erlebt wird, wie weit der Brustkorb werden kann, wie fest die Füße auf der Erde stehen, gibt Kraft und Sicherheit. Das Signal der Bedrohung hört auf. Eine neue Erfahrung wird gemacht und im Gehirn werden neue Kommunikationsautobahnen gebahnt. Das unterbricht die Grübelspiralen und ermutigt zu weiteren Schritten. Depression ist ein sehr komplexes Krankheitsgeschehen (– ich behandle es ausführlich und pragmatisch in meinem Buch *Depression und Burn-out überwinden. Ihr roter Faden aus der Krise: Die wirksamsten Selbsthilfestrategien*). Angst ist dabei auch immer ein zentrales Thema, das unserer besonderen Aufmerksamkeit bedarf. Man muss genau herausfinden, worauf die Angst sich richtet, welche Ursache sie hat, und ihr dann sehr annehmend und beruhigend begegnen. Dafür braucht man Menschen, die zu einem stehen und die sich nicht verwickeln lassen, vor allem aber therapeutische Unterstützung, die Zuversicht, Halt und Klarheit vermittelt.

> Die zentrale Angst bei der Depression ist, nie wieder ein normales Lebensgefühl zu haben. Das ist verständlich, denn nichts ist so verunsichernd wie ein vorherrschendes Gefühl von Ohnmacht, Antriebslosigkeit und Niedergeschlagenheit. Bei der agitierten Depression, bei der Unruhe, Angst und Panik im Vordergrund stehen, geht es an erster Stelle um das Vermitteln von Zuversicht und eine nachhaltige Beruhigung des limbischen Systems (Schaltstelle Nr. 2), denn das Ausmaß an Angst und Panik ist hier so groß, dass die Betroffenen es kaum ertragen können.

Oft werden deshalb hohe Dosen von Tranquilizern gegeben, die aber meist gar nicht nötig wären, wenn da eine therapeutische Begleitung Zuversicht vermitteln könnte. Manchmal reichen einige engmaschig geführte Telefonate, um die schlimmsten Befürchtungen zu nehmen und die Zeit bis zum Beginn einer Therapie zu überbrücken. Ich kann Ihnen versichern: Wenn Sie für Ruhe sorgen und Schritt für Schritt herausbekommen, welche Stressoren Sie überfordert haben, dann können Sie auch etwas dafür tun, dass Sie gesund werden. Sie müssen dazu nicht gleich alle Probleme *lösen*, es reicht vielmehr, wenn Sie sich diese erst einmal nur bewusst machen. Stellen Sie sie einen Moment „zur Seite", bis Sie in der Verfassung sind, sich damit intensiver zu beschäftigen – mit Unterstützung von außen. Einstweilen kümmern Sie sich darum, innerlich anzuhalten, zu sortieren und sich Ihren Raum für eine Auszeit zu gestalten. Betrachten Sie die Angst einmal ganz anders, wie im Kapitel „Die Angst anders interpretieren" beschrieben.

Meine Beobachtung ist, dass viele hartnäckige Angst- und Panikstörungen eigentlich traumatische Ursachen haben. Wenn Ängste sehr lange bestehen und vermeintlich „ohne Grund und einfach so" auftauchen, wird daraus schnell ein eigenständiges Krankheitsbild, eben eine „Angst- und Panikstörung". Wann die Ängste einmal ihren Ursprung genommen haben, dem wird nicht mehr genau nachgegangen. Es geht dann therapeutisch vor allem darum, Menschen diese Angst wieder „abzutrainieren". Viele Patienten suchen meinen Rat, weil sie sich seit Jahren vergeblich bemüht haben, ihre Ängste unter Kontrolle zu bekommen.

Sehr oft erlebe ich, dass Patienten mir nach hartnäckigem Nachfragen plötzlich einschneidende Erlebnisse aus längst vergangener Zeit oder sogar von ihren Vorfahren berichten, die ganz offensichtlich das jetzige Symptombild erklären. Entscheidend ist aber nicht die verstandesmäßige Erklärung, entscheidend sind die heftigen Gefühlsäußerungen, die dann zutage treten, wenn man den neuralgischen Punkt „erwischt" hat. Die unterschwellig seit langer Zeit blockierten Gefühle werden frei und der damit verbundene Stress löst sich durch ein unmittelbares Körpergefühl auf. Die Betreffenden entspannen sich. Schritt für Schritt können sich Blockaden lösen und neue Energie steht zur Verfügung.

Alle seelischen und körperlichen Symptome haben eine Ursache und einen Sinn, man muss nur danach fahnden. Vielfach springen im Gespräch Begebenheiten ins Auge, zu denen Menschen bislang keinen Zugang hatten. Wenn aber entscheidende Angstauslöser offensichtlich werden und dem Bewusstsein zugänglich gemacht werden können, dann kann man die Ängste auch überwinden. Sicherlich sind die Auslöser für die Wucht der Ängste, die jemand empfindet, oftmals recht komplex oder auch unverhältnismäßig oder vordergründig gar nicht vorhanden, doch das ist gerade das Typische für traumatisch bedingte Ängste. Sie sind zunächst einmal schwer zu verstehen und sie können sehr heftig sein. Mit Hilfe der Schaltstelle Nr. 4, mittels derer wir die Empfindungen wahrnehmen, versprachlichen und kreativ damit umgehen, besteht jedoch die Chance, sie Schritt für Schritt aufzulösen.

Traumatisch bedingte Ängste

Besondere Umstände erfordern ein besonderes Augenmerk.

Eine der am schwersten zu ertragenden Ängste erleben Menschen, bei denen traumatische Ereignisse mit bedrohlichen Assoziationen „getriggert“ werden. Der Grund: Die Betreffenden tauchen in Bruchteilen von Sekunden in alte Lebensgefühle ein, ohne in dem Moment etwas dagegen tun zu können. Auch die Angst vor der Angst, dass das plötzlich passieren könnte, ist groß.

> Wer traumatisch bedingte Ängste hat, fühlt sich wie jemand, der immer gleich um sein Leben rennt, wenn es nur darum geht, schnell von A nach B zu kommen, oder wie jemand, der morgens aufwacht und sich noch in einem bösen Traum befindet, ihn aber für wahr hält.

Normalerweise verarbeiten wir nachts in der REM-Phase des Schlafes die Geschehnisse des Tages. Bei schweren traumatischen Erlebnissen werden diese nicht verarbeitet, sondern im Hippocampus als Erinnerung abgelagert, auf die es zunächst keinen Zugriff gibt. Der Schmerz ist so groß, dass das Gehirn einen Salto mortale macht, indem es die Erfahrung einfach abspaltet, und zwar oft so gründlich, dass der Schmerz komplett unterdrückt beziehungsweise weggedrängt wird, manchmal ein ganzes Leben lang. In bestimmten Situationen, wenn die Abwehr eines Menschen vielleicht gerade einbricht, unter besonderen Stressbedingungen oder durch ein einschneidendes Erlebnis, das dem damaligen ähnlich ist, kann der gesamte Gefühlsgehalt der damaligen Situation aufbrechen. Die Seele wird mit schwierigen Gefühlen, vielfach mit panischer Angst, überschwemmt.

Häufig komme ich in Kontakt mit Lesern meiner Veröffentlichungen, denen beim Lesen erstmalig ihre eigene Traumatisierung bewusst wird. Sie berichten mir, dass sie eigentlich schon seit Jahren unangemessene, durch bestimmte Auslöser aufkommende Angstzustände haben. Nie ist der traumatische Hintergrund zur Sprache gekommen. Nach meiner Erfahrung sind immer wiederkehrende Angstzustände bei vielen, wenn nicht den meisten Patienten, die wegen Ängsten in der Psychiatrie behandelt werden, verkannte dissoziative Phänomene. Dabei rutschen sie in einen anderen Gefühlszustand, der zu dem Erleben der Realität eigentlich nicht passt. Er passt aber zu einer bestimmten traumatischen Vorerfahrung.

> Die *Dissoziation* ist ein Gefühlsphänomen, das Menschen haben, wenn sie etwas erleben, was ihre seelische Verarbeitungsfähigkeit übersteigt. Sie spalten das Gefühl erst einmal komplett ab, jedoch taucht es später durch einen Auslöser immer wieder auf. Das Tragische bei Traumatisierten ist, dass sie manchmal so im Zustand der Erstarrung (Aktivierung des dorsalen Vagus-Astes) eingefroren sind, dass sie sich auch keine Hilfe holen, keine Beziehungen aufbauen (können), da der ventrale Vagus-Ast, der für soziale Kontaktaufnahme zuständig ist, auf Dauer blockiert ist.

An dieser Stelle lade ich Sie wieder zu einem Exkurs in die Neurobiologie ein:

In den 1990er-Jahren hat Stephen Porges in seiner Polyvagaltheorie erstmalig beschrieben, dass es nicht nur das duale System von Sympathikus und Vagus gibt, sondern dass der Vagus eine Doppelfunktion hat, die für das Verständnis und den Heilungsprozess bei Traumata bedeutungsvoll ist:

In Situationen, in denen weder Kampf noch Flucht möglich ist und die Bedrohung als unerträglich erlebt wird, fällt der Körper auf das entwicklungsgeschichtlich älteste System des autonomen Nervensystems zurück, nämlich auf den dorsalen Vagus-Ast. (Siehe Beckedorf in: *Schweizerische Zeitschrift für Ganzheitsmedizin*, 26/3/14, über Enrico Caruso, Alfred Tomatis und die moderne Neurobiologie). Dieser Vagus-Ast hemmt den ventralen Vagus-Ast, der für Wohlgefühl Entspannung und soziale Kommunikation wichtig ist.

Es kommt – ähnlich wie bei Eidechsen und Käfern – zur Erstarrung, zum Totstellreflex mit abruptem Abfall von Herzschlag und Blutdruck ... Die Menschen sind dann zwar maximal erregt, wirken aber völlig unberührt. Sie haben eine große Distanz zu ihren Empfindungen – sie „dissoziieren“. Im Zustand der Dissoziation können sie anderen auch sehr schlecht vermitteln, wie es ihnen gerade geht. Es hat ihnen förmlich die Sprache verschlagen. Man kann sich vorstellen, dass jede Form von Beruhigung, Vermittlung von Wohlgefühl und Sicherheit hier besonders hilfreich ist.

Wenn Sie mit diesem Phänomen zu tun haben oder jemand kennen, der solche Reaktionen zeigt, wissen Sie jetzt, warum, und können das Problem beschreiben und gezielt nach fachlicher Unterstützung suchen. Ich habe viele Klienten erlebt, die sich Jahrzehnte mit diesem Phänomen herumgeschlagen haben, weil sie es nicht steuern und es sich nicht erklären konnten. Für viele Menschen aus der Kriegsgeneration gehörte es vielfach zum ganz normalen Lebensgefühl. Sie waren oft etwas sonderbar in ihren Reaktionen, aber das war in der Nachkriegszeit fast normal. Ein typischer Ausspruch dieser Zeit war:

Ein gesunder Deutscher kann das ab! Erst die nächste Generation hatte eine Chance, die übernommenen Traumata mit all den Ängsten zu verarbeiten.

Da wird jemand plötzlich völlig panisch, obwohl es nur leise geknackt hat, oder es zeigen sich verwirrende Gefühlsregungen, die überhaupt nicht zur Situation passen. Es kommen auch Dissoziationen auf der Körperebene vor, zum Beispiel ein völlig fehlendes oder extrem übersteigertes Schmerzempfinden einzelner Körperbereiche. Viele haben dann Angst vor jeglicher Berührung. Auch das Denken ist manchmal schwer betroffen, indem jemand Worte akustisch zwar hört, sie aber nicht versteht. Das kann manchmal sehr erschreckend sein, da es sich anfühlt wie eine Demenz, allerdings auf rein psychischer Ebene. Auch in Beziehungen gibt es Probleme, wenn ein Partner zeitweilig große Angst vor Nähe oder gar Berührung hat, das aber nicht kommunizieren kann.

Oft suchen Menschen nach einem Psychiatrieaufenthalt wegen eskalierender Ängste meinen Rat. In der Klinik wurden Tranquilizer, Antidepressiva und Neuroleptika gegeben, die die Symptome etwas gedämpft haben. Eine solche Behandlung erfolgt aus Hilflosigkeit gegenüber den heftigen Symptomen. Tabletten haben jedoch keine nachhaltig heilende Wirkung. Vielmehr müssen die Menschen *verstehen*, warum sie immer wieder solch heftige Gefühle haben. Wenn sie sie verstehen, wird auf einmal vieles plausibel, was vorher peinlich, unangemessen und einfach nur unerträglich war. Ein Beispiel möge dies veranschaulichen:

Eine Patientin suchte mich nach ihrem Psychiatrieaufenthalt wegen schwerer, anhaltender Unruhe und Ängsten auf. Dort hatte man sie hoch eingestellt auf Antidepressiva, Neuroleptika und starke Schlafmittel, da sie in einem extremen Zustand von Dauerpanik war. In ihrer Biografie konnte man ganz deutliche Zeichen für eine schwere Traumatisierung finden. Ihr Großvater, der für sie als Kind eine der wichtigsten Bezugspersonen war, starb sehr plötzlich und keiner hatte dem kleinen Mädchen geholfen, diesen Verlust zu verschmerzen. Es hatte sich danach ein halbes Jahr mehr oder weniger unter einem Tisch verkrochen und kein Wort mehr gesprochen.

Für uns heute wäre dies ein alarmierendes Zeichen, dass ein Kind Hilfe braucht, aber damals dachte man, das gehe von selbst wieder vorüber. Ging es auch, aber nicht ohne Folgen. Die Klientin flüchtete sich später in Leistung und Arbeit und ließ niemand mehr an sich heran. Sie wurde eine erfolgreiche Geschäftsfrau, die eigentlich nichts „umhaute“. In einer Überforderungssituation brachen jedoch heftige Gefühle von Angst und Panik aus ihr heraus. Die oben genannten Medikamente halfen hier nur bedingt. Als ich ihr erklärte, dass das kleine Mädchen von damals sich jetzt auf der Bühne ihres Lebens zeige, konnte sie erstmals verstehen, was mit ihr los war.

In der Klinik hatte sie sich in ihrer Not wie ein Kind benommen, das sich völlig haltlos und verlassen fühlt. Man hatte sie humorvoll als die „Heulsuse“ bezeichnet und dies zum Anlass genommen, die Dosis der Beruhigungsmedikamente zu erhöhen – was aber alles nur schlimmer machte. Die dissoziativen Verhaltensweisen waren nicht zur Sprache gekommen. Mitpatienten waren fast verärgert, warum die Patientin sich so heftig „gehen ließ“. Sie konnte selbst auch überhaupt nicht verstehen, warum sie sich so benahm, insbesondere, dass sie ihr Verhalten, das äußerst quälend für sie selbst war, nicht kontrollieren konnte. Statt dass man ihr erklärte, dass das damalige traumatische Geschehen sich jetzt zeige und sie es willkommen heißen solle, erlebte die Patientin eine Retraumatisierung, die sie wieder irgendwie „wegzustecken“ versuchte.

Ich berichte so ausführlich über diese Geschichte, da sie ganz typisch ist für unzählige Leidensgeschichten von Menschen, die man nicht nach Traumatisierungen gefragt hat. Dabei gibt es kein absolutes Maß für Trauma oder „Nicht-Trauma“. Was für den einen schon traumatische Qualität hat, ist für einen anderen weniger schlimm. Entscheidend ist, was das Erlebte mit den Menschen macht. Bei der Frau in meinem Beispiel war es der Tod eines nahen Onkels, der ebenfalls eine wichtige, Halt gebende Person in ihrem Leben gewesen war. Als sie den Zusammenhang verstand, konnten wir die Angst schrittweise auflösen.

Viele sehr hartnäckige Angststörungen sind nach meiner Erfahrung eigentlich traumatischen Ursprungs. Sie treten immer wieder aufgrund bestimmter Auslöser zutage. Oft schämen sich die Betroffenen, weil sie sich nicht mehr in der Hand haben und sich so nicht kennen. Sie denken, sie seien schuld an diesem Zustand. Wenn sie verstehen, dass es sich hier um ein dissoziatives Erleben handelt, sind sie erleichtert. Denn damit kann man umgehen. Man *muss* es sogar, denn sonst verlagert sich das Problem noch weiter in die Tiefe der Seele.

So auch bei dem Mann im folgenden Beispiel:

Er berichtete mir, er sei schon immer sehr schüchtern gewesen – dies quasi als Erklärung dafür, dass seine Persönlichkeit „einfach so" sei. Menschen kommen aber nicht schüchtern zur Welt, sondern dazu braucht es ein bestimmtes Umfeld. In diesem Fall war es so, dass die Eltern sich ständig vor ihm als kleinem Jungen aufgebaut und über seinen Kopf hinweg in herabwürdigender Weise gesprochen hatten, streng, moralisierend oder strafend. Er sei dabei gar nicht vorgekommen, sagte er. Man kann sich vorstellen, dass auf diese Weise nicht gerade ein selbstbewusster Mensch heranwächst. Auch hier war es wichtig, dem Betreffenden den Ursprung seiner „Schüchternheit" zu erklären und eine neue Art von Stolz auf diesen kleinen Jungen zu entwickeln, der trotz seiner Ängste doch immerhin so viel im Leben erreicht hatte. Diese völlig andere Sicht auf seine „Schüchternheit", die ja eigentlich verkleideter Mut war, brachte eine Wende in seinem Selbstbild. Hinweise auf seine doch immerhin vorhandenen Fähigkeiten, die sich nur an seine erwachsene Einsichtsfähigkeit richteten, halfen ihm nicht.

Es ging hier um das traumatisierte Kind-Ich! Wie man damit umgehen kann, beschreibe ich im nachfolgenden Abschnitt über die „Stereobehandlung".

Die „Stereobehandlung"

„Sowohl … als auch" statt „Entweder dieses … oder jenes"!

Bei Trauma hat man es immer mit mehreren Gefühlsebenen oder Persönlichkeitszuständen zu tun, aber mindestens mit zweien:

- mit dem erwachsenen Menschen, der in der Lage ist, zu verstehen, und mit dem man als Therapeut im Gespräch ist und
- mit einem früheren Seelenanteil, eventuell dem verletzten Kind, das noch klein und im Traumagefühl erstarrt ist.

Der Erwachsene hat seine „Erwachsenen-Kompetenzen" und steckt in einem großen, erwachsenen Körper. Anteile aus Kinder- oder Jugendzeiten oder aus Zeiten eines traumatischen Ereignisses allerdings fühlen sich überhaupt nicht kompetent, sondern klein, schwach und hilflos an, manchmal auch böse oder misstrauisch (dazu später). Diese Empfindungen sind ganz real. Wir haben also mehrere Realitäten, die erst einmal nicht zusammenpassen. Mit der Stereobehandlung bekommen Sie eine Idee, wie Sie mit sich selbst umgehen können, wenn Sie in solch einen schlimmen Angstzustand hineingerutscht sind. Ein Fehler, den viele Betroffene nämlich machen, ist der, sich mit der verängstigten Persönlichkeitsebene völlig zu identifizieren und nicht zu realisieren, dass es sich nur um einen Teilaspekt ihrer Persönlichkeit handelt, der gerade durch irgendetwas angetriggert wurde.

Ich wende mich also an beide Persönlichkeitsebenen gleichzeitig: zuerst einmal an den Erwachsenen, dem ich erkläre, warum sich gerade solche kindlichen Empfindungen zeigen, und zusätzlich an den bedürftigen Kind-Anteil, der gerade „gut zuhört" und dessen Bedürfnisse *wir* zu verstehen suchen. Es ist so ähnlich, wie wenn ich einen Vater mit seinem Sohn behandle, indem ich so spreche, dass es auch der Sohn versteht und er sich dabei gesehen fühlt.

Dabei versuche ich zunächst immer, großes Verständnis für diesen doch eigentlich sehr mutigen, vordergründig aber ängstlichen Persönlichkeitsanteil zu wecken, zumal dieser sich meist über Jahre im Verborgenen gehalten hat. Dieser Persönlichkeitsanteil wurde vom Erleben der Alltagspersönlichkeit abgespalten und taucht nun in einer Form auf, die der Situation gar nicht angemessen ist.

So sagte mir beispielsweise eine Frau, sie benehme sich manchmal absolut „unnormal". Wenn ihr Sohn krank sei und apathisch im Bett liege, renne sie erst einmal aus dem Zimmer. Sie schalte den Fernseher ein und empfinde gar nichts mehr. Erst nach einer Weile könne sie sich wieder sortieren und klar denken. Sie sah in diesen Momenten nicht ihren achtjährigen Sohn im Bett liegen, sondern ihren toten Vater, der in ihrem achten Lebensjahr plötzlich verstorben war. Das Bild ihres kranken Sohnes löste bei ihr eine derartige Panik aus, dass sie dissoziierte. Da ihre eigene Mutter ihr in ihrer damaligen Verzweiflung und Verlassenheit keine Unterstützung geben konnte (sie wurde depressiv!), hatte sie dieses Ereignis nicht verarbeiten können. Erst später, bei ihr als Mutter mit eigenen Kindern, meldete es sich.

„Angststörungen", die sich auf solche Weise zeigen, sind also eigentlich immer eine Heilungschance und nicht das Problem selbst! Traumatische Empfindungen sind, wenn sie auftauchen, deshalb immer positiv zu bewerten. Die Seele hat die Hoffnung offenbar noch nicht aufgegeben, dass sie diese Erlebnisse irgendwann wird verdauen können – und gibt sie frei in Form von teils seltsamen Ausdrucksformen, vor allem aber in Form von Angst und Panik.

Wenn ich in solchen Fällen nachfrage, woran die Situation die Betroffenen denn erinnert – und das sollten Sie in solchen Fällen auch bei sich selbst tun – dann kommen prompt die dahinterliegenden Gefühle und Ereignisse zutage: „Das kommt mir vor wie damals, als …" Ich wende mich also an den Erwachsenen und spreche gleichzeitig zu dem „Kind in Not", das währenddessen sehr gut „mit"-hört. Ich sage zum Beispiel: „Okay, da zeigt sich jemand ganz Kleines in Not, der ganz viel Angst hat. Der fühlt sich so wie damals, als das … passiert ist. Wir wollen dem jetzt mal ein Zeichen geben, dass wir ihn verstehen und dass er keine Angst haben muss, dass ihm jetzt wieder etwas Schlimmes passiert …" Regelmäßig kommt es dabei zu einem erleichterten Durchatmen und das ist schon mal ein gutes Zeichen. Wir wollen diesen Teil also mit ins Boot holen. In vielen therapeutischen

Situationen wird die Begegnung mit solchen Kindern in Not vermieden,da die Befürchtung besteht, die ganze Persönlichkeit würde vielleicht wie ein Kartenhaus „zusammenklappen": Da wird dann oft von „Ichschwäche" gesprochen, die derjenige angeblich habe, oder dass er nicht „therapiefähig" sei. Dazu nur Folgendes:

> Jeder Mensch, der fest entschlossen ist, gesund zu werden, ist therapiefähig, aber nicht jeder Therapeut ist in der Lage, Menschen, die Hilfe brauchen, dort abzuholen, wo sie gerade stehen.

Ich betone an dieser Stelle gerne die Tatsache, dass es diesen inneren „Kindern in Not" zwar nicht gutgeht, dass sie aber im Leben immerhin schon viel ausgehalten haben und infolgedessen recht „zäh" sind. Schon kleinste Gesten der Unterstützung werden von ihnen wie Rettungsboote empfunden und wirken beruhigend.

Die Situationen können sehr komplex sein, denn da gibt es oft auch beleidigte, wütende, todtraurige Persönlichkeitsanteile, die von alldem nichts wissen wollen, aber mit der ruhigen Wertschätzung dessen, was ist, kommt man voran. Zumindest hört der Kampf *gegen* all diese Zustände dann auf. Im Kapitel über innere Saboteure gehe ich darauf noch näher ein.

Es geht also darum, den erwachsenen Menschen darin zu unterstützen, sich selbst mit seinen kindlichen Verletzungen zu verstehen, damit er für diese Lebensäußerungen der Persönlichkeit Verständnis aufbringen kann. Bei dem schüchternen Patienten aus meinem Beispiel weiter oben war es so, dass er trotz seiner Schüchternheit immerhin Abteilungsleiter in einem Betrieb geworden war. Man kann sich vorstellen, wie viel Disziplin, Intelligenz und Kreativität dazu nötig gewesen sein müssen. Ich erklärte dem Mann, dass der kleine Junge all das klaglos mitgemacht habe und ihn seine gesamte Laufbahn hindurch unterstützt habe. Aber nun, da alles erreicht und die eigenen Kinder groß seien und die Abwehr etwas schwach geworden sei, zeige sich der kleine Junge von damals in seiner Not und das gelte es anzuerkennen. Wenn ich Betroffenen diesen Mechanismus erkläre, sind sie oft ganz erstaunt, dass man auch einen positiven Blick auf diese Problematik haben kann. Doch in Wirklichkeit ist es ja so: Ohne unsere inneren kindlichen Seiten, die eigentlich jeder von uns hat, erreichen wir im Leben nichts. Darin stecken viel Phantasie und Kreativität und eine Menge Energie.

> Hinter allen Symptomen – und das wird in der Medizin noch zu wenig gewürdigt – steckt ein Sinn, eine Aufforderung, sich um bestimmte Gefühle zu kümmern. Es handelt sich nicht um eine „Betriebsstörung des Systems", die es zu beseitigen gilt, sondern um einen Notstand, den man erkennen und verstehen muss. Dann kann man ihn auch überwinden. Ängste, die aus der Vergangenheit herrühren, kann man in der Gegenwart jederzeit auflösen.

Wie könnten Sie nun selbst in solchen heiklen Situationen mit sich umgehen?

Sie könnten ganz schnell in die Beobachterposition gehen und sich selbst bestätigen, was da gerade passiert, nämlich dass etwas Sie angetriggert hat und Sie gerade gefährlich in ein Traumagefühl oder in die Identifizierung mit dem Gefühl eines Teils Ihrer Persönlichkeit abgerutscht sind. Indem Sie sich das bestätigen, können Sie auch damit umgehen. Sie können sich einen Moment zurückziehen und vielfältige Selbstfürsorge betreiben, indem Sie sich trösten, beruhigen, stärken und dann sanft in die Realität zurückholen.

Dass es sich bei einem Trauma um eine besondere Situation handelt, zeigt sich auch bei der Gabe von Medikamenten. Gerade bei Trauma wirken Medikamente oft nicht nach Wunsch. Ein Patient drückte es so aus: „Meine Seele will nicht den Mund mit Pillen gestopft kriegen. Die Seele will nicht ‚stangylisiert' werden!" (Anspielung auf ein Medikament mit der Bezeichnung *Stangyl*) Was die Seele möchte, ist, verstanden und angenommen zu werden, aber auch

Unterstützung zu bekommen. Dazu braucht sie einen Menschen, der versteht. Ich könnte die Reihe der Geschichten unendlich fortsetzen, denn es ist immer wieder das gleiche Problem: Nach Traumen wird zu wenig gefragt und der Leidensweg der Betroffenen hört nicht auf.

So berichtete mir ein Mann: „Privat komme ich ganz gut zurecht, aber auf der Arbeit treffen meine Kämpfernatur und ein kleiner, hilfloser Junge immer wieder aufeinander. Erst sondiere ich die Situation auf der Arbeit (der starke Profi), dann räume ich auf und mische mich ein (der Kämpfer), dann komme ich in die Rolle des hilflosen Jungen, ich bekomme Angst, weil ich die Spannungen, die dadurch entstehen, nicht aushalte. Ich werde dann vom Team gemieden. So jemanden wie mich will keiner – genau wie meine Eltern mir das immer vermittelt haben. Mit meinem Asthma habe ich dann Aufmerksamkeit erregt. Immer das gleiche Muster."

Zunächst einmal ist es schon eine große Leistung, wenn jemand ein Muster so genau erkennen und benennen kann. Damit fängt der Heilungsweg bereits an. Was hier fehlte, war das Bewusstsein von einem beobachtenden „Neutralzustand“, wie ich ihn im Kapitel „Grundsätzliches für alle Fälle“ beschreibe, eventuell auch von einem fürsorglichen Anteil, etwa einer „weisen“ inneren Instanz. In einem freundlich zugewandten Neutralzustand kann man alle Gefühlszustände zusammenhalten. Der Kämpfer könnte sich neben den kleinen Jungen stellen, damit dieser sich nicht so hilflos fühlen muss, und der beobachtende Anteil könnte die Gruppe moderieren, auch den Profi-Anteil, der sich daran gewöhnen muss, dass es da noch andere Gefühlszustände gibt, die berücksichtigt werden wollen.

> Angst entsteht immer dann, wenn die Gesamtheit der Persönlichkeit noch keinen Zusammenhalt und keine Tragfähigkeit hat. Erst wenn alle Mitglieder der „Gruppe“, also alle Gefühlsschattierungen der Persönlichkeit, an einem Strang ziehen, hört die Angst auf.

Ich bin mir bewusst, dass dies nur eine notdürftige Beschreibung des Angstphänomens bei Trauma ist, aber vielleicht verstehen Sie so besser, wie Sie mit widersprüchlichen inneren Regungen umgehen können. Eine therapeutische Begleitung ist hier von Vorteil, da Betroffene oft zu sehr mit einem einzigen Grundgefühl oder dem Gefühlschaos verstrickt sind. Haben sie es aber erst einmal selbst verstanden, dann können sie ihre Partner oder Freunde „vorwarnen", etwa so: „Bei mir geht gerade einiges durcheinander, das muss ich erst mal sortieren. Das sind alte Geschichten, die mich mächtig irritieren. Lass mir einen Moment Zeit. Ich komme da wieder raus."

Diese Art der Kommunikation wäre für die Betroffenen selbst, aber auch für das Gegenüber hilfreich. Sie sehen, wie wichtig die Fähigkeit ist, über sich selbst reflektieren zu können. Sie verstehen jetzt vielleicht noch besser, wie wichtig alle beruhigenden und stärkenden Maßnahmen der Schaltstelle Nr. 2 sind, denn sie beruhigen das limbische System, sodass Sie sich selbst wieder besser steuern können (Schaltstelle Nr. 4). Gerade bei traumabedingten Panikstörungen ist diese Fähigkeit von unschätzbarem Wert.

Und nun sind *Sie* dran:

Gibt es bestimmte „Trigger" aus der Vergangenheit, die bei Ihnen immer wieder unangenehme Ängste hervorrufen? (Zum Beispiel: Wenn ich plötzlich allein irgendwo stehe, raste ich fast aus ...) Welche Situationen sind das und wie erklären Sie sich diese? Was können Sie ganz konkret tun oder wie können Sie sich am besten verhalten?

Versuchen Sie zunächst einmal herauszubekommen, was der ängstliche Teil in Ihnen sagen will, zum Beispiel: „Ich war ganz allein. Ich hatte so viel Angst!" Es ist wichtig, dass Sie das anerkennen. Falls das nicht gelingt, stellen Sie sich eine neutrale Instanz vor, die genau das bestätigt: „Ja, das war schlimm!" Ähnlich wie bei der gewaltfreien Kommunikation nach Marshall Rosenberg geht es um Wertschätzung dieser unangenehmen Empfindungen. Sie müssen endlich einmal gewürdigt werden. Machen Sie sich klar, dass dieser Teil viel für Sie ausgehalten hat. Zollen Sie ihm all Ihren Respekt. Fragen Sie ihn, was er braucht, damit er sich jetzt und heute besser fühlen kann. „Er" wird vielleicht sagen: „Ich möchte nie mehr allein sein und ich möchte, dass alles ein bisschen langsamer geht, damit ich mitkomme." Oder so ähnlich. Schauen Sie diesen Persönlichkeitsanteil ganz in Ruhe an, nehmen Sie ihn und das damit verbundene Gefühl – falls das schon geht – in Ihr Herz oder setzen Sie den Teil imaginär neben sich auf den Stuhl. Sie werden spüren, welchen deutlichen Unterschied im Gefühl das bewirkt. Sie werden zur Ruhe kommen, bei sich ankommen – denn das alles, das sind ja *Sie selbst!*

Wenn Sie sich in Zukunft dabei beobachten, wie der kleine Junge oder das kleine Mädchen in große Ängste kommt, könnten Sie freundlich zu ihm sprechen: „Ja, gerade ist wieder so eine Situation. Da kriegst du immer ganz schnell Angst. Das liegt daran, dass ... Du denkst, du wärst dem nicht gewachsen, so wie früher, als ... Aber die Situation ist gerade ganz anders. Es ist gerade gar nicht gefährlich um dich herum ..." In dem Maße, wie Sie lernen, mit sich selbst zu sprechen, sich selbst die Welt zu erklären, kommen Sie sich immer besser auf die Schliche. Wie immer geht es hier nicht um eine Technik, sondern um echtes Mitgefühl und tiefes Verstehen. So hört der Alarmzustand im limbischen System allmählich auf. Im nächsten Kapitel werden Sie weitere konkrete Strategien erfahren. (Auch die Übung von M. Rosenberg im Kapitel über die „soziale Phobie" ist hier sehr hilfreich.)

Chronische Angst- und Panikstörungen

Sich selbst auf die Schliche kommen!

Menschen erhalten häufig die Diagnose „chronische Angst- und Panikstörung“, da sie dazu neigen, ständig übersteigert mit Angst- und Panikattacken zu reagieren. Chronisch bedeutet im medizinischen und therapeutischen Bereich leider immer noch: Daran kann man nichts ändern, höchstens etwas lindern, und: Es heilt in der Regel nicht. Ich habe oft mit Betroffenen zu tun, die aufgrund dessen schon sehr resigniert und nicht selten verzweifelt sind. Sie haben das Gefühl, sich nicht mehr auf sich und ihren Körper verlassen zu können, da dieser immer so heftig mit allen möglichen Körpersymptomen reagiert. Nur geringe Abweichungen vom normalen Körperempfinden können eine Panikattacke auslösen. Meist reagiert zuerst der Körper, mit Herzklopfen, Schwitzen, Spannungen, und dann entsteht das Angstgefühl bis hin zur Panik.

Panikstörungen fühlen sich an wie extreme Gefahr, obwohl diese gar nicht besteht. In meiner Arbeit habe ich bei Menschen mit schweren Panikzuständen in der Biografie fast immer angstvolle oder traumatische Erfahrungen vorgefunden. Im Gedächtnis gespeicherte Vorfälle werden jedes Mal wieder aktualisiert und lösen das gleiche Gefühl aus wie die erinnerte Situation. Dieses unvernünftige und unzweckmäßige (oder im Fachjargon: „dissoziative") Verhalten wird, wenn es bei jemand im normalen Alltag vorkommt, erst einmal nicht verstanden.

Panik tritt bei uns Menschen als Reaktion auf eine extreme reale oder empfundene Lebensgefahr auf. Panik triggert sozusagen den äußersten Fluchtreflex, der uns Menschen möglich ist, um unser Leben zu retten. Wenn Flucht unmöglich und Kampf aussichtslos erscheinen, kommt es zu einer Unterbrechung des bewussten Denkens und oft auch der Fähigkeit, sich bewusst zu erinnern. Da gibt es nur noch den Impuls, kopflos zu fliehen oder in eine lähmende Starre zu verfallen. Diesen „Totstellreflex" haben wir mit den Reptilien und Käfern gemeinsam, die damit verhindern, dass sie von Feinden gefressen werden. (Vögel fressen eben lieber lebende Tiere.)

In diesem Kapitel möchte ich dem besonderen Ausmaß des Leidensdrucks der Betroffenen Rechnung tragen und konkrete Strategien vorstellen, wie man mit den extremen Gefühlszuständen ganz praktisch umgehen kann. Zunächst aber eine kurze Erklärung: Um Gefühle im Gehirn verarbeiten und im Körper empfinden zu können, brauchen wir genug Zeit. Gefühle sind also eine sehr bewusste Angelegenheit, während die Empfindung bei der Panik eher wie ein unbewusster Reflex vonstattengeht. Menschen mit Panikstörungen interpretieren verständlicherweise jede Pulsbeschleunigung, jede Atembeschleunigung als Gefahrenanzeiger. In der Verhaltenstherapie wird betont, dass diese Menschen viel zu sehr auf die Beobachtung ihrer Körperreaktionen fixiert seien. Doch das genau ist ja der verzweifelte Versuch, das eigene Leben unter Kontrolle zu halten. Man muss also diese Angst um den Körper verstehen und nach der zugrunde liegenden Ursache fahnden.

Wenn ich mit Menschen zu tun habe, denen man die Diagnose „chronische Angst- und Panikstörung“ gegeben hat, suche ich immer nach dem ursprünglichen, auslösenden Anlass für solch extreme Lebensäußerungen. Dazu folgendes Beispiel:

Ein Mann rief mich an, weil er seit einigen Jahren zunehmend unter Panikattacken litt, die angeblich jeder Therapie widerstanden. Mit der Geburt seines ersten Kindes habe alles angefangen, sagte er. Ich wurde hellhörig. Er hatte zwei kleine Kinder, die er mit großer Hingabe und vollem Engagement bedachte. Seine Freunde hatten sein übergroßes Engagement schon kritisch beäugt und sich darüber gewundert, dass er dabei keinerlei Anzeichen von Überanstrengung gezeigt hatte, obwohl er sich sichtlich überforderte. Mit dem Ausbruch einer schweren Grippe kam dann der Zusammenbruch, von dem er sich nicht erholte. Die Panikzustände nahmen zu. Sobald er aus dem Haus ging oder eine Zusatzaufgabe hatte, brach die Panik aus.

Zunächst einmal konnte man keinen Grund finden, warum es zu diesen Panikzuständen gekommen war. Die Familienverhältnisse waren angenehm, Eltern und Ehefrau waren sehr zugewandt. Auf intensives Nachfragen kam heraus, dass er selbst als „geplanter Kaiserschnitt" zur Welt gekommen war. In den Achtzigerjahren wurden Kinder nach einem Kaiserschnitt den Müttern häufig nicht sofort in den Arm gelegt, da die Narkosen oft nicht exakt „getimet" wurden, sodass es nicht zu dem so notwendigen Bindungskontakt zwischen Mutter und Kind kommen konnte. Darüber hinaus hatte der Patient als Kleinkind unter heftiger Neurodermitis gelitten und war jahrelang das Sorgenkind gewesen. Neurodermitis als typische Bindungs- und Beziehungskrankheit von Kindern ist häufig eine Möglichkeit, durch die besondere Hautzuwendung und Pflege der Mutter die Bindung zu bekommen, die aus irgendeinem Grund fehlt oder kompliziert ist.

Als wir darüber sprachen, hatte der Patient eine heftige vegetative Reaktion: Es kribbelte im ganzen Körper und eine große Traurigkeit überkam ihn. Er spürte: Das ist es! Er hatte also um seine eigenen Kinder, vor allem um seinen ersten Sohn – ein Junge wie er – extreme Angst gehabt und versucht, ihm all die Bindung zu geben, die er selbst nicht bekommen hatte. Das machen wir Menschen oft so. Es ist eine Möglichkeit, eigenes Leid zu heilen, indem man anderen, vor allem den eigenen Kindern, das gibt, was einem selbst fehlt. Das ist durchaus nicht falsch. Wenn es aber völlig unreflektiert und unbewusst geschieht, ist es weder für einen selbst noch für die Kinder sinnvoll. Dabei hatte der Mann sich selbst seelisch gänzlich verausgabt. Eine heilsame Wirkung hatte es auch nicht, da er ja nicht wusste, was dahintersteckte.

Von therapeutischer Seite war es viele Jahre darum gegangen, gegen seine Panik anzugehen und sich nicht gehen zu lassen, was er unter Aufbietung aller Kräfte auch tat. Doch davon wurde es immer schlimmer.

Wie immer, wenn wir es mit seelischen Symptomen zu tun haben, müssen wir verstehen, was da in einem Menschen vorgeht. Das heißt aber nicht, dass man Stunden damit verbringen muss, in der Vergangenheit zu graben und die Schuldigen auszumachen, die das „verbrochen" haben. Die Suche nach den Gründen dient nur als wichtiger Lösungsansatz, der hilft, gezielt seelische Wunden zu heilen.

Ich möchte kurz erklären, worum es hierbei geht: Panik hat immer (!) einen ernsthaften Grund, meist nicht in der Gegenwart, sondern in der Vergangenheit. Nicht immer liegt eine schwere traumatische Erfahrung zugrunde, doch oftmals wirkt eine Erfahrung, die für den einen vielleicht gut verkraftbar ist, für jemand anders ähnlich wie ein Trauma, also als Trigger für extremen seelischen Schmerz. So war es auch hier. Es erfordert manchmal detektivisches Nachfragen, bis man Hinweise auf das dahinterliegende Problem bekommt. Die Hinweise sind nicht also solche wichtig, sondern als Wegmarkierungen für den Heilungsprozess.

Im vorliegenden Beispiel ging es darum, sich um den (inneren) Säugling zu kümmern, der – wie das bei Kaiserschnittkindern oft der Fall ist – aus der dunklen Geborgenheit der Gebärmutter plötzlich und ohne Ankündigung in einem gleißend hellen Operationssaal gelandet war und nicht wusste, wie ihm geschah. Und er blieb eine ganze Weile ohne Kontakt zur Mutter. Als der Patient sich selbst als Säugling imaginär fragte, was denn mit ihm los sei, kam die Information: „Angst. Panik. Im Arm halten. Ganz fest halten und nie mehr loslassen!" Solche schmerzvollen Erfahrungen, die ja eigentlich viele Menschen haben, müssen nicht immer Anlass zu Panikstörungen sein, doch sie können der Grund dafür sein, dass in einer bestimmten Überforderungssituation im Leben genau diese „Wunde" aufbricht. Solche Narben der Seele werden meist über viele Jahre erfolgreich verdrängt, etwa durch besondere Leistungsbereitschaft, soziales Engagement, ein Hobby, aber auch durch Süchte.

Verdrängung ist eine Zeitlang durchaus sinnvoll, auf die Dauer aber keine Lösung. Panik ist ein beängstigendes Symptom, das sich nicht verdrängen lässt. Sie erzwingt geradezu Heilungsprozesse, wenn wir sie verstehen. Hier war es „Säuglings- und Kinderpanik“, die es zu verstehen galt und die von der heutigen erwachsenen Person behutsam aufgefangen werden musste.

Im Laufe meiner Arbeit sind mir immer wieder triftige Gründe für Angst oder Panik begegnet, selbst wenn vordergründig nichts Besonderes vorlag. Wenn allerdings über Jahre nichts Heilsames geschieht, kann sich die Panik von den Ursachen völlig abkoppeln, was manchmal fatale Folgen hat. Schon kleine Stressmomente, ein Erschöpfungszustand, bringen dann das limbische System in einen Übererregungszustand, sodass der Betreffende mit Panik reagiert, obwohl dazu keinerlei Anlass besteht. Psychiatrische Kliniken werden von vielen Menschen bevölkert, bei denen nie jemand die wirklichen Hintergründe für Angst und Panik aufgearbeitet hat. Immer wieder kommt es zu Rückfällen, sodass die Betreffenden die Diagnose „chronische Angst-und Panikstörung“ erhalten. Dabei ist es durchaus möglich, auch langwierige Panikzustände zu heilen, wenn eine intensive Hinwendung zu den verstörten, angstvollen Kindergefühlen der Persönlichkeit geschieht.

Eine Klientin formulierte es nach ihrer Therapie so: „Bis heute muss ich meine Kindergefühle gut versorgen, indem ich mir immer wieder Pausen gönne, mich nach innen wende und mich frage: ‚Was brauchst du jetzt?‘ Wenn ich das tue, geht es mir gut. Tue ich es nicht, melden sich zuweilen ein schneller Herzschlag und eine gewisse innere Unruhe, die bei mir leicht zu panischen Gefühlen werden. So passen meine Symptome gut auf mich auf!“

Auch dem Mann, der sich übermäßig für seine Kinder engagierte, half es, sich immer wieder stille Momente zu nehmen, um sich selbst liebevoll zu versorgen, indem er nach seinen Bedürfnissen fragte und nachfühlte. Als ich den Patienten fragte, wie es seinem inneren Kind nach unserem Gespräch gehe, meinte er, es sei erleichtert, dass es sich seine Panik endlich erklären könne.

Falls Sie selbst von chronischer Angst und Panik betroffen sind: Lassen Sie sich nicht entmutigen und vertrauen Sie auf Ihren Heilungsprozess. Hören Sie auf Ihr eigenes Gefühl, wenn Sie sich nicht wirklich verstanden fühlen. Allerdings bedeutet das auch, dass die Pflege des Selbst wirklich Raum in Ihrem Alltag bekommen muss. Das braucht weniger Zeit, als Sie denken. Es ist eher eine Haltung und eine Art des ständigen inneren Selbstgesprächs, um den Kontakt zu sich selbst nicht abreißen zu lassen. Auch bei dem Patienten aus unserem Beispiel führte diese neue Haltung zur Beruhigung seiner Ängste. Allein die Tatsache, dass er sich öfter fragte, ob alles in Ordnung sei, bedeutete: „Ich lasse dich jetzt nicht links liegen, sondern ich denke an dich.“

Auch wenn sich das für Sie vielleicht etwas absurd anhört oder liest, sich so ausführlich mit sich selbst zu beschäftigen, tun Sie es! Sie können das in Gedanken machen, ohne dass jemand Ihnen etwas anmerkt. Sie werden den entlastenden Effekt unmittelbar spüren. Die heilende Wirkung der Schaltstelle Nr. 4 besteht ja darin, die eigenen Erkenntnisse zu versprachlichen, sodass Ihr Gehirn umlernt: Es verwandelt die Angst vor dem Schmerz in Liebe und Fürsorge. Ich riet dem Patienten auch, sich beim Ausruhen bewusst mit Worten zu begleiten: „Jetzt ruhen wir uns ganz gut aus. Hier ist es ganz sicher und geborgen für uns …“ Auf diese Weise hat die Ruhe eine tiefere Wirkung auf das seelische Erleben.

Sich hinzuwenden zu den Anteilen der Persönlichkeit, die in Panik sind, darum geht es! Dabei ist es einfacher, sich vorzustellen, dass da ein ängstliches Kind vor Ihnen sitzt, als lediglich Angst zu spüren. Personifizierte Angst ist konkreter und besser handhabbar. Mit der Zeit, wenn Sie sich mit sich selbst gut auskennen, wächst Ihre Persönlichkeit emotional zu einer Einheit zusammen und Sie verstehen:

„Aha, da ist gerade wieder meine Kinderpanik, um die muss ich mich kümmern.“

Im Folgenden nenne ich Ihnen nun einige sehr konkrete, schnell wirksame Faustregeln für den Umgang mit akuter Panik.

Prinzipien für schnelle Panikbewältigung

Panik ist ein sehr heftiges Gefühl oder eher ein vegetativer Zustand, der das bewusste Denken außer Kraft setzt. Dauerpanik kann Menschen völlig zum Verzweifeln bringen und ist einer der Gründe dafür, dass Betroffene daran denken, sich das Leben zu nehmen. Man muss ihnen deshalb zusätzlich zu Verständnismodellen, wie bereits geschildert, ganz praktische und möglichst effektive Bewältigungsstrategien an die Hand geben, damit sie die Erfahrung machen: Es geht vorbei! Ich möchte hier eine Reihe von teils unorthodoxen Handlungsanleitungen vorstellen, die helfen, sich wieder zu „sortieren“. Das Ziel ist, zur Ruhe zu kommen, wieder klar denken zu können und im Hier und Jetzt handlungsfähig zu bleiben.

Distanzierung durch Verstehen: Wenn Sie spüren, dass Panik aufkommt, schalten Sie möglichst sofort um auf „Fürsorglichkeit“. Erklären Sie sich ganz schnell, was da gerade passiert ist, auch wenn Sie nicht ganz genau wissen, was es ist: „Da hat dich gerade irgendetwas getriggert. Ja, das ist heftig, aber da kommst du auch wieder raus!“

Kontakt und Ansprache: Nennen Sie sich laut oder in Gedanken beim Namen, ähnlich wie jemand anders das mit uns täte, wenn er oder sie uns in einem völlig aufgelösten panischen Zustand anträfe: „Du, Egon / Du, Klara, ganz ruhig, alles gut, (– wiederholen Sie diese Worte zur Not hundert Mal), das ist bloß wieder diese Panik. Das ist nur ein Gefühl, aber da ist jetzt gerade gar nichts Schlimmes. Du hast nur reagiert auf irgendwas. Okay, da hast du jetzt ganz heftige Ängste. Alles gut, das geht vorbei, alles gut!“

In die Realität, ins Hier und Jetzt zurückkommen: Dann stimulieren Sie gleichzeitig kräftig Ihren Körper: Trinken Sie ein großes Glas

Wasser, klopfen Sie die Thymusdrüse kräftig mit den Fingerspitzen (siehe Seite 124) und stampfen Sie kräftig mit den Füßen auf die Erde, um Bodenkontakt zu bekommen. Stemmen Sie sich mit den Händen eventuell gegen eine Wand, einen Baum, einen Menschen, um Ihre Kraft zu spüren. Drücken Sie einen Gegenstand in der Hand, um sich von den panischen Gedanken abzulenken und Ihren Körper wahrzunehmen.

Kontrolle, Gehirn benutzen: Schauen Sie sich um, nehmen Sie Ihre Umgebung genau wahr, benennen Sie Dinge, die Sie sehen: Stuhl, Lampe, Apfelsinen … – so lange, bis Ihr Gehirn etwas klarer denken kann.

Bewegung ist Leben, Kraft: Setzen Sie die starke Erregung in gezielte Bewegung um. Erinnern Sie sich: Sie interpretieren die Angst anders. Es ist eigentlich Stärke. Spüren Sie Ihre kraftvollen Bewegungsimpulse.

Tatkraft und Deeskalation statt Ohnmacht: Richten Sie sich im Brustkorb auf. Dehnen Sie sich, mit den Armen ganz zu den Seiten. Atmen Sie einmal tief ein, dann langsam, eventuell mit Fffffffff… aus.

Zur Normalität zurückkehren: Tun Sie etwas! Von Spülmaschine ausräumen bis Unkraut rupfen ist alles geeignet.

Überprüfen der Realität, Selbstkontrolle: Falls sich Ihre Panik um eine vorgestellte schlimme Krankheit dreht, die Sie angeblich haben, lassen Sie sich von Ihrem Arzt untersuchen.

Sich absichern: Falls es sich um eine berufliche Überforderung handelt, holen Sie sich Unterstützung, klären Sie genau ab, was an Entlastung möglich ist.

Deeskalation und Selbstfürsorge: Bei Panik, die aus guten Gründen wegen negativer oder unangenehmer Menschen auftritt: Möglichst den Kontakt meiden, und zwar so lange, bis man sich besser zu schützen weiß. Es ist wichtig zu verstehen, dass man nicht verpflichtet ist, Dinge zu ertragen, die einem nicht gut bekommen! Falls Vermeiden nicht möglich ist, gehen Sie in einen inneren Rückzug. (Sie erinnern sich: das Ausatmen in die innere Körperachse und die Atemblase im Kapitel über den Atem.)

In Ruhe abwarten und keine Stimulantien zu sich nehmen: Ist eine Paniksituation eingetreten, kann es hilfreich sein, die körperlichen Symptome bewusst zu registrieren, ohne sie als krankhaft zu bewerten. Zu beobachten, dass das Herzklopfen, das Schwitzen, die Unruhe und der Schwindel wieder abklingen, kann neues Vertrauen in den eigenen Körper wecken.

Die Panik als Erfahrung registrieren: Schließlich nehmen Sie jeden derartigen Vorfall wahr als Lernprozess im Sinne von: „Gut, dass das passiert ist! Was lerne ich daraus?"

Um es noch einmal neurobiologisch zu formulieren: Wenn Sie mit sich selbst in Kontakt treten, vernetzt sich das Frontalhirn mit dem limbischen System und teilt ihm seine neue Erfahrung mit. Das limbische System kann Entwarnung an den Körper geben. Das autonome Nervensystem erfährt über die entspannte Wahrnehmung des Körpers eine Stimulation des ventralen Astes des Nervus vagus, der die Erregung des dorsalen Astes hemmt. Sicherheit und Entspannung kehren ein. Die Seele erholt sich – und damit hört die Panik allmählich auf.

In jedem Fall ist es wichtig zu wissen, was genau die Panik ausgelöst hat. Das kann ein bestimmter Reiz sein, es kann aber auch einfach nur ein zu hektischer, stressreicher Alltag sein, den Sie gerade haben. Das limbische System ist dann zu sehr im Erregungszustand, sodass eine Tasse Kaffee, ein Glas Wein, zu hoher Zuckerkonsum und ein wenig Aufregung schon eine Panikattacke in Gang setzen können. Ihr Gehirn ist auf Panik „geeicht". Da braucht es nicht viel, um die Alarmglocken einzuschalten.

Im Kapitel über Notfallmaßnahmen bei Angst und Panik stelle ich Ihnen zusätzliche schnell wirksame Strategien vor, die diesen Prozess fördern.

Beispiel einer akuten Panikbehandlung

Ich möchte Ihnen hier ein Gespräch am Telefon wiedergeben, wie es in etwa zwischen mir und einem Klienten abgelaufen ist, der in einer extremen Paniksituation war.

Ich kannte Herrn Weiß schon von mehreren Gesprächen. Er war vor einiger Zeit aus einer psychosomatischen Klinik entlassen worden und hatte dort erstmals begriffen, warum er sich stets überforderte und immer wieder unter extremen Versagensängsten litt. Seine Psychotherapie sollte erst ein paar Monate später beginnen und wir überbrückten die Zeit bis dahin durch Telefonate. Wie so oft hatte Herr Weiß als junger Mensch, genauer gesagt als Zehnjähriger, viel zu früh völlig allein dagestanden. Seine Mutter war plötzlich ums Leben gekommen und sein Vater in eine extreme Depression verfallen. Niemand war für ihn dagewesen. Es ging in unseren Gesprächen immer sehr um konkrete Selbstfürsorge und Verständnis, was auch schon ganz gut gelang. Doch dann bat der Klient mich eines Tages um einen ganz schnellen Anruf wegen extremer Panik. In dem Gespräch war er zunächst völlig aufgelöst und fühlte sich zittrig und verwirrt. In seinem Kopf drängten sich massiv alte Bilder der traumatischen Szenen mit seinen Eltern auf. Ich möchte dieses Telefonat hier beispielhaft wiedergeben, denn in ähnlicher Weise können Sie mit sich selbst oder könnte jemand anders mit Ihnen in solchen Situationen umgehen.

Therapeutin: *Was ist los?*

Klient *(mit leiser Stimme): Ich bin total in Panik, die Bilder in meinem Kopf, ich seh sie vor mir: den Sarg meiner Mutter und meinen Vater völlig aufgelöst …*

Th. (unterbricht schnell die Schilderung, um den Klienten nicht weiter in diese Bilder abdriften zu lassen): Okay, da sind Sie gerade in ganz alte Gefühle reingerutscht, das sind wirklich heftige Gefühle, die sind sehr schlimm, das kann ich mir sehr gut vorstellen. Aber jetzt in diesem Moment, in dem wir telefonieren, ist alles gut, alles ist gut, es besteht keine Gefahr, dass etwas Schlimmes passiert. Das sind nur diese ganz alten schlimmen Gefühle von damals, als Sie noch sehr jung waren. Können Sie das hören, wenn ich Ihnen das sage?

Kl. (leise): Ja, das höre ich, aber es ist schlimm, das Gefühl.

Th.: Ja, das kommt jetzt alles hoch, aber das sind nur Gefühle, die schlimm sind, es ist jetzt und hier alles gut, es ist gerade nichts Schlim-

mes passiert, es sind nur alte Gefühle, ja, die sind schlimm, aber die gehen auch wieder vorüber. Während ich mit Ihnen spreche, klopfen Sie mal für eine Weile die Thymusdrüse über dem Brustbein! Können Sie das machen?

Kl.: Ja, das geht, das ist gut!"

Th.: Hören Sie noch mal genau zu – und auch der kleine Junge kann gut mithören, dem das damals passiert ist, als er noch viel zu jung war. Vielleicht nehmen Sie eine Decke und legen die ganz fest um Ihre Schultern. Der Junge von damals meldet sich nämlich gerade. Das ist total mutig von ihm. Er traut sich jetzt, seine ganze Panik zu zeigen. Damals ging das nicht. Er musste sich zusammenreißen. Keiner war da. Ja, das war schlimm! Können Sie noch weiter zuhören?

Kl.: Ja, das geht, es ist gut, dass jemand mit mir redet. Ich verstehe.

Th. (bestätigt noch ganz oft die schlimmen Gefühle mit ruhiger, mitfühlender Stimme, so oft, wie sie das Gefühl hat, es sei nötig. Und dann ...): Gut, dann könnten wir dem kleinen Jungen von damals helfen, dieses Ereignis und die Bilder zu verdauen. Damals ging das nicht. Da ist der Junge im Schock stecken geblieben und musste die Zähne zusammenbeißen, nicht wahr? Ist es möglich, dass Sie Ihre Augen ganz langsam hin- und herwandern lassen, von rechts nach links und zurück, während Sie mir zuhören? Und vielleicht fällt Ihnen etwas ein, was damals zur Unterstützung hätte da sein sollen?

Kl.: Ja, ein Onkel.

Th.: Sehr gut, dann stellen Sie sich vor, wie dieser Onkel den Jungen an die Hand nimmt und sagt: „Ich bin bei dir, ich bin da. Du kannst dich auf mich verlassen. Ich nehm' dich an die Hand und gehe mit dir überallhin." Können Sie sich das in etwa vorstellen, während Sie weiter die Augen langsam von einer Seite zur anderen bewegen, so gut das geht?

Kl: Ja, das geht.

Th.: Das ist gut, dann spüren Sie mal ganz deutlich dieses Gefühl im Körper, dass der Junge nicht allein ist. Geht das?

Kl. (macht einen tiefen Atemzug): Ja, das geht.

Th.: Wunderbar, dann lassen Sie das Gefühl jetzt mal sich ganz bewusst im Körper ausbreiten. Spüren Sie es im Brustkorb, in den Armen, im Bauch! Lassen Sie es bis in die Beine reinfließen. Ist das möglich?

Kl.: Ja, das kann ich. Es wird etwas ruhiger.

Th.: Das ist sehr gut, da spüren Sie jetzt wieder Ihren erwachsenen Körper, der kann das aushalten, und es ist in diesem Augenblick nichts Gefährliches passiert. Es sind nur diese alten Gefühle, die heftig schmerzen. Die können Sie abfließen lassen. Atmen Sie sie sanft durch Ihre innere Körperachse nach unten in den Boden aus, immer wieder. Lassen Sie sie abfließen, die alten Gefühle. Sie sind lange vorbei, sie sind von früher. Hier und jetzt ist nichts Schlimmes, es sind nur alte Gefühle. Können Sie das gut hören und verstehen?

Kl. (wird klarer und fängt an, wieder geordnet zu denken): Ja, das geht. Es wird leichter, aber wie kann das denn passieren, vorhin ging es mir doch ganz gut?

Th. (fängt an zu erklären, damit die Situation verarbeitet werden kann): Ja, offensichtlich sind Sie schon so gefestigt, dass Ihre Seele sich jetzt traut, die alten Geschichten freizugeben. Das ist ein Zeichen von Mut und Stabilität, obwohl es nicht so erscheint. Ihre Seele will die alten Geschichten endlich verdauen. Sie will raus aus dem Schockzustand. Deshalb kommen die Gefühle jetzt raus. Das ist gut. Aber es schmerzt. Können Sie das verstehen?

Kl.: Ja, das leuchtet mir ein, ist aber ganz schön verdreht und ein bisschen verrückt, sich das vorzustellen.

Th: Ja, das ist es, aber unsere Seele ist auf Überleben gepolt, sie macht solche Sachen. Konzentrieren Sie sich jetzt noch einmal auf Ihr heilsames Bild, das sich gut anfühlt, das Bild mit dem Onkel, geht das?

Kl.: Ja, das geht

Th.: Versuchen Sie mal, von der Situation mit dem Onkel so viele Sinneseindrücke wie möglich zu bekommen: etwas, was Sie deutlich sehen. Etwas, was Sie deutlich hören, etwas, was Sie deutlich im Körper spüren. Vielleicht auch etwas, was Sie deutlich schmecken. Und nun stellen Sie sich vor, Sie würden mit den Augen nach oben und unten ganz langsam eine Acht beschreiben, während Sie das Bild vor Augen haben, immer wieder langsam nach oben schauen, dann wieder nach unten. Unten angekommen noch mal ganz nach oben schauen und dabei tief einatmen. Ganz tief einatmen und ganz nach oben schauen, und beim Ausatmen ganz langsam nach unten schauen. (Th. hört den Atem) Ja genau, so ist das gut. (Nach einer Weile ...): Wie fühlt sich das jetzt an?

Kl.: Etwas besser. Es ist noch nicht ganz weg, aber ich bin ruhiger und kann wieder klar denken.

Th.: Das ist schon mal gut. Dann bleiben Sie jetzt mal in einem guten Kontakt zu Ihrem Atem. Erden Sie sich ganz bewusst, spüren Sie die Füße auf dem Boden, die Sitzfläche, den Rücken an der Lehne, und kommen Sie immer mehr zu sich. Ja, das war ein Ausflug in den ganzen alten Mist, der bis heute Ihr Leben belastet. Aber da kommen Sie raus, Schritt für Schritt! Halten Sie sich jetzt immer wieder Ihr Bild vor Augen. Das wird Ihnen guttun.

Kl.: Da kommt grad noch was anderes Schlimmes …

Th.: Das kann ich mir vorstellen, aber das lassen wir jetzt erst mal beiseite, das wäre zu viel auf einmal. Das stellen wir ein wenig beiseite, bis Sie die erste Situation richtig verdaut haben, sonst überlagert eine Einsicht die andere. Das wäre zu viel. Das andere Problem beamen wir jetzt mal ganz klein, immer kleiner, bis es nur noch stecknadelkopfgroß ist, und packen es in eine Schachtel. Viel Papier drumherum und in ein Paket rein, fest zubinden, das lassen wir abholen. Das wird bei der Bank in den Tresor reingetan. Das wollen wir jetzt noch nicht angucken. Das machen wir ein andermal, wenn das dran ist. Das lassen wir jetzt erst mal. Jetzt ist alles ruhig. Es ist jetzt alles ruhig. Das Paket ist gut und sicher aufbewahrt. Das gucken wir uns später mal an, wenn die Zeit reif ist. Geht das?

Kl.: Ja, das fühlt sich leichter an.

Th.: (bereitet das Ende des Gesprächs vor): Ich würde gern hier langsam einen vorläufigen Schlusspunkt setzen und Ihnen empfehlen, ein großes Glas Wasser zu trinken, etwas zu essen und etwas Ruhiges zu machen, vielleicht einen kleinen Gang nach draußen. Wahrscheinlich werden Sie sehr müde werden. Das war jetzt viel Arbeit. Denn Ihr Gehirn baut gerade ein paar neue Denkstraßen. Das ist ein Kraftakt, aber dadurch heilt es.

Kl. (versteht, atmet auf): Ja, so fühlt sich das auch gerade an.

Th.: (bereitet auf das Alleinsein nach dem Gespräch vor): Gibt es etwas, was Sie jetzt, nach dem Gespräch, Angenehmes für sich tun könnten, um den Tag gut zu Ende zu bringen?

Kl: Ja, ich gehe jetzt zu meiner Lieblingsstelle am Fluss und ruhe mich aus. –

Hier möchte ich den Dialog abbrechen und erklären, wie ich bei diesem Gespräch therapeutisch vorgegangen bin, um für Therapeuten, aber auch für nahestehende Personen von Betroffenen mein Vorgehen nachvollziehbar zu machen: Wenn jemand in Not ist, muss man handeln, und zwar sofort. Hier geht es nicht um Perfektion, sondern um pragmatische Hilfe. Wie Sie vielleicht bemerkt haben, ist es erst einmal wichtig, den Klienten in seiner Not abzuholen, seine Wahrnehmung als real zu bestätigen, gleichzeitig („stereo") jedoch klarzustellen, dass es sich nur um Gefühle handelt, und das Erwachsenen-Ich und das Kind-Ich anzusprechen. Die Sprache muss einfach, eindrücklich sein und einzelnes muss mehrmals wiederholt werden. So ist es dem Betreffenden möglich, sich von seiner Gefühlsüberschwemmung Schritt für Schritt zu distanzieren.

Dazu sind bestimmte Strategien hilfreich: das Klopfen, die Atemwahrnehmung und innere positive Bilder, die ein positives „Gegengefühl" erzeugen und die Panik herunterdimmen. Auf diese Weise kann der Klient sich selbst beruhigen. Meist entscheidet man spontan, welche Strategie gerade passend ist. Mal ist es der Erdkontakt, mal sind es Berührungen oder das Klopfen, das in vielfacher Weise abgewandelt werden kann. Je nach Situation wirkt auch das abwechselnde Beklopfen der Schultern sehr gut. Es gibt hier kein absolutes Richtig oder Falsch. Man muss nach seiner Intuition und dem eigenen Repertoire an Strategien vorgehen, die erfahrungsgemäß am besten funktionieren.

Entscheidend ist, dass der Betreffende, der ja in dieser gefühlsgeladenen Situation ist, versteht, was Sie tun oder sagen, deshalb stets eine Rückversicherung: „Verstehen Sie das?" oder: „Leuchtet dir das ein?" Da man bei einem Telefonat nicht sieht, was beim Klienten passiert, muss man sich auf den Ausdruck der Stimme verlassen, die sehr klare Signale sendet.

Ich habe absichtlich ein Telefonat als Beispiel genommen, um Ihnen zu vermitteln, mit wie wenig Aufwand man manchmal jemand aus solch einer Paniksituation herausholen kann. Nach meiner Erfahrung werden in solchen Situationen zu oft ausschließlich Maßnahmen zur Gefühlskontrolle vorgeschlagen. Die Betreffenden sind gezwungen, sich „zusammenzureißen“, da ausschließlich ihr erwachsener Verstand angesprochen wird. Da es sich aber um die Aktivierung von Gefühlen aus der Kinder- oder Jugendzeit handelt, fühlen sich die Betroffenen oft erneut allein gelassen. Leider werden in Kliniken in solchen Situationen viel zu oft Beruhigungstropfen oder Tranquilizer gegeben, die alles wieder zudecken und die Panik zementieren. Eine Heilungschance wird so vertan. Bis zum nächsten Ausbruch!

Sicher kann man nicht immer und in jeder Situation so ausführlich reagieren, doch auch in abgekürzter Form ließe sich ein Ablauf finden, der zumindest ein wenig Beruhigung und Klärung bringen würde. Insbesondere muss jemand nicht eine mehrjährige Traumatherapieausbildung absolviert haben, um hilfreich intervenieren zu können. Wichtig ist, dass Betroffene ein Modellvorgehen erlernen, das sie in Eigenregie bei sich selbst durchführen können. Hilfe zur Selbsthilfe eben.

Entscheidend ist, einem Menschen genügend echte Einfühlung zu geben und den Zeitpunkt gut zu wählen, wann (und wie) man ihm trotzdem etwas zutraut. Auch in der Selbstbehandlung sollten Sie das beherzigen. Meine Erfahrung ist, dass Klienten nach einigen solchen Interventionen sich schon selbst helfen können. Sie, die Sie dieses Buch ja nur lesen, können sich einen ähnlichen Dialog ausmalen, sozusagen als „Trockenübung“, und ihn in einer Akutsituation hervornehmen und durchlesen. Sie können ihn auch mit Ihrem Handy aufnehmen, dann haben Sie ihn parat, wenn es notwendig ist. Vor allem merken Sie dann, dass Sie schon mal ganz anders „drauf“ waren als nur in Panik. In der Akutsituation mit Gefühlsüberschwemmung wird das völlig vergessen. Wenn Sie Ihre erwachsene Stimme konkret hören, können Sie sich selbst viel besser glauben, dass Sie nicht immer klein und hilflos sind.

Sicherlich sind manche Hintergründe zu Panikproblemen sehr komplex und brauchen eine intensive psychotherapeutische Begleitung; was ich Ihnen mit diesem Dialog hier anbieten möchte, ist ein

Modell für Soforthilfe mit geringem Aufwand, das jede(r) anwenden und für sich nutzen kann. Probieren Sie es aus!

Und jetzt sind *Sie* dran:

Lassen Sie vor Ihrem geistigen Auge Situationen vorbeiziehen, in denen Sie Panikattacken erlebt haben oder bei denen Sie mit einer Panikattacke rechnen. Analysieren Sie dann genau das Muster, das dahintersteckt. Ist es ein unspezifischer Reiz? Sind es bestimmte Personen? Welche Erfahrungen haben Sie mit diesen Personen? Haben Sie im Moment zu viel allgemeinen Stress?

Mit der folgenden Handhaltung können Sie diesen bewussten Prozess des Analysierens fördern und begleiten: Sie stützen den Ellenbogen auf dem Tisch ab, stellen den Unterarm auf und legen Ihre Stirn in Ihre offene Hand, während Sie mit der anderen Hand den Hinterkopf am Übergang zum Hals eine Weile halten. Diese Übung (die „Stirn-Hinterkopf-Handhaltung" aus der Psychokinesiologie und Traumatherapie) wirkt sehr beruhigend und klärend. Weitere Strategien finden Sie im Kapitel über Notfallmaßnahmen.

Es gibt noch eine andere Möglichkeit, mit Panikattacken umzugehen: Wenn Sie die Erfahrung gemacht haben, dass die Panik bei Ihnen oft nur einen Moment lang besteht und bald wieder abklingt, können Sie sich in ruhigen Momenten vorsorglich, probeweise und sehr bewusst solchen Paniksituationen stellen. Auf diese Weise gewöhnen Sie sich die Panik langsam ab. Das funktioniert allerdings nur bei oberflächlichen Ursachen oder wenn Sie schon viel an sich gearbeitet haben und schon ganz gut mit sich umgehen können.

Und vielleicht probieren Sie mal den oben beschriebenen Dialog aus, indem Sie sich vorstellen, was Sie zu Ihrer Unterstützung bräuchten, wenn es Ihnen wieder so erginge. Und zwar geben Sie sich dann zuerst Einfühlung, *erklären* Sie das alte Gefühl und die heftige Reaktion in der Gegenwart und machen Sie Vorschläge zur Beruhigung, zum Beispiel das Anwenden von Klopftechniken, Atmen, Erden oder sonstigen Maßnahmen, die sich bewährt haben. Schließen Sie mit ein paar anerkennenden, ermutigenden Worten. Ich bin sicher, Sie werden immer leichter aus der Panik heraus- und in die Realität zurückkommen.

Die sogenannte generalisierte Angststörung – das „Unglückliches-Kind-Syndrom“

Der Kontakt zur Kinderseele ist das A und O.

Mit dem Etikett „Generalisierte Angststörung“ wird eine häufige psychische Angststörung versehen, die angeblich oft nicht erkannt wird. Damit wird im medizinischen und therapeutischen Bereich eine Störung bezeichnet, bei der Menschen sich oft über Stunden Sorgen machen: um Angehörige, um ihre Gesundheit, die Zukunft, um ihr Leben überhaupt. Menschen mit dieser Form der Angststörung haben nicht so extreme Angstzustände wie bei der Panikstörung, sie leiden mehr still vor sich hin, sie sind ständig ängstlich, und das oft schon seit Jahren. Sie können diese Gewohnheit nicht unter Kontrolle halten und die Sorgen nehmen einen großen Raum im Leben der Betroffenen ein. Sie leiden unter Unruhe, Schlaflosigkeit und Verzagtheit und sind sehr niedergedrückt, wie man es ähnlich auch bei depressiven Menschen kennt. Die Betroffenen suchen meist zunächst wegen Stress und vielfältiger Körpersymptomen Hilfe bei ihrem Hausarzt, da sie zusätzlich an Symptomen wie Herzrhythmusstörungen, Rückenschmerzen und vielfältigen anderen körperlichen Beschwerden leiden.

Die Diagnose „generalisierte Angststörung“ ist eine recht oberflächliche Bezeichnung für eine Störung, für die es angeblich keinen Grund gibt. Dass die Betroffenen sich so viel Sorgen machen und so verzagt sind, ist eben „generalisiert“, eine Verallgemeinerung oder Verselbstständigung der Angst. Die Bezeichnung sagt allerdings nichts darüber aus, was eigentlich dahintersteckt. Genau das aber interessiert uns hier und ist wichtig zu verstehen.

Die Angst ist nicht alles

„Lass Licht an deinen Schatten.“
(Ein im therapeutischen Kontext häufig verwendeter Spruch)

Wenn Klienten mit dieser Diagnose mich zu Rate ziehen, bin ich immer sehr berührt, denn eigentlich sitzt mir da ein völlig unglückliches, verzagtes „Kind“ gegenüber –allerdings in einem erwachsenen Körper. Mein erster Impuls ist immer, dieses Kind „aus seiner Ecke“ zu holen. Auch hier wende ich die „Stereobehandlung“ an. Ich spreche zu dem Erwachsenen, aber in einer Weise, dass das „Kind“ mithören kann, zum Beispiel so: „Ich habe den Eindruck, Sie haben sich schon ganz lange mächtig angestrengt und tapfer versucht, Ihre schwierigen Gefühle unter Kontrolle zu halten. Sie haben damit auch ganz viel erreicht, aber mir scheint, da sitzt mir auch ein ganz unglückliches, unterversorgtes Kind gegenüber, das einfach nicht mehr kann. Es hat Angst und drängt Ihnen all diese Sorgen auf. Es traut sich nichts mehr zu und ist ganz erschöpft. Ich kann diese Kindergefühle sehr gut verstehen. Es wäre schön, wenn dieses Kind jetzt ganz gut mithören würde, damit es sich nicht mehr so alleine fühlen muss.“ Die Betreffenden verstehen sofort, was ich meine – zu lange haben sie genau darauf schon gewartet.

Meist sind die Betreffenden eine Weile ganz still, da es sie berührt und sie sich sichtlich in Ihrem „So-Sein“ abgeholt fühlen. Dazu muss man sich vergegenwärtigen, dass es schon für Gesunde nicht einfach ist, sich mit persönlichen Schwächen zu konfrontieren. Für einen sorgenvollen Menschen ist es nicht leicht, diesem kindlichen Anteil der Persönlichkeit gegenüberzutreten. Die Betroffenen fürchten, nun vollends in ihrer Angst zu versinken. Dieses „Kind“ ist so verschüchtert, dass es sich bisher ungern bemerkbar gemacht hat. Dazu braucht es Unterstützung. Zu groß ist die Angst, aus diesem Gefühl von Schwäche und Ohnmacht nie mehr herauszukommen. Das ist auch der Grund dafür, dass wir Menschen so gut verdrängen können. Ganze Gesellschaften und Volksgruppen tun das, um nur ja nicht an die eigene Ohnmacht und das eigene Versagen erinnert zu werden.

Es ist nun aber nicht notwendig, in dem Unglücklichsein zu baden. Vielmehr geht es darum, ängstliche Persönlichkeitsanteile oder Seiten in uns aus der Beobachterperspektive näher zu betrachten – Sie erinnern sich: Schaltstelle Nr. 4. Bisher haben die Betroffenen ja versucht zu verdrängen, sich anzustrengen, sich zusammenzureißen, um nur ja nicht aus der Rolle zu fallen. Doch das ist für das emotionale Gehirn sehr anstrengend und der Stress im limbischen System wird immer größer. Die Produktion der Neurotransmitter (Schaltstelle Nr. 3) kommt ähnlich wie bei depressiven Menschen zunehmend zum Erliegen.

Immer dann jedoch, wenn wir die Empfindungen unserer Kinderseele anerkennen – auch wenn sie schmerzhaft und unangenehm sind –, kommt es im limbischen System zur Entspannung. Der Alarm hört auf. Der Atem kommt zur Ruhe. Das kennen wir von Kindern, wenn wir ihren Schmerz verstehen und ihnen ein paar echte tröstende Worte sagen. Es ist sogar so, dass durch das Anerkennen der eigenen Not die „erwachsenen“ Kompetenzen viel deutlicher spürbar werden. Da wird jemandem vielleicht bewusst, wie viele Ausbildungen und Examina er oder sie schon gemacht hat, wie viele schwierige Lebenssituationen jemand schon gemeistert hat und wie viel derzeit im Alltag gut gelingt.

> Indem man den schwachen Teil der Persönlichkeit freundlich wahrnimmt, wird klar, dass Schwäche und Mutlosigkeit Gefühle sind, die nur einen Teil der Gesamtpersönlichkeit ausmachen.

Ich werbe deshalb ganz besonders dafür, sich diesem ungern gesehenen, „zurückgebliebenen“ Teil der Persönlichkeit zuzuwenden. Meist handelt es sich um ein bekanntes Lebensgefühl aus Kindertagen, zum Beispiel aus dem 4. oder 6. Lebensjahr, an das sich der Klient meist deutlich erinnert. Ganz genaue Szenen sind nicht wichtig, es reicht das atmosphärische Empfinden von Alleinsein, Schutzlosigkeit oder Gefahr. Meist hat sich niemand je darum gekümmert oder auch „Sorgen gemacht“. Das ist der Grund dafür, dass die Betroffenen sich in der Gegenwart ständig *um sich* Sorgen machen. Da sie zu wenig umsorgt worden sind, wissen sie nicht, wie man sich in positiver Weise um sich sorgt – und sorgen sich um Dinge im Außen. „Verdrehte Verhältnisse“.

Menschen, die sich ständig um die Zukunft, um Angehörige, um Katastrophen in der Welt sorgen, haben zu wenig Kontakt zu sich selbst. Sie sind nur „im Kopf". Sie haben kein deutliches Körpergefühl, sondern leben vorwiegend in ihren Gedanken. Gedanken ersetzen also gelebtes Leben und gelebte Selbstfürsorge. Heilsam ist hier eine besondere Hinwendung zu den eigenen Bedürfnissen, auch zu den Körperbedürfnissen.

Selbstfürsorge – das Gegengift gegen Sorgen

Sich um sich selbst sorgen!

Zunächst sind die Klienten ganz verunsichert darüber, wie sie diese Selbstfürsorge – im Nachhinein – hinbekommen sollen. Dazu muss man wissen: Das Gefühl für unser inneres Kind ist nicht nur etwas Emotionales, sondern auch ein Körpergefühl. Wenn wir unsere Kinderseele emotional erreichen, dann spüren wir das sofort ganz deutlich als ein angenehmes Körperempfinden. Der Körper entspannt sich. Der Atem fließt ruhiger, die Stimme wird leiser, aber tiefer und fester. Sie klingt wie die Stimme eines Menschen, der von sich selbst berührt ist. Es können auch ein paar entlastende Tränen fließen. Tränen sind nichts anderes als ein Entlastungsventil für den angestauten seelischen Stress. Es ist Heilungsschmerz, der guttut.

Selbstfürsorge ist etwas ganz Einfaches. Indem man sich zum Beispiel sanft über den Körper streicht, über das Gesicht, oder indem man die Hand ganz ruhig auf sein Knie legt und atmet, ist sie körperlich konkret spürbar. Man kann sich auch die Hände beruhigend auf sein Herz oder auf den Scheitel legen und dabei freundliche, mitfühlende Empfindungen aussenden. (Siehe Seite 220)

Falls Ihnen das zu „esoterisch" vorkommt oder Sie das nicht mögen, kann das auch ohne direkte Berührung, ganz einfach durch eine innere Hinwendung geschehen.

Nach meiner Erfahrung in der Arbeit mit Klienten wird die generalisierte Angststörung heute in der Psychotherapie oft nicht

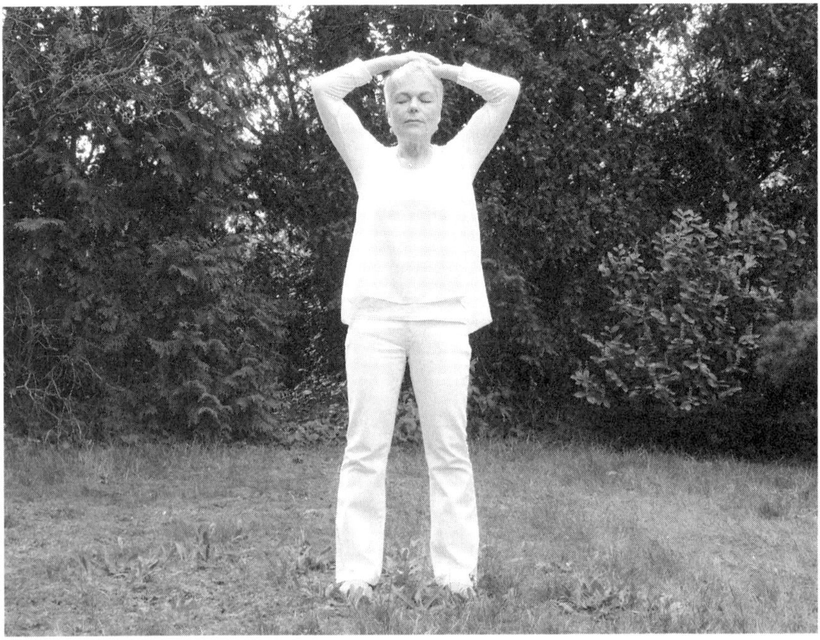

Die Hände auf dem Scheitel

wirklich verstanden. Man versucht Menschen durch „Training“ von ihren Sorgen wegzubringen. So heißt es im Klappentext des Buches *Generalisierte Angststörung* von Eni Becker und Jürgen Hoyer:

„Diagnostik und Behandlung der Generalisierten Angststörung gelten nach wie vor als schwierig, zudem ist die Wirksamkeit der Behandlung derzeit geringer als bei anderen Angststörungen … Die Generalisierte Angststörung ist schwerer als andere Angststörungen zu identifizieren und differenzialdiagnostisch abzugrenzen, die psychologischen Modelle der Störung sind komplex und noch nicht vereinheitlicht, und nicht zuletzt ist die Störung schwer behandelbar. Klienten mit dieser Störung blockieren allzu leicht den Therapeuten mit immer neuen Sorgen und Zweifeln und verhindern ein strukturiertes Vorgehen, wie es sich bei anderen Angststörungen längst durchgesetzt hat. In den letzten Jahren wurden jedoch verschiedene effektive kognitiv-verhaltenstherapeutische Modelle und Methoden speziell für die Behandlung der Generalisierten Angststörung entwickelt … nämlich Sorgenexposition, kognitive Therapie nach Wells und Angewandte Entspannung."

Ich frage mich bei diesem Text: *Warum* sind die betreffenden Klienten so „unkooperativ"? Warum „nerven" sie den Therapeuten mit immer neuen Sorgen?

Die „Techniken" der kognitiven Verhaltenstherapie nach Wells, die bei der generalisierten Angststörung empfohlen werden, sind wohl ausgedacht und theoretisch korrekt, wie zum Beispiel die Sorgenexposition und der „Sokratische Dialog über die Sorgen des Patienten", doch die Betreffenden haben sich oft schon jahrelang angestrengt bemüht, mit diesen Techniken in der Therapie zurechtzukommen. Wie aber soll eine Technik hier helfen, die sich im Wesentlichen an den erwachsenen Verstand richtet? Das unglückliche „Sorgenkind" fühlt sich jedoch meist überhaupt nicht gesehen, geschweige denn angesprochen. Auf der rein rationalen Ebene versteht es meist kein Wort. Es schaltet einfach ab. Der Klient strengt sich noch mehr an, um alles richtig zu machen, und die Stressspirale dreht sich immer weiter.

Ich meine damit nicht, dass man jahrelang auf der Couch eine Kindertherapie absolvieren und all das Leid aus der Vergangenheit hervorkramen sollte. Wichtig ist hier ganz einfach die Anerkennung von Tatsachen. Es geht darum, das Leid, das der Betreffende hat aushalten müssen, mit Mitgefühl zu würdigen, es auf den Punkt zu bringen und dem Klienten verständlich zu machen, warum er bis heute so leidet, warum er so viel Angst hat und sich um sich und die Welt so sehr sorgt.

In der Zeitschrift DAZ (*Die Angst-Zeitschrift*, Nr. 1/2017) schreibt ein Betroffener, was in ähnlicher Weise meistens von Klienten mit dieser „Störung" berichtet wird: Schon seit Kindheitstagen haben sie ein Gefühl von „Unsicherheit, Angst, mangelndem Urvertrauen, schon immer ein fehlendes Selbstbewusstsein", keine verlässlichen, souveränen, oftmals keine liebevollen, und wenn, dann manipulative

Bezugspersonen. Sie sind oft zwischen mehreren Bezugspersonen „herumgeschubst worden“, häufig hat ein Elternteil seelischen Missbrauch betrieben und das Kind als Helfer ausgenutzt. Auch Mobbingerlebnisse kommen häufig vor. Die Klienten haben von Kindheit an das Empfinden, eine ungewisse Zukunft, keine Sicherheit zu haben, was heutzutage durch jede Nachricht in den Medien angetriggert wird und die Unsicherheit bestätigt. Auch ein Gefühl der Machtlosigkeit und mangelnden Kontrolle über das eigene Leben nimmt bei diesen Menschen viel Raum ein. Die Betroffenen berichten fast immer, dass es morgens am schlimmsten ist, dass sie schlecht schlafen können und schon immer mehr oder weniger niedergedrückt gewesen sind. Wenn ein Mensch aber die grundlegende Erfahrung macht, dass da kein Verlass ist, wie soll er oder sie sich später sorglos in dieser Welt zurechtfinden? Wenn Menschen die Basis für ein stabiles Gefühl von Geborgenheit und stabilem Schutz gefehlt hat, treten fast immer Sorgen an dessen Stelle. Dies verständlich zu machen ist das Ziel, denn dann, und nur dann, kann jemand auch Verständnis für sich selbst aufbringen.

Im Grunde handelt es sich bei der generalisierten Angststörung häufig um eine latente depressive Grundstimmung, die die Betroffenen schon seit der Kindheit haben und der niemand Beachtung geschenkt hat.

So hatte zum Beispiel ein selbstständiger Handwerker schon immer große Ängste und Befürchtungen bezüglich der Zukunft. Als er Vater wurde und es zusätzlich noch familiäre Erbstreitigkeiten gab, in denen man ihn übers Ohr hauen wollte, kam er in die Krise. Die Sorgen und Ängste nahmen so überhand, dass er sich überhaupt nicht mehr konzentrieren und kaum mehr schlafen konnte. Es war nicht ganz einfach, diesem Mann den Kontakt zu seinem inneren kleinen Jungen, dem es so schlecht ging, schmackhaft zu machen. Er war gewohnt, immer ganz „vernünftig“ zu sein. Gerade Männern fällt die Vorstellung, fürsorglich mit sich zu sein, nicht so leicht. Doch Schritt für Schritt merkte er, dass es ihm besser ging, wenn er sich diesem Kindergefühl von Verzagtheit zuwandte, und er konnte beide sehen: seine kindliche Seite und den Erwachsenen, der in seinem Beruf immerhin sehr viel erreicht hatte.

Ich möchte noch einmal betonen, dass es eine große Leistung ist, wenn Menschen mit geringer seelischer Unterstützung in der Kindheit ihr Leben meistern. Sie können nichts für ihr sorgenvolles, niedergedrücktes Empfinden. Eine Krise ist, wenn sie eintritt, ein Heilungsversuch der Seele und des Körpers, die es zu nutzen gilt!

Ein Klient berichtete mir, dass er sich seit ein paar Tagen ganz anders, mit viel mehr Gefühl duschen würde: Statt „zack-zack, schnell fertig" ein bedachtsames Berühren und Genießen des wohlig warmen Wassers auf der Haut. Das sei ihm wie ein Schlüsselerlebnis vorgekommen, sagte er. Er hatte begriffen: Es geht um mich, es geht um das Wie. Seit dieser Zeit erlebte er immer öfter Momente von angenehmer Selbstfürsorge und die Sorgengedanken ließen immer mehr nach.

Bei Ärzten sind Menschen, die ständig mit anderen Symptomen ankommen, wenig beliebt, da man sie schwer zufriedenstellen kann. Unser Krankenkassensystem ist darauf ausgelegt, dass Menschen am besten nur einmal im Quartal – und dann ganz kurz – beim Arzt erscheinen. Ausführliche Erklärungen und Hinwendung zu einem Menschen, die Zeit kosten, würden solche wiederholten Besuche meist überflüssig machen, da Patienten sich einmal richtig gesehen und unterstützt vorkommen würden.

Doch eine solche Medizin wird nicht finanziert. Stattdessen haben die Betreffenden eben immer neue Sorgen und Symptome und können kaum glauben, dass mit ihnen alles in Ordnung ist. Es wäre besonders wichtig, diesen Menschen auf einer tieferen Ebene verständlich zu machen, wie ihre Sorgen zustande kommen. Die Betreffenden brauchen manchmal wiederholt die Zusicherung, aber auch die Absicherung, dass sie gesund sind und dass ihr Körper nur ab und zu eine Funktionsstörung hat, um auf sich aufmerksam zu machen. Das hat nichts mit Hypochondrie zu tun, sondern ist eine reine Notmaßnahme.

Ich erinnere mich an eine Frau, die als Kind hin und hergeschoben wurde und nur durch Arbeit und extreme Anpassung ein gewisses Wohlwollen in der Familie erreichen konnte. Sie hatte mit Aufbietung großer Anstrengungen einen Beruf erlernt und eine Familie gegründet, doch tauchten in den Wechseljahren, einer Zeit zunehmender

Empfindsamkeit, ihre alten Kinderängste auf. Wenn es im Hals kratzte, befürchtete sie eine Krebserkrankung; wenn der Puls etwas schneller schlug, sah sie sich schon mit Herzinfarkt im Krankenhaus. Solche „Somatisierungen" dienen dazu, von einer noch schlimmeren Angst abzulenken, sie quasi zuzudecken – die tiefe Seelennot, die extreme Verzweiflung und Einsamkeit, die sie als Kind einfach abgespalten hatte. Das ist ein nur zu bekanntes Überlebensmodell. Ich konnte das sehr gut spüren, denn diese Angst „saß mit im Raum" und drängte sich mit Macht auf.

Als ich der Frau spiegelte, wie groß diese alte Angst wohl gewesen sein müsse, konnte Frau M. diese Gefühle Schritt für Schritt an sich heranlassen. Sie konnte sich selbst immer mehr dafür achten, dass sie unter solch leidvollen Bedingungen groß geworden war. Als sie verstand, warum sie immer so heftige Körpersymptome bekam, konnte sie sich zunehmend selbst emotional unterstützen. Sie legte dann zum Beispiel ihre Hand auf das Brustbein, fühlte sich in ihr Herz hinein und war bei sich. Mitgefühl ließ ihre übertriebenen Ängste langsam verschwinden.

Die Betroffenen benötigen also einerseits ganz viel echte Empathie für diesen ängstlichen, sorgenvollen Anteil der Persönlichkeit und andererseits den Blick auf sich selbst als erwachsene Person, die im Heute die Verantwortung für dieses unglückliche innere Kind übernehmen kann. Aus eigener leidvoller Erfahrung möchte ich Ihnen deshalb versichern: Sie können sich mit ganz viel Verständnis für sich selbst und diese abgespaltenen Kindergefühle eine neue innere Stabilität aufbauen. Es ist nur „etwas Arbeit“, wie ich es meinen Klientinnen gerne mit einem Augenzwinkern erkläre. Und es braucht gute Rahmenbedingungen und Zeit, die Sie diesem Prozess geben. Der Erfolg wird nicht auf sich warten lassen. In den Kapiteln zu den Schaltstellen 1 bis 4 finden Sie viele Anregungen zur Selbstfürsorge.

> Sorgen und niederdrückende Gedanken sollten Sie sofort als Zeichen dafür nehmen, dass der Kontakt zu Ihrem Inneren gerade wieder abgerissen ist. Sagen Sie deutlich STOPP! Unterbrechen Sie alles, was Sie gerade tun, und sorgen Sie sich in positiver Weise um Ihr körperliches und seelisches Wohl!

Und jetzt sind *Sie* dran:

Untersuchen Sie einmal ganz genau, wann Sie sich heute oder überhaupt besonders intensiv in Sorgen und Befürchtungen verloren haben. Wie war die Situation? War es beim Frühstück, als der Regen draußen Sie an Ihre depressive Grundstimmung erinnerte? Welche Stressfaktoren waren beteiligt? Haben Sie sich aus dem Blick verloren und mal wieder nur „funktioniert"?

Und dann schauen Sie, was Sie tun können, im Sinne von:

wahrnehmen,

annehmen,

würdigen,

freundlich damit umgehen.

Legen Sie zum Beispiel eine „Gedenkminute" für Ihre Gefühle ein, tun Sie etwas Angenehmes für den Körper, nehmen Sie eine kleine Erfrischung zu sich, machen Sie einen Spaziergang in der Natur …!

Die „soziale Phobie"

Scham ist eine Empfindung, die die Würde des Menschen in Frage stellt.

Menschen mit sozialer Phobie haben in der Regel ständig Angst, dass andere sie beobachten und kritisieren. Die Folge ist, dass sie bei jeder kleinen Unsicherheit, wie zum Beispiel beim Gewühl in öffentlichen Verkehrsmitteln oder bei offiziellen Veranstaltungen, ihre Aufmerksamkeit auf ihr Befinden lenken: Sie überprüfen immer wieder ihren Herzschlag, jedes Zeichen von Anspannung im Körper und können sich nur schwer auf ihre alltäglichen Aufgaben konzentrieren. Viele Fehlleistungen kommen dadurch zustande. Die Betreffenden haben ein sehr geringes Selbstbewusstsein und können ihr Ich gegenüber anderen nicht gut abgrenzen.

Viele Klienten mit sozialer Phobie die zu mir kommen, haben oft eine jahrelange therapeutische Odyssee hinter sich. Sie haben sich über Jahre damit beschäftigt, unablässig das eigene Verhalten zu kontrollieren und zu trainieren, sich trotz ihrer Angst gefürchteten Situationen auszusetzen. Dies ist *ein* Baustein der kognitiven Verhaltenstherapie, der leider oft viel zu schematisch im Zentrum der Behandlung steht und nicht selten die Symptome immer mehr verfestigt, statt sie aufzulösen. Das hat seine Gründe:

Wie so oft in Medizin und Therapie konzentrieren sich Psychologen und Ärzte zu sehr auf das Problem, nämlich die ängstliche Reaktionsweise. Dabei wird versucht, den Betroffenen etwas angeblich Falsches abzutrainieren, um sie an etwas angeblich „Richtiges“ heranzuführen. Dieser Ansatz ist zwar nicht falsch, doch sollte uns erst einmal interessieren, *warum* diese Menschen sich so intensiv beobachten und jede Abweichung vom Normalen angstvoll registrieren. Es muss ja irgendeinen Sinn haben. Auch lässt sich das angstvolle Verhalten der Betroffenen mehr oder weniger leicht mit biographischen Ereignissen in Zusammenhang bringen.

Menschen mit „sozialer Phobie“ haben einen „Sorgenreflex“, sobald sie sich in irgendeiner Weise exponiert fühlen, sie also meinen, „auftreten“ oder sich zeigen zu müssen. Stellen wir uns einmal vor, es handelt sich um einen sehr unsicheren Menschen, der als Kind keine vertrauenswürdigen Vorbilder hatte, um ein ausreichend selbstverständliches Vertrauen zu sich und der Welt entwickeln zu können. Statt also irgendwann das zugesicherte Vertrauen der Eltern verinnerlicht zu haben, ist solch ein Mensch sich in keiner Weise seiner selbst sicher. Was tut er? Er beobachtet sich selbst sorgenvoll, um zu kontrollieren, ob „Leib und Leben“ nicht in Gefahr sind. Der stressbedingte Sorgenreflex wird aktiv. Absolut plausibel aus der Sicht der Betroffenen, die in diesen Momenten nicht in ihrem erwachsenen Empfinden sind, sondern sich wie ein Kind fühlen, das offensichtlich ganz real die Erfahrung gemacht hat: „Man weiß ja nie, was einem passieren kann!“ oder: „Die anderen sind besser als ich, sie werden mich ablehnen.“

Da die Betroffenen nicht in ausreichendem Maß erlebt haben, wie es ist, sich ganz normal und „richtig“ zu fühlen, haben sie dafür gar keine Maßstäbe. Das normale Selbstgefühl fehlt. Die Betroffenen verwechseln das psychische Empfinden von sich selbst mit dem einwandfreien Funktionieren ihres Köpers, ähnlich einer Maschine, die perfekt arbeitet. Statt zu *fühlen*, *denken* sie: Der Herzschlag, die Darmbewegungen, die Körpertemperatur werden kontrolliert, wie um sich davon zu überzeugen, dass alles „richtig" ist. Seine Körperfunktionen zu überprüfen ist zwar eine geniale Notmaßnahme zum Überleben, denn so kann man sich vermeintlich vergewissern, dass man in Sicherheit ist, doch hinterlässt diese Kontrolle nie ein wirklich sicheres Gefühl. Im Gegenteil: Meist bestätigt einem der Körper, dass gerade irgendetwas doch nicht ganz in Ordnung ist und eine Gefahr droht. Man kann eben Fühlen nicht durch Denken, schon gar nicht durch Kontrolle ersetzen.

Aus diesem Dilemma gibt es keinen Ausweg, solange die Betroffenen nicht verstehen, was sie da machen und was dahintersteckt. Denn sobald sie feststellen, dass ihr Herz rast, sie Schweißausbrüche bekommen und rot anlaufen, ist die vermeintliche Sicherheit dahin. Und diese Empfindung ist für die Betreffenden aus ihrer „Kindersicht" ganz korrekt. Ich kann mir vorstellen, dass sich das ähnlich anfühlt, wie wenn Sie einem Kleinkind sagen, es solle alleine im Supermarkt einkaufen gehen. Eine solche Sichtweise ist allerdings nicht besonders nützlich, wenn man als Erwachsener im Leben seinen Mann oder seine Frau stehen soll.

Wenn man nun versucht, diesem „Angstkind" seine Vorsicht abzutrainieren, indem man an seine Vernunft appelliert, kann das nicht gutgehen. Das „Kind" wird sich wehren, da die letzte Bastion seiner vermeintlichen Sicherheit in Gefahr ist. Um hier also etwas zu verändern, muss man bei den Betroffenen zunächst eine Verbindung zwischen der erwachsenen Persönlichkeit und diesem Kind in Not herstellen, das ganz natürlicherweise ein kindliches Denken und Verhalten an den Tag legt, auch wenn das zunächst einmal völlig unsinnig erscheint.

Wenn ich mit Menschen arbeite, die sehr schüchtern sind, die sich nicht unter Menschen trauen und sich ständig ihrer selbst schämen, dann fahnden wir immer erst nach den Gründen für solch ein unsicheres Lebensgefühl. Regelmäßig erfahre ich von schwerer Vernachlässigung als Kind, von sehr unsicheren Eltern, die alle ihre Sorgen und Ängste an das Kind weitergereicht haben; ich erfahre von typischen „Aschenputtel-Kindern“ (Man glaubt es nicht, aber das ist heute noch gang und gäbe!), die allerdings noch auf den Prinzen warten. Vor allem aber haben solche Menschen viel unmittelbare Beschämung erfahren, indem sie oft selbst bloßgestellt worden sind oder aber indirekt, indem sie Eltern erlebt haben, die sich geschämt haben.

Eine Klientin, die als Deutsche mit ihren Eltern in Polen gelebt hatte, war nach ihrer Übersiedlung nach Deutschland völlig verunsichert. Als deutsche Familie wurde die Familie in Polen als ungeliebte „Ausländer“ betrachtet. Das Gleiche – nur umgekehrt – passierte ihr in Deutschland. Nirgendwo gehörte die Klientin wirklich dazu. Wenn es Kindern außerdem noch an elterlichem Verständnis fehlt, kann ein ständiges Schamgefühl entstehen. Das ist beschämend im wahrsten Sinne des Wortes. Eigentlich müsste sich hier nicht der oder die Betreffende, sondern jemand anders schämen, nämlich diejenigen, die ihnen dieses Gefühl vermittelt haben. Angst aus Scham ist ein sehr niederdrückendes Gefühl, denn Beschämung greift Menschen in ihrer Menschenwürde an. Mit dieser Taktik wird in allen Diktaturen erfolgreich gearbeitet.

Eltern beschämen Kinder oft auch unbewusst, wenn sie selbst sich in ihrer Rolle als Eltern und als Frau oder Mann nicht sicher sind. Sie projizieren alles Schlechte auf ihre Kinder. Vom Aussehen über die Eigenschaften bis zu den Fähigkeiten eines Menschen gerät alles in ein negatives Licht. Das geht unter die Haut und hinterlässt bei den Betreffenden eine große Angst, sich ständig zu blamieren. Das kann traumatisch sein. Solche Menschen versuchen dann oft, sehr angepasst, leistungsbereit und bemüht zu erscheinen, aber leider durchschauen andere diese Kompensation schnell.

Wenn der Mechanismus der Scham nicht durchschaut wird, kann man sich noch so sehr bemühen, selbstbewusst zu wirken – es gelingt nicht und die Angst wird umso größer. Wenn man aber durchschaut, woher die Scham kommt, kann man sie mit einem entschiedenen „Danke“ dorthin zurückgeben. Das sollte man allerdings niemals konkret tun, denn sonst kann es passieren, dass man sich an der gleichen Stelle nochmals eine Beschämung abholt. Menschen, die einem so etwas antun, sind meist nicht einsichtig, und außerdem geht es nicht um diese Personen, sondern allein um die Betreffenden selbst. Um ihre Wiedergutmachung geht es! Falls Sie selbst betroffen sind: Behandeln Sie sich selbst mit besonderem Mitgefühl und Achtung. Das heilt Ihre Angst und Scham sehr viel besser.

In der therapeutischen Begleitung kommt es hier ganz besonders auf eine vertrauensvolle Beziehung zu einem Therapeuten an, der oder die demjenigen vielleicht erstmals eine tiefgehende Wertschätzung entgegenbringt. Alsdann ist es wichtig, die schlimmen Gefühle bei sich selbst ernsthaft anzunehmen. Betroffene sollten mit einem gütigen Blick auf all ihre Wut, ihre Traurigkeit, ihre Scham und Angst schauen und ihre Verwundungen und so einige Defizite, die ihnen vielleicht peinlich sind, annehmen und wertschätzen. So heilt die Scham. Indem Sie als (eventuell) Betroffene die Wunden bei sich selbst anerkennen, bekommt Ihre Persönlichkeit eine neue Ernsthaftigkeit. Auch Ihre Umgebung wird das registrieren. Die anderen werden merken, dass Sie sich nicht mehr als Sündenbock eignen.

Sie mögen vielleicht noch so manches Mal erröten, manchmal noch ins Schwitzen kommen, sehr selbstkritisch bleiben, aber all dies werden Sie mit Liebe zu sich selbst einfärben. Sie wissen ja jetzt, woher es kommt. Hier geht es darum, sich selbst ganz neu zu „be-eltern“ und damit „ganz neu zu erfinden“.

Einer Frau, die sich nicht unter Menschen traute, weil sie Angst hatte, sie werde zu weinen anfangen, riet ich, dieses kleine Mädchen, das sie einmal gewesen war, sehr liebevoll zu versorgen, ihm Zeit zu widmen und es ganz oft zu fragen, was es brauche. Bevor sie nach draußen ging, führte sie erst ein kurzes Selbstgespräch mit diesem Ich-Anteil und sicherte ihm zu, ihn nicht zu vergessen. Die Angst vor dem Weinen verschwand von diesem Zeitpunkt an. Es war kein Grund mehr dafür vorhanden. Ihr Inneres fühlte sich abgesichert.

Auch in Selbsthilfegruppen zu diesem Thema – mit ähnlich verletzten Menschen – kann man Verständnis und Annahme erfahren. Zu spüren „Ich bin willkommen. Ich bin in Ordnung!“ hilft, ein neues Selbstwertgefühl zu entwickeln.

Menschen, denen grundlegende Erfahrungen des selbstverständlichen Angenommenseins fehlen, brauchen ein Gegenüber, an dem sie sich orientieren können, um genau diese Erfahrung vielleicht erstmals zu machen. Sie, die Sie dieses Buch lesen und vielleicht an diesem Problem leiden und gerade keinen solchen Menschen haben, können einmal Folgendes ausprobieren:

Setzen Sie sich bequem auf einen Stuhl, bei dem Sie sich gut anlehnen können, und stellen Sie sich vor, dass Ihnen gegenüber ein weiser, freundlicher Mensch sitzt und Sie anblickt, mit wissenden, gütigen Augen. „Baden" Sie in diesem Blick. Lassen Sie ihn tief in sich hinein und gehen Sie in Resonanz mit diesem angenehmen Blick. Dehnen Sie das Gefühl, das Ihnen dieser Blick vermittelt, im ganzen Körper aus und verteilen Sie es mit Ihrem Atem überall hin.

Das und nichts anderes ist ein gutes Selbstgefühl. Mehr nicht. Man kann es selbst neu verinnerlichen. Wenn Sie bei diesem Bild eine große Traurigkeit überkommt, ist das nur ein Zeichen dafür, dass Sie sich gerade mit Liebe anblicken. Und Liebe tut bekanntlich manchmal sehr weh. Aber sie heilt alle seelischen Wunden.

Zusätzlich möchte ich eine Übung von Stanley Rosenberg vorstellen, die der chronischen Blockade des parasympathischen Nervensystems entgegenwirkt und Ihre Zugewandtheit und Kommunikationsfähigkeit verbessert. Man kann wirklich etwas dafür tun, dass eine größere Selbstsicherheit und Selbstannahme entsteht. Das ist sehr viel effektiver als ständig „den Nacken steif zu halten“.

Übung von Stanley Rosenberg (aus dem Buch *Der Selbstheilungsnerv. So bringt der Vagus-Nerv Psyche und Körper ins Gleichgewicht*):

Stellen oder legen Sie sich auf den Boden oder setzen Sie sich entspannt und gerade auf einen Stuhl mit Lehne. Falten Sie die Hände ineinander und legen Sie die gefalteten Hände an Ihren Hinterkopf, die Ellbogen

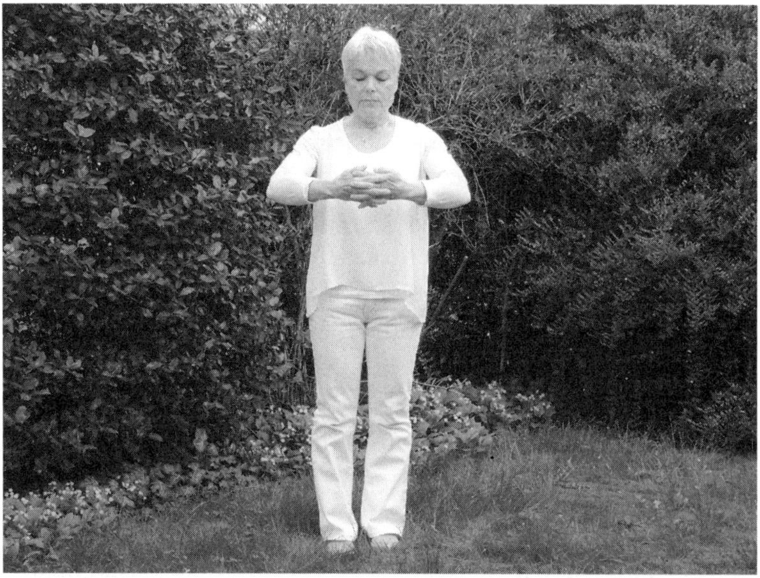

Die Rosenberg-Übung mit den gefalteten Händen am Hinterkopf - Teil 1

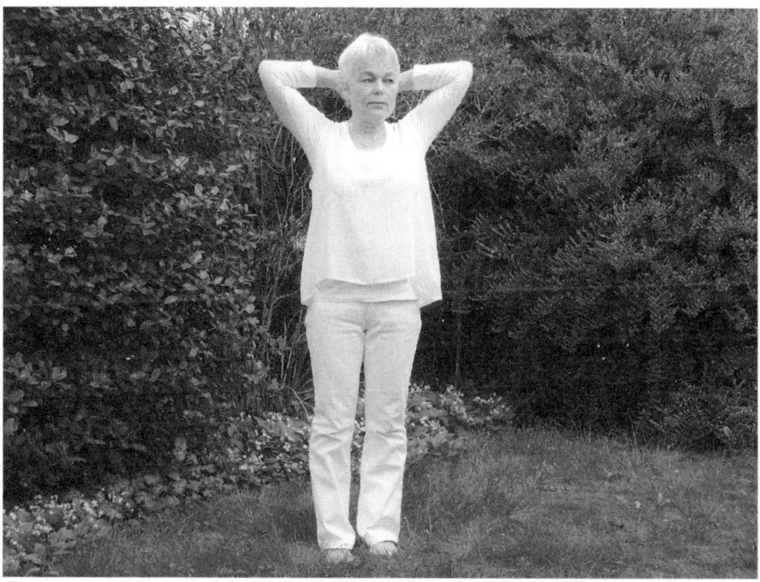

Die Rosenberg-Übung mit den gefalteten Händen am Hinterkopf - Teil 2

offen zur Seite (eine lässige Pose, die man oft bei Männern hinterm Schreibtisch beobachten kann, wenn sie sich entspannt geben). Lassen Sie nun den Kopf ruhig in dieser Haltung und schauen Sie eine Weile (circa 30 bis 60 Sekunden) gezielt mit den Augen nach rechts, bis Sie entweder schlucken, gähnen oder seufzen müssen. Danach schauen Sie wieder geradeaus. Dann machen Sie das Gleiche zur anderen Seite. Spüren Sie nach, wie es Ihnen geht.

Sie können die Funktion des ventralen Vagus-Nervs selbst testen, indem Sie sich mit einer Taschenlampe in den Rachen schauen und prüfen, ob Ihr Zäpfchen sich symmetrisch nach oben zieht, wenn Sie kurze Aa-aa-aa-Laute machen. Mit dieser Übung können Sie den Vagus wieder in die Balance bringen. Und das ist unmittelbar an einer größeren Entspanntheit wahrnehmbar.

Und jetzt sind *Sie* dran:

Lassen Sie mal eine Situation vor ihrem geistigen Auge entstehen, in der Sie sich typischerweise unwohl und ängstlich fühlen. Und dann versprachlichen Sie innerlich wie in der Schaltstelle Nr. 4 Ihre Gefühle: „Ja, da denkst du, die gucken alle auf dich, weil sie sehen, du bist ganz verschämt …“ Lehnen Sie sich in Ihrem Stuhl zurück, atmen Sie sanft, spüren Sie die Erde unter Ihren Füßen und sagen Sie zu sich: „Ich genieße einfach, dass ich hier sitze und atme. Ich stehe zu mir, egal, was jemand anders von mir denkt.“

Wenn die Zeit reif ist, dürfen Sie dem Ganzen auch gerne etwas Humor beimischen. Ich selbst habe mir irgendwann den Spruch zu eigen gemacht: „Ist der Ruf erst ruiniert, lebt es sich ganz ungeniert!“

Probieren Sie einmal aus, wie es ist, sich in ein Café oder auf eine Bank zu setzen und einfach entspannt zu atmen. Atmen Sie möglichst konzentriert nach innen (in Ihre gedachte innere Atemachse mitten durch Ihren Körper) aus, statt die Luft einfach so von sich zu geben. Das wird Ihnen ein sicheres, abgegrenztes Gefühl geben. Zur Not sehen Sie imaginär den wohltuenden Blick eines weisen Menschen auf sich gerichtet. Das tut gut.

Beziehungsabhängigkeit oder die „Angst vor der Freiheit“

Beziehung – ja, aber erst mal zu sich selbst!

Ausgewachsene Elefanten kann man mit einem kleinen Pflock in der Erde anbinden, ohne dass sie auf die Idee kommen auszureißen. Schon von klein an hat man sie mit diesem kleinen Pflock angebunden. Sie sind so gut dressiert, dass ein dünnes Seil dazu ausreicht. „Konditionierung“ nennt man das in der Psychologie. Ähnlich wie Elefanten werden auch wir Menschen im Laufe unserer Entwicklung zuweilen konditioniert – allerdings in ungesunder Weise. „Ich kann hier nicht weg“ ist oft auch bei uns eine tiefe Überzeugung, wenn uns als Kind – manchmal auf subtile Weise – von den Eltern vermittelt worden ist, dass eine gewisse Selbstständigkeit nicht erwünscht ist. Konditionierungen können fatale Folgen haben und massive Ängste auslösen. Ein anderes Beispiel aus dem Tierreich mag dies näher erläutern:

Bei Affen hat man eine wichtige Beobachtung gemacht: Normalerweise versorgen Affenmütter ihre Kinder aufopferungsvoll. Sie schleppen sie so lange auf ihrem Rücken herum, bis sie groß genug und selbstständig sind. Die Mütter stoßen sie dann weg und die Kinder kommen alleine zurecht. Vereinzelt gibt es aber Mütter, bei denen dieser Instinkt nicht in ausreichendem Maße ausgebildet ist. Sie versorgen ihre Jungen nur ungenügend, sodass diese ständig jammernd hinter ihnen herlaufen. Wenn sie dann alt genug sind, um alleine klarzukommen, laufen sie ihrer Mutter weiter hinterher und kommen nicht von ihr los, auch wenn diese sie wegstößt und sie eigentlich selbstständig genug wären. Was ist da los?

Egal ob Tierkinder oder Menschenkinder – Kinder brauchen ein ausreichendes Maß an bedingungsloser mütterlicher Zuwendung und Versorgung. Wenn sie diese bekommen, werden sie später selbstständig und erwachsen – nach dem Vorbild der Eltern. Wenn die Zuwendung aber nicht sicher ist, ungenügend ist oder sogar ganz fehlt, gelingt das Erwachsenwerden schlecht. Also:

> Ausreichende Liebe und Zuwendung machen frei, mangelnde Liebe macht abhängig und ängstlich. Die Illusion, von dieser Mutter wäre vielleicht doch noch etwas zu bekommen, bleibt dauerhaft bestehen, auch wenn die Einsicht sagt: Es ist zwecklos, da ist nichts mehr zu holen. So entsteht oft süchtiges Verhalten, das sich auf alle möglichen Suchtmittel richten kann: auf Alkohol, Drogen, Arbeit, Medien, Beziehungen, manchmal auch auf Sex. Die Sehnsucht nach Symbiose, nach der ausschließlichen Bindung an einen Menschen, ist dann übergroß und kann Beziehungen sehr belasten, da der Partner auf einmal eine Rolle zugeteilt bekommt, die nicht angebracht ist. Eifersucht und Streit, Trennungen, manchmal endlose Martyrien, von denen Sie täglich in der Zeitung lesen können, sind die Folge, wenn hier keine Entwicklung erfolgt. Beziehungssucht erreicht also immer genau das Gegenteil von dem, was ihr zugrunde liegt.

So war es auch bei einem Mann, der als Kind schon der Berater seiner alleinerziehenden Mutter war (eine Rolle, die Jungen auch während des Zweiten Weltkrieges sehr oft für ihre Mütter übernahmen und die leider heute noch sehr verbreitet ist, nicht nur bei Männern). Seine Mutter hatte nichts zu geben. Sie stellte nur Ansprüche. Als Junge wurde er oft irgendwo abgegeben. Um seine Gefühle kümmerte sich niemand. Dazu kamen extreme Dressurmethoden in der Krippe und diverse Gewalterfahrungen in der Schule. Er hatte sich ganz alleine hartnäckig durch alle seine Ausbildungen durchgebissen und war schließlich ein einigermaßen erfolgreicher Experte in seinem Fach geworden. Für ihn war Geld sehr wichtig. Geld ist das „Materielle“ an sich, hat also „Mutterqualität“. (Anmerkung: Im „Materiellen“ steckt ja die lateinische Wurzel mater = Mutter.) Je materieller jemand eingestellt ist, desto mehr ist er davon abhängig. Obwohl der Mann sich ein dickes Geldpolster angelegt hatte, plagten ihn immer Geldsorgen, Zukunftssorgen und Angst vor dem Alleinsein, die er mit reichlicher Betriebsamkeit überdeckte.

Als er erstmalig eine stabile Beziehung mit einer sehr Partnerin erlebte, brachen schwere Verlassenheitsängste, Heimweh und nächtliche Unruhe auf, wenn er einmal ein paar Tage auswärts verbringen musste. Plötzlich traten all seine Defizite zutage. Seine Kontrollmechanismen versagten und ihn plagten schwere Angstanfälle bis hin zu Panikattacken. Seine Freunde bemerkten, er verhalte sich ja wie ein „Muttersöhnchen". Diese Bewertung war sehr abwertend und schmerzte zusätzlich. Er versuchte den Kontakt mit seiner Mutter abzubrechen, um seine Selbstständigkeit zu demonstrieren, doch das Problem blieb.

Was steckte dahinter? Durch die neue Liebesbeziehung wurde bei dem Klienten die Abhängigkeit von der Mutter deutlich. Sein kleiner ängstlicher Junge zeigte sich, der pflichtgemäß dachte: „Meine Mutter braucht mich, ich darf sie nicht im Stich lassen." Diese „Kinderlogik" ist für sich genommen absolut richtig, denn ein Kind hat Angst, seine Mutter zu verlieren, falls sie krank wird. Ein Kind kann allein nicht überleben. Also gibt das Kind sich alle Mühe, um die Mutter oder die Eltern emotional zu versorgen, wenn diese entsprechende Signale aussenden. Auch im Erwachsenenalter empfinden die Betreffenden eine große Loyalität zu ihrer Mutter oder zu jemandem, der sie angeblich braucht. Zur Not wird sogar die Partnerschaft dafür geopfert, falls dieser Mechanismus nicht durchschaut, verstanden und überwunden wird.

Mit diesem Hintergrundwissen ausgestattet und dem Gefühl, dass er sich nicht gegen seine Mutter wandte, sondern für sich selbst eintrat, konnte er die Beziehung zu seiner Mutter auf Eis legen. Allerdings kamen nach einem erneuten unangenehmen Telefonat wieder extreme Ängste zum Vorschein. Die Mutter verhielt sich wie immer: fordernd, unangemessen. Doch nun konnte er für sich selbst eintreten. Ab dieser Zeit gelang es ihm immer besser, seiner Mutter freundlich, aber entschieden Grenzen zu setzen. Wenn sie ihn mit ihren Sorgen überhäufte, hörte er nur einen kurzen Moment freundlich zu, fragte aber dann: „Was kannst du für dich tun, damit es dir jetzt besser geht?" Damit gab er ihr die Verantwortung für ihre seelische Verfassung zurück. Sie war darüber nicht sehr erfreut, belangte ihren Sohn aber immer weniger mit ihren Ansprüchen. „Darf ich dich mal stören?", hieß es dann. Sie hatte begriffen und der Sohn hatte seine Selbstachtung wieder hergestellt.

Die Angst erinnerte ihn noch oft daran, sich emotional nicht zu vernachlässigen. Erst allmählich konnte er die Beziehung zu seiner Partnerin pflegen und wurde frei für sein eigenes Leben.

Beziehungsabhängigkeit hängt nicht damit zusammen, dass man vielleicht zu nah beieinander wohnt, wenngleich dies das Problem noch schwieriger machen kann. Seinen Eltern kann man nicht entfliehen, selbst wenn ein ganzer Ozean dazwischenliegt. Da zählt allein die *innere* emotionale Freiheit, die man sich erlauben kann. Wenn die Zusammenhänge auf einer emotionalen Ebene zutiefst verstanden werden, kommen blockierte Gefühle ins Fließen und ein neues Empfinden ist möglich.

Angst ist jedoch, wie Sie an diesem Beispiel sehen, ein hervorragender Heilungsfaktor, der im Gehirn (wie im Kapitel über die neurobiologischen Zusammenhänge erwähnt) erst die Voraussetzung dafür bietet, dass festgefahrene Gedankenmuster ins Wanken geraten und neue Verknüpfungen von Neuronen möglich werden. Wenn wir immer in der Komfortzone des Lebens verharren, bewegt sich nicht viel. Herausforderungen aber forcieren unsere Gesundung! (Ein anderes Beispiel von Beziehungsabhängig beschreibe ich im Kapitel über Angst als verschobenes Gefühl.)

Und jetzt sind *Sie* dran:

Prüfen Sie einmal nach, bei welchen Personen Sie große Angst haben, nein zu sagen oder auch nur Ihre Wünsche klar zum Ausdruck zu bringen. Nicht immer muss eine gravierende Elternproblematik dahinterstecken, aber immer sind Gefühle von Kleinheit beteiligt, Kinderängste, die jeder von uns mitunter hat. Sprechen Sie beruhigend und beratend mit sich selbst. Überlegen Sie, in welcher Weise Sie sich absichern können und mit welcher Haltung Sie der betreffenden Person gegenübertreten wollen: freundlich, respektvoll, aber auch mit einer gewissen Festigkeit und einem Gefühl für die eigene Würde.

Zwanghafte Ängste vor Schmutz, Spinnen & Co

Unter allen Symptomen liegt Stress.

Manche Menschen haben eine ganz begrenzte Form von Angst. Sie richtet sich auf einen kleinen Ausschnitt des Lebens, der aber in der Psyche der Betroffenen sehr viel Raum einnimmt. Es kann sich geradezu wie besessen anfühlen oder, wie es im Fachjargon heißt, „zwanghaft“ sein, Angst vor bestimmten Tieren, vor Ereignissen oder ganz bestimmten Gegebenheiten zu haben.

Ich möchte Ihnen diese Angst am Beispiel eines Menschen verdeutlichen, der Angst vor Müll auf der Straße hatte und sich kaum noch vor die Tür wagte. Herr S., ein leise sprechender, zierlicher Mann suchte mich auf, weil er sein Leben nicht mehr im Griff hatte. Er berichtete, dass er seit vielen Jahren Probleme damit habe, wenn er auf der Straße Müll sehe. Er habe regelrecht Angst, vor die Tür zu gehen, da er befürchte, von dem Schmutz angesteckt zu werden – obwohl das ja Unsinn sei. Er würde jeden Schnipsel Papier von Ferne identifizieren und könne dann nur noch daran denken, wie schmutzig es in der Welt doch sei. Das mache ihm große Angst. Bisher habe er versucht, diese Befürchtungen dadurch zu kontrollieren, dass er bestimmte Wege meide, doch es werde immer schlimmer. Er könne nun kaum noch Wege ohne Müll finden, was seinen Radius immer mehr einschränke. In seinem Kopf kreise alles um Müll und er könne nicht mehr schlafen, sich nicht mehr konzentrieren. Inzwischen habe er oft heftige Panikattacken.

Herr S. saß mir ganz in sich zusammengekauert gegenüber, angespannt und blickte die ganze Zeit nach unten – das Bild eines schwer belasteten und verängstigten Menschen. Auf die Frage, warum er denn zu mir komme, meinte er, ich hätte doch solche Übungen gegen Stress, die ihm vielleicht helfen könnten. Nachdem wir kurz über seine Müllthematik gesprochen hatten, machte ich ihm den Vorschlag, er könne ja einmal versuchen, die Hände auf sein Herz zu legen, und „diesen Mann mit den Müllängsten" einfach mal ganz konkret spüren, sich mit seinem Atem verbinden, in ihn hineinatmen und Mitgefühl mit ihm empfinden. Wir könnten das ja gemeinsam machen, jeder für sich. Er war einverstanden, jeder von uns legte seine Hände auf sein Herz und es war eine Weile ganz still im Raum. Nach einer Weile kamen wir wieder zurück und ich fragte Herrn S., wie das für ihn gewesen sei. Er meinte, so ruhig sei er schon lange nicht mehr gewesen. Das habe ihm sehr gut getan. Auf meine Frage, wie er sich das erklären könne, entgegnete er: „Sie haben das ja auch gemacht und deshalb hab ich mich das getraut. Ich hab mich nicht so allein gefühlt."

Allein zu sein war ein zentrales Thema seiner Kindheit gewesen. Er war nur mit seiner Mutter aufgewachsen und hatte sie von Kindheit an emotional unterstützt. Er war sehr angepasst und zurückgenommen und es war klar, dass er seine fehlende Selbstsicherheit schon immer mit großem Perfektionismus kompensieren musste. Schon kleine Papierschnipsel an Stellen, wo sie nicht hingehörten, brachten sein Leben durcheinander. Hier war also in der Entwicklung eine Menge schiefgelaufen, doch gleichzeitig machte der Klient einen sehr differenzierten und motivierten Eindruck. Ich erklärte ihm, dass das schon mal ein gutes Zeichen sei, wenn eine so dezente Geste wie die Berührung mit den Händen auf seinem Herzen sofort ein Wohlgefühl auslösen könne.

Um es kurz zu machen: Dieser Mann hatte schon lange die Verbindung mit sich selbst verloren. Er spürte sich nicht. Die Angst vor Müll war eine Möglichkeit, sich wenigstens in Form von Spannungen und Angst zu spüren. Es ging hier darum, sein Mitgefühl für sich selbst neu zu wecken und wohltuende Strategien für den Körper zu finden, die ihm angenehme Gefühle vermittelten. Da er solch eine Aversion gegen Schmutz hatte, er also offensichtlich einen starken Sinn für Schönheit, Gepflegtheit und Ästhetik hatte, empfahl ich ihm pflegende Anwendungen für den Körper, unter anderem das Bürsten und Massieren des Körpers, das er täglich praktizierte. Zusätzlich wählte er einige Yoga-Übungen für sich aus, die ihm ein kraftvolleres Körpergefühl verliehen.

Häufig ist es so, dass Menschen, die bestimmte Stoffe, Tiere oder Gegenstände mit Abscheu und Angst belegen, bestimmte negative Aspekte von sich selbst ausklammern. Bei diesem Mann waren es die negativen Gefühle gegenüber seiner Mutter, die ihm so viel Anpassung abverlangt hatte. Ich nutze immer gerne die Ressourcen, die jemand hat, und Perfektionismus ist durchaus eine interessante Ressource. Man braucht sie nur in eine andere Richtung zu lenken.

Ich riet dem Klienten, seinen Perfektionismus dazu zu benutzen, zu kontrollieren, wann er sich zu sehr auf Müll statt auf sich selbst fokussierte – was er auch akribisch tat. Er begriff sofort, dass er sich mit seinen „Müll-Gedanken" von sich selbst ablenkte, und es gelang ihm immer besser, sich jedes Mal freundlich an sich selbst zu erinnern. Müll wurde für ihn ein neuer „Trigger", um auch mal zu schimpfen, einfach so, um sich etwas Luft zu verschaffen. Es ging darum, diesem Mann zu helfen, eine neue Freundschaft mit sich selbst zu schließen und sich in lustvoller Weise auch mal negative, „schmutzige" Gefühle zu erlauben.

In der Kommunikation zwischen diesem Mann und mir stimmte die „Chemie" sehr gut. In einer späteren Sitzung bauten wir den Humor ein, mit dem er sich selbst ganz gut auf die Schliche kam, und ich konnte ihm augenzwinkernd die Leviten lesen, dass es ja ganz schön raffiniert sei, sich über Müll aufzuregen, anstatt seinen eigenen Ärger einmal kräftig zu „lüften". Wir berieten, in welcher Weise er dies tun könne, und er kam auf die Idee, es mal mit Squash zu versuchen, was ihm sehr viel Spaß machte. Es dauerte eine Weile, jedoch entspannte er sich immer mehr und wurde unternehmungslustiger. Er bekam sein Leben immer besser in den Griff.

Müll war bei diesem Mann weiterhin ein Stein des Anstoßes, aber es gab immer mehr Lebensbereiche, die ihn mit Freude erfüllten. Eine Freundschaft mit Gleichgesinnten, die er in einer Gruppe kennenlernte, brachte weitere Fortschritte und immer mehr Lebensqualität.

Ängste, die sich auf einen winzigen Ausschnitt des Lebens richten, sind also grob gesagt „Nebenschauplätze", die von etwas ablenken sollen, was noch beängstigender ist als die „phobische" Angst. In diesem Fall waren es unter anderem Wut und ein fehlendes Gefühl für sich selbst.

In der kognitiven Verhaltenstherapie wird bei Zwangsstörungen ein ritualisiertes Selbsthilfeprogramm empfohlen, bei dem es zuerst nur in der Vorstellung zu einer Konfrontation mit Angsttriggern kommen soll, dann in der Realität, und schließlich soll es zu einer sogenannten Ritualverhinderung kommen. Nachdem Sie mein Beispiel gelesen haben, verstehen Sie vielleicht besser, warum ich diese rein technisch plausible Vorgehensweise für weniger gut halte. Im Endergebnis geht es selbstverständlich darum, seine Impulse kontrollieren zu können, doch nicht durch Kontrolle, nicht durch eine reine Technik, sondern durch Verständnis für sich selbst und mit Respekt vor dem Symptom. Wenn Sie dies berücksichtigen, können Sie die genannten drei Schritte des Selbsthilfeprogramms zur Überwindung von Zwängen selbstverständlich absolvieren.

Ich möchte betonen: Es geht nicht um irgendwelche beängstigenden Tiere oder Situationen, sondern um Sie selbst. Bei Zwängen ist es wichtig, ein neues Gefühl für sich selbst zu entwickeln. Echte Empathie zu erfahren wirkt oft wie eine Initialzündung für die Liebe zu sich selbst. In unserer technisierten Medizin wird dieser Heilungsfaktor völlig unterschätzt. Nach meiner Erfahrung ist es sehr viel wirksamer, die zwanghafte Beschäftigung mit bestimmten ritualisierten Ängsten durch liebevolle Gefühle für sich selbst zu ersetzen, als sich zu zwingen, gegen diese mit Konfrontation und Überwindung vorzugehen. Dabei ist viel Feingefühl gefragt. Ihnen – sofern

Sie betroffen sind – wünsche ich, dass Sie dieses Feingefühl neu für sich entdecken.

Bei einer Frau, die jahrelang unter massiver zwanghafter Angst vor bakteriellen Ansteckungen gelitten hatte und deshalb auch Medikamente einnehmen musste, hörten die Ängste fast schlagartig auf, als sie in Rente ging. Sie war in einem Unternehmen für Öffentlichkeitsarbeit tätig gewesen und eigentlich permanent überfordert. Als sie in Rente gehen konnte, hörte dieser Stress auf – und damit auch die Zwänge. Dies ist ein Beispiel dafür, wie wichtig es ist, den allgemeinen Stress zu reduzieren (wie in der Schaltstelle Nr. 1 beschrieben). Manchmal sind schon kleine Änderungen ausreichend.

Und nun sind *Sie* dran:

Überlegen Sie einmal, mit welchen Ängsten, die Sie von schönen Erlebnissen nachhaltig abhalten, Sie sich ungewöhnlich lange beschäftigen können. Kommen Sie sich auf die Schliche, welches andere Gefühl da eigentlich noch dahinterstecken könnte. Und dann kümmern Sie sich ganz konkret um sich selbst: Tun Sie etwas für den Körper, fühlen Sie Ihren Atem, fühlen Sie mit sich selbst und sorgen Sie konkret für Wohlgefühl. Zur Not wenden Sie die Strategien aus dem Kapitel über die Notfallmaßnahmen an – immer wieder. Ich weiß, das ist Arbeit, aber sie lohnt sich!

Weitere Formen der Angst

Angst vor Überforderung

Wer ist da überfordert?

Im Kapitel über traumabedingte Ängste habe ich schon angesprochen, dass viele Ängste dadurch entstehen, dass Menschen völlig mit ihrer Unfähigkeit identifiziert sind. In Momenten, in denen eine Anforderung an sie herantritt, wird ausgeblendet, dass sie über genügend Fähigkeiten verfügen, um das Anstehende zu bewältigen. Ich möchte an einem Beispiel verdeutlichen, welcher subtile psychische Mechanismus dahintersteckt, den unser Gehirn da in Gang setzt.

Eine Frau rief mich völlig verzweifelt an, weil sie meinte, den Alltag mit ihrer kleinen Tochter nicht bewältigen zu können. Nun hatten wir besprochen, dass sie sich immer kleine Auszeiten gönnen könne, in denen ihre Seele wirklich „Urlaub" bekam, um sich immer wieder aufzutanken. Bemerkenswert war ihre folgende Schilderung: „Ich kann meine Zeiten des Alleinseins so gut genießen, und ich fühle mich dann sehr wohl! Es fehlt mir nichts und ich habe auch keine Angst. Aber es ist schrecklich, kaum komme ich von meinem schönen Spaziergang zurück, drehe den Schlüssel im Schloss um, dann kriege ich Panik vor all dem, was da jetzt auf mich zukommt. Ich bin dann manchmal zu erschöpft, um meinen Mantel aufzuhängen oder meine Einkäufe wegzusortieren, so schwach fühle ich mich dann."

Was war da los, dass die Frau von einem Moment zum anderen in eine solche Gemüts- und vor allem spürbare Körperverfassung kam? Bei genauem Nachfragen wurde klar, dass sie sich in ihrer Freizeit im „Unbeschwertes-Kind-Modus" befand. Sie konnte dann alle Pflichten, die man als Erwachsener im Leben hat, völlig ausblenden. Sie holte in diesen Momenten völlig selbstvergessen das angenehme Lebensgefühl eines Kindes oder eines sich frei und unbeschwert fühlenden Jugendlichen nach. Das ist ja an sich völlig legitim, ja manchmal sogar wunderbar. Das machen ganz viele Menschen so. Männer und Frauen lassen völlig selbstvergessen ihre Drohnen fliegen und machen ungewöhnliche Filmaufnahmen per Webcam, fahren Rollerskates oder bosseln im Garten. Der Unterschied ist nur, dass „Gesunde" damit offensichtlich kein Problem haben. Sie steigen danach einfach wieder in ihren normalen erwachsenen Pflichtmodus um. Wenn Menschen sich jedoch in Krisen befinden, dann werden oftmals innere Seelenzustände aktiviert, die vorher unter Verschluss waren.

Der Frau in meinem Beispiel wurde dabei zum ersten Mal bewusst, dass sie als Kind immer schon völlig überfordert gewesen war und immer zurückstecken musste. Während andere Kinder sich verabredeten, musste sie dafür sorgen, dass zu Hause keine Katastrophen passierten. Darüber hinaus wurde so getan, als wäre das alles ganz normal, und ihr wurde dafür keinerlei Wertschätzung entgegengebracht. Als es nun bei dieser Frau zum ersten Mal zu heftigen Angstzuständen kam, brach der „Funktionier-Modus" zusammen. Sie konnte sich einfach nicht mehr zwingen, Dinge zu tun, die ihr zu viel waren. Auf einmal fühlte sie sich in die Verfassung einer Minderjährigen zurückversetzt, die alle solchen Alltagspflichten noch gar nicht bewältigen kann.

Durch den folgenden Trick konnte sie aber allmählich aus diesem Mechanismus aussteigen: Ab sofort begleitete sie ihre Auszeiten ganz bewusst mit intensiven Selbstgesprächen. Sie nahm ihr inneres Kind mit erklärenden Worten „an die Hand", in etwa so: „Jetzt haben wir Zeit für uns ganz alleine. In unserem erwachsenen Körper fühlen wir uns gut, energiegeladen, vielleicht auch manchmal traurig, aber wir können uns jetzt einfach entspannen und dürfen tun und lassen, was wir wollen." (In der Wir-Form zu sprechen hilft, den verschiedenen inneren Gefühlszuständen Rechnung zu tragen.) Sie genoss die Auszeit nicht mehr unbewusst, naiv, völlig unbeschwert, sondern achtete darauf, mit sich selbst als Ganzheit in Kontakt zu bleiben. Anstatt völlig in Kindergefühle abzudriften (ähnlich wie Drogenabhängige in ihre Sucht), behielt sie bewusst die Kontrolle über ihr Denken und Fühlen. Sie achtete also auf guten Körperkontakt zu sich selbst. Wie immer ging es darum, sich nicht mehr „aus dem Auge zu verlieren".

Der Erfolg ließ bei dieser Frau nicht lange auf sich warten. Sie berichtete mir, dass sie das sehr gut hinbekommen habe, und erstmalig sei die Angst für einen ganzen Tag ausgeblieben. Wir mussten das für verschiedene Auszeiten und Tätigkeiten noch mehrere Male „durch-

kauen". Die Seele ist schließlich sehr geschickt darin, die Kinderseele auf ganzer Linie zu ihrem Recht kommen zu lassen. Und das muss man anerkennen und damit muss man rechnen. Der Funktionier-Modus fordert schließlich irgendwann „Rache". Sie erinnern sich: Angst ist oft ein verschobenes Gefühl und unterlegt mit Wut, Ärger oder anderen Gefühlen. Und die muss man berücksichtigen.

Die Frau aus dem Beispiel lernte zusätzlich, nicht solche dramatischen Unterschiede zwischen Pflicht und Vergnügen zu machen, sondern nach Möglichkeiten zu fahnden, wie sie sogenannte Pflichten geschickt in Vergnügen verwandeln könnte. Statt „Ich muss jetzt für meine Familie kochen" spielte sie wie ein kreatives Kind mit Farben und Formen (– welches Kind matscht nicht gerne mit Teig oder schnipselt buntes Gemüse?). Statt „Ich muss noch aufräumen" veranstaltete sie mit ihrer Tochter Wettrennen im Wegsortieren, um sich anschließend mit Musik zu belohnen, zwischendrin auf ihrem Trampolin zu hüpfen, Grimassen zu schneiden, lustvoll zu fluchen ... Sie sehen, man kann das Verschieben von Gefühlen auch positiv nutzen – als Anti-Angst-Training.

Worauf es mir immer ankommt: dass Klienten sich und ihren Mechanismen der Selbstsabotage auf die Schliche kommen, aber nicht mit dem erhobenen Zeigefinger, sondern mit List und Tücke, mit Humor und Kreativität. Einsichten können so viel besser in die Tat umgesetzt werden. Nur Lustvolles macht im Gehirn Hunger auf mehr und erzeugt eine neue, gesunde Sucht, nämlich die, niemals mehr nur zu funktionieren, sondern alles aus freiem Willen, mit Liebe und mit Freude zu tun – das beste Gegengift gegen Ängste! Nur so steigt die seelische Frustrationstoleranz im Alltag. Die Seele „weiß" ja, dass bald wieder Freude aufkommt. Auf diese Weise verbinden sich mit der Zeit Kind- und Erwachsenen-Ich. Ein positiver Nebeneffekt: So bleiben Sie jung im Kopf und Ihr Leben wird niemals zur Routine.

Sie strukturieren jetzt selbst. Angstauslöser werden auf diese Weise zu Triggern, die den eigenen Erfindergeist aus der Tasche zaubern. Wie Sie sehen: Auch hier meint es die Angst eigentlich nur gut mit uns. Für mich selbst gibt es kaum unliebsame Tätigkeiten, da ich allen Pflichtbeschäftigungen eine „Zusatztönung" beimische: Rasen mähen ist „frische Luft schnappen", Bürokram erledigen ist „Gehirnsport", Kochen ist „mit Farben und Düften spielen"... Oft sind es nur Kleinigkeiten, die das Lebensgefühl völlig verändern können. Umgeben Sie sich mit Dingen, die Sie gerne in die Hand nehmen und die Ihnen ein gutes Gefühl vermitteln. Indem Sie Ihre Kinderseele berücksichtigen, wird sie Ihnen gerne helfen, auf unkonventionelle Ideen zu kommen und Pflicht und Arbeit zu versüßen. Auf diese Weise werden Sie belastbarer und Ihre Fähigkeiten, mit Problemen umzugehen, nehmen zu. Hilfreich sind zusätzlich mentale Techniken, die im Kapitel über Handwerkszeug aus der Hypnotherapie beschrieben sind.

Und jetzt sind *Sie* dran:

Fahnden Sie einmal kurz nach Situationen, in denen Sie Angst haben, sich überfordert zu fühlen. Das kann das Wegsortieren von Bankunterlagen sein, Behördenbriefe oder größere Aufgaben wie berufliche Konzeptualisierungen oder andere Herausforderungen. Und dann nehmen Sie sich eine bewusste Auszeit. Sorgen Sie erst einmal dafür, dass Sie sich wohlfühlen, und dann lassen Sie vor Ihrem geistigen Auge genau die Situation entstehen, wie, wann und in welcher Form Sie die Herausforderung angehen werden. Vielleicht fällt Ihnen dabei ein, erst einmal aufzuräumen, sich zu sortieren, sich auf Teilaspekte zu fokussieren oder Unterstützung einzuplanen. Indem Sie im Wohlfühlmodus auf die angebliche Anstrengung schauen, wird die Angst weniger, der Widerstand ebenfalls. Ganz praktisch plant man schwierige Dinge immer zwei Tage im Voraus – mit genauer Entscheidung, wann und wie lange Sie damit verbringen werden. Sie werden sich wundern, was und wie viel Sie können und wie Sie trotzdem bei guter Laune bleiben.

Sich klein machen als Angst vor der eigenen „Größe"

„Unsere tiefgreifendste Angst ist nicht, dass wir ungenügend sind.
Unsere tiefgreifendste Angst ist, über das Messbare hinaus kraftvoll zu sein.

Es ist unser Licht, nicht unsere Dunkelheit, was uns am meisten Angst macht.
Wir fragen uns, wer bin ich, mich brillant, großartig, talentiert, phantastisch zu nennen?

Aber wer bist Du, Dich nicht so zu nennen?
Dich selbst klein zu halten dient nicht der Welt. Es ist nichts Erleuchtetes daran, sich … klein zu machen.
Wir sind alle bestimmt zu leuchten, wie es die Kinder tun. Wir sind geboren worden, um den Glanz …, der in uns ist, zu manifestieren.

Er ist nicht nur in einigen von uns, er ist in jedem Einzelnen. Und wenn wir unser Licht erscheinen lassen, geben wir unbewusst anderen Menschen die Erlaubnis, dasselbe zu tun. Wenn wir von unserer eigenen Angst befreit sind, befreit unsere Gegenwart automatisch andere.“

(Nelson Mandela, 1918–2013, Anti-Apartheid-Kämpfer und erster schwarzer Präsident Südafrikas)

Viele Menschen, mit denen ich zu tun habe, leiden unter einer ganz bestimmten, ständig unterschwellig vorhandenen Angst und Verunsicherung, nämlich der, ihre Persönlichkeit nur ja nicht richtig sichtbar werden zu lassen. Das führt bei den Betreffenden oft dazu, dass sie sich einerseits zu viel gefallen lassen, aber manchmal auch völlig unangemessene Reaktionen zeigen: moralische Entrüstung oder latent aggressives Verhalten und viel Angst.

Viele Menschen, die ihr Licht ständig unter den Scheffel stellen, aus Angst, sich zu sehr zu exponieren, berichten, dass sie sich Zeit ihres Lebens geschämt haben. Oftmals wurden sie auch als Kinder ihrer Zeit durch ein bestimmtes Rollenverhalten geprägt. Ähnlich, wie ich es im Kapitel über die soziale Phobie berichtet habe, hatten in Wirklichkeit oft die Eltern ein Problem mit Scham- oder Schuldgefühlen und haben diese unbewusst an ihre Kinder weitergegeben.

Dazu ein kleiner Exkurs in die nicht weit zurückliegende deutsche Geschichte: Wie Sabine Bode es in ihrem Buch *Kriegsspuren. Die deutsche Krankheit – „German Angst“* so treffend beschreibt, haben gerade wir Deutschen ein bis heute unverarbeitetes kollektives Trauma, eine kollektive Scham in unserem Unbewussten gespeichert.

Wir sind das Volk, das den Zweiten Weltkrieg angezettelt und Millionen von Menschen systematisch vernichtet hat. Das ist eine so ungeheuerliche Wahrheit, dass sie wohl Generationen brauchen wird, um verarbeitet werden zu können, wenn überhaupt jemals.

Nach dem Krieg, als die Alliierten die westdeutsche Bevölkerung mit dieser Wahrheit konfrontierten (– in der ehemaligen DDR wurde dies nicht aufgearbeitet, Nazis gab es ja angeblich nur im Westen!), konnten die Menschen diese Wahrheit nicht wirklich aufnehmen. Sie war so überwältigend, dass man alle Informationen schnell wegpackte, möglichst vergaß oder verdrängte. Schließlich waren die meisten Menschen froh, dass der Krieg endlich ein Ende hatte. Und gleichzeitig mussten die Menschen andere schlimme Dinge verarbeiten: den Verlust von Heimat, Status, Wohlstand und Vermögen und am schlimmsten: die Folgen von Gewalt und den Verlust von Angehörigen.

Gleichzeitig Täter und Opfer zu sein ist für Menschen sehr schwer zu verarbeiten, Unverarbeitetes schwelt aber in der Seele weiter und belastet das Selbstgefühl. Und daraus entstehen Minderwertigkeitsgefühle, Angst, etwas falsch zu machen – oder neuer Größenwahn.

> Sich klein zu machen ist für uns Deutsche fast so etwas wie eine kollektive Eigenschaft, die mit unserer Vergangenheit zusammenhängt und oft auch noch nachfolgende Generationen betrifft. Hilfreich ist bei solch einem Scham- und Schuldthema, ganz deutlich ja zu sagen zu dem was geschehen ist, es zutiefst zu bedauern und einen neuen, besseren Weg zu gehen. Und das kann jeder Einzelne von uns tun. Es ist sogar so, dass eine solche innere Haltung uns aufrichtet und auch stolz machen kann. Aus Fehlern zu lernen macht uns die Fragilität unseres Menschseins bewusst, lässt uns bescheiden werden, lehrt uns aber gleichzeitig auch eine Haltung der Achtung und der Würde.

So viel zu unserer speziellen nationalen Problematik, die mit der Wende von 1989 und dem Zusammenwachsen zweier verschiedener deutscher Staaten nicht unbedingt einfacher wurde.

Besonders betonen möchte ich die Angst vor der eigenen Kompetenz, die sich manchmal ganz von der ursprünglichen Scham abgekoppelt hat. Menschen, die sich zu sehr unter Wert verkaufen, hatten oft Angehörige, die sich selbst nicht wertschätzen konnten – oder aber das Gegenteil: zu selbstbewusste, also eher egozentrische Eltern, deren Gehabe einem peinlich war. So können Menschen keine natürliche Haltung von gesundem Selbstbewusstsein und Stolz auf die eigenen Fähigkeiten entwickeln. Männern fehlt häufig die verlässliche Leitfigur eines Vaters. Unabhängig von der Vorerfahrung ist es wichtig herauszubekommen, was Menschen bewusst oder unbewusst befürchten. Da höre ich dann Sätze wie: „Ich traue mich nicht, denn dann könnte ich Neid erzeugen, man könnte mich arrogant finden, ich müsste auf einmal mit anderen konkurrieren und das könnte ich gar nicht.“

Die Betreffenden haben also Angst, sich mit anderen messen zu müssen, nicht mehr gemocht oder nicht mehr geschont zu werden. Nach dem Motto: sich klein zu machen schützt einen vor zu viel Gegenwind – wie gesagt ein durchaus nationales Thema in Deutschland. Sich klein zu machen kostet aber auch viel Energie: Man muss ständig die eigenen Impulse nach Anerkennung und Aufmerksamkeit unterdrücken, was auf die Dauer wütend macht, und auch diese Wut muss unterdrückt werden. Da das leider nicht perfekt funktioniert, kommt es dann zuweilen zu unangemessenen – auch aggressiven – Lebensäußerungen, die dann auch wieder peinlich sind. Der Kreislauf von Scham und Schuld schließt sich.

Wie kommt man aus solchen Teufelskreisen heraus? Wie kommt man zu einem natürlichen Gefühl von Größe, Würde, zu Selbstbewusstsein und Stolz zurück? Wie verliert man die Angst, zu groß zu sein?

Mir hat einmal jemand den paradoxen Satz gesagt: „Mach dich nicht so klein – *so* groß bist du nun auch wieder nicht!“ Hier ist also der innere Dialog (die Schaltstelle Nr. 4) gefragt, mit dem wir uns daran erinnern, wer wir von Geburt an sind: einfach nur Menschen wie alle Menschen auf dieser Erde, berechtigt wie die Tiere und Pflanzen, diesen Erdball zu bevölkern. Von Geburt an sind wir erst einmal völlig unschuldig, ausgestattet mit einem tiefen Wesenskern, den alle Schuld und Scham, alle negativen Emotionen nicht berühren. Sich mit diesem Wesenskern, einem Gefühl von Frieden und Ruhe, neu zu verbinden hilft, einen neuen Maßstab für ein selbstverständliches Empfinden von Würde und Wert zu bekommen.

Sich klein machen muss nur jemand, der ein falsches, ein geliehenes Selbst hat und meint, es durch Leistungen aufpolieren zu müssen. Das kann sehr schnell schiefgehen. Wenn wir uns aber auf unseren nicht zerstörbaren Wesenskern besinnen, kommt eine große Ruhe über uns. Unser Gehirn arbeitet ganzheitlich, das heißt, es hat Zugriff auf unsere Ressourcen, unsere Fähigkeiten und unsere Kreativität. Es ist also in der Lage, unserem Wesen gemäß unseren Platz in der Welt einzunehmen, zur Not mit Unterstützung von außen. Wenn wir uns ganz in Ruhe auf unsere Fähigkeiten besinnen, werden wir auch angemessen mit unserem Können umgehen. Das kommt aus unserem Selbst und nicht aus dem Ego, dem „Ich-zuerst-Gefühl“.

Wer in dieser Hinsicht keine Vorbilder hatte, muss sich die Vorbilder von woanders holen. Machen Sie sich klar, dass Menschen, die einem bewusst oder unbewusst die eigene Größe „verboten“ haben, an ihrem eigenen unversehrten Wesenskern gänzlich vorbeigelebt haben. Wenn man das auf einer tieferen Ebene versteht, kann man die Weichen für das eigene Leben anders stellen und je nach der eigenen Begabung zum Nutzen der Gesellschaft beitragen.

Wie macht man das aber ganz konkret – sich in seine Fähigkeiten und Begabungen „hineinzustellen“?

Stellen Sie sich vor einen Spiegel. Erden Sie sich! Erkennen Sie an, dass Sie sich bisher wenig geschätzt haben. Ändern Sie das, indem Sie sich sagen: Ja, es gibt so manche Menschen, die können viel mehr als ich, und: Ich kann das, was ich bis jetzt geschafft habe, wirklich anerkennen. Machen Sie sich ganz real Ihre Fähigkeiten bewusst und arbeiten Sie daran, das, was Sie weniger gut können, zu verbessern, ohne Verbissenheit.

Wenn Sie sich klarmachen, dass es immer auch einen sekundären Gewinn bringt, wenn man sich klein und hilflos sieht, können Sie verstehen, warum diese unangenehmen Angstreaktionen so hartnäckig sind. Diesen Gewinn, viel Unterstützung zu bekommen, muss man dann tatsächlich aufgeben. Man bekommt aber dafür einen neuen Gewinn, nämlich den Stolz, sich alleine aus etwas Schwierigem herausgekämpft zu haben.

Indem man nüchtern die eigenen Fähigkeiten betrachtet, kann man sich regelrecht *aufrichten*. Man kann ganz bescheiden sagen: „Ja, das kann ich, dazu steh ich.“ Mit einem festen Kontakt zum Boden wird man nicht Gefahr laufen, sich an falscher Größe zu verheben. Man kann den Brustkorb aufrichten, wenn man das, was diese Aufrichtung verhindert hat, bewusst berücksichtigt, indem man sich sagt: „Ja, das ist meine ‚Macke‘, meine Wunde, mein Handicap, aber deshalb bin ich doch gut genug und ich stehe dazu.“

Und jetzt sind *Sie* dran:

Spüren Sie einmal nach, wie Sie sich selbst gewöhnlich einschätzen. Können Sie ja zu sich sagen oder ist da eine ständige „Zweifelstimme“, die an Ihnen herumkritisiert und Sie klein macht? Identifizieren Sie diese Stimme. Von wem haben Sie sie gehört oder von wem haben Sie sie übernommen? Und dann bedanken Sie sich für diese langjährigen Einflüsterungen als bisher notwendige „Handbremse“ für Ihre Entwicklung und lenken Sie den Blick auf Ihre „Haben-Seite“. Wenn Sie stetig dranbleiben, werden Sie Ihre Tendenz, sich zu klein zu machen, mit der Zeit verlieren. Stattdessen werden Sie zunehmend Ihre Würde spüren und Zutrauen zu Ihren wahren Begabungen und Fähigkeiten gewinnen.

Als einfache Übung können Sie beide Hände übereinander auf Ihr Brustbein (oder auf Ihr Herz und die Thymusdrüse, vgl. S. 140) legen und mit sich selbst Kontakt aufnehmen, erst über die Berührung der Hände (Körper), dann über eine Berührung mit ihrem Atem (Gefühle, Energie) und über Ihre Gedanken (Geist), indem Sie etwas Ermutigendes zu sich selbst sagen, wie zum Beispiel: „Auch wenn ich nicht der/die Beste bin, leiste ich meinen ganz persönlichen Beitrag und mache es, so gut ich kann." Das bringt Sie in die Mitte und in Verbindung mit Ihrem Wesenskern. Sie sind bei sich. Und wer bei sich ist, muss sich selbst weder größer noch kleiner machen, als er/sie ist. Das kann auch andere berühren.

Angst als „verschobenes" Gefühl

„Wir haben den größten Teil unserer Gefühle durch Angst ersetzt." (Paulo Coelho)

Wie im vorherigen Kapitel ausgeführt, tritt Angst oft an die Stelle von Selbstvertrauen und Nüchternheit. Angst ist aber auch vielfach der Ersatz für ganz andere Empfindungen wie mächtige Wut, seelischen Schmerz, tiefe Gekränktheit, vor denen die Betreffenden große Angst haben. Wie wir schon wissen, ist Angst eher ein Gefühl, das einen *schwach* und hilflos erscheinen lässt, während Wut zum Beispiel ein *starkes* Gefühl ist. Vor dieser eigenen Stärke können Menschen heftige Angst bekommen. Gefühle sind Energie und irgendwo muss die Energie hin: Entweder blockieren wir uns selbst, werden starr und angespannt, wir dissoziieren, spalten die Gefühle also vollkommen ab, oder wir lenken sie um: in Traurigkeit, betonte Fröhlichkeit oder eben Angst (vor der Wut).

So hatte eine Frau stark belegte Stimmbänder und suchte deshalb meinen Rat. Im Gespräch stellte sich heraus, dass sie eine heftige ohnmächtige Wut auf ihren Partner hatte, der es sich reichlich bequem machte und alle schwierigen Aufgaben ihr überließ. Sie hatte Angst davor, ihn mit diesem Unmut zu konfrontieren – aus Angst vor den Konsequenzen. Statt also stark zu sein, empfand sie sich als schwach, was in manchen Familiensystemen oder Partnerschaften sogar durchaus erwünscht sein kann. Es kommt vor, dass Zuschreibungen von Eltern oder wichtigen Bezugspersonen so ausgeprägt sind, dass Menschen meinen, nicht dagegen anzukommen. Die Loyalitätskonflikte sind so heftig, dass eine tiefe Angst entsteht, hier auszubrechen.

Da diese Angst auf die Dauer aber die Wut noch größer macht, kann die Wut sich gegen diejenigen selbst richten und depressiv machen.

Gefühle ständig zu unterdrücken ist eben nicht gesund. Das heißt nicht, dass wir immer alle unsere Gefühle authentisch äußern und vermitteln müssen. Das gelingt wohl niemandem. Es reicht, sich bewusst zu sein, dass man gerade ein Problem damit hat, sich vorhandene Gefühle einzugestehen. Auf diese Weise werden sie wahrgenommen, ernst genommen und gewürdigt und man kann in Ruhe überlegen, wie man damit umgeht. Manchmal ist auch die Unterstützung durch einen Experten notwendig.

Es hilft, sich klarzumachen, was im schlimmsten Fall geschehen kann, wenn man seinen Ärger und seine Wut ernstnehmen würde. Welche Konsequenzen würde es im schlimmsten Falle haben? Das Schlimmste ist für uns Menschen immer, nicht mehr gemocht oder ausgegrenzt zu werden. Man gehört dann nicht mehr dazu, zum System, zum Partner, zum Team. Vielleicht fürchtet jemand auch ganz konkrete berufliche Nachteile. Im ersten Fall beschwört dies typische Kinderängste von totaler Verlassenheit, die zunächst einmal ganz irrational sind, da die Betreffenden ja erwachsen und nicht mehr darauf angewiesen sind, elterlich versorgt zu werden. Doch in jedem von uns schlummern solche Kinderängste, die man nicht einfach ignorieren kann. In der Begleitung von Klienten geht es häufig darum, sich dies bewusst zu machen.

Wie man mit den kindlichen Ängsten umgeht

Zunächst einmal: Man muss nicht immer gleich alles ändern! Viel wichtiger ist, etwas für das eigene Wohlgefühl, die Selbstakzeptanz und Klarheit zu tun, indem man herausbekommt: Wo stehe ich gerade, was stört mich und welche Wünsche und Ziele habe ich? *Diffuse* Gefühle kann man nämlich nicht adäquat kommunizieren und man erreicht oft das Gegenteil von dem, was man möchte. Sie können dies sehr schön anhand des Fragenkatalogs im Kapitel über die Schaltstelle Nr. 1 und anhand des 3-Schritte-Programms klären. Sehr häufig geht es darum, dass Menschen sich nicht trauen, klar und deutlich ihre Meinungen, Wünsche und Kritik deutlich auszusprechen.

Um den Zorn ihres Gegenübers nicht heraufzubeschwören, ist es deshalb nützlich, schwierige Äußerungen, die man gerne machen würde, gut vorzubereiten. Hier eignen sich Methoden aus der Hypnotherapie (wie im Kapitel über Handwerkszeug aus der Schatzkiste der Hypnotherapie beschrieben). Sie können aber auch das „Mülleimerschreiben" anwenden, in dem Sie sich, wie in meinem Buch über Depression berichtet, all Ihre Befürchtungen von der Seele schreiben, bis Ihnen nichts mehr einfällt. Schreiben Sie wirklich Ihre schlimmsten Katastrophenphantasien auf, von „Keiner wird mich mehr lieben" bis zu „Ich lande in der Gosse". Tun Sie es! Und dann werfen Sie das Papier zerknüllt in den Mülleimer oder verbrennen es. (Machen Sie diese Übung auf keinen Fall digital, sondern mit der Hand!)

Danach können Sie auf einem neuen Blatt ganz in Ruhe aufschreiben, in welchem Szenario, mit welchen Worten, mit welchem eigenen Empfinden Sie das, was Sie sagen möchten, zur Sprache bringen wollen. Sie werden dabei automatisch ruhige, freundliche, adäquate Worte wählen und eine Haltung der Würde und Klarheit ausstrahlen. Sie enden mit einem freundlichen Schlusssatz, etwa: „Mir war es ein Bedürfnis, das einmal auszusprechen. Vielen Dank, dass du/Sie mir zugehört hast/haben." Allein dadurch, dass Sie die konkrete Situation in Gedanken durchgespielt haben, bringt Ihr Gehirn Sie auf gute Ideen für den „Ernstfall". Ich habe oft erlebt, dass die erwarteten Gespräche sich dann erübrigten. Wir sind eben energetische Wesen. Alles teilt sich allem und allen mit, auch ohne Worte. Es geht mehr um Ihre eigene Klärung, alles andere „er-folgt" dann.

Wie am Beispiel der Blasenbeschwerden im Kapitel über die Körpersymptome dargestellt, steckt hinter der Angst aber auch oft eine abgrundtiefe Traurigkeit, der zu begegnen Menschen geradezu unheimlich vorkommen kann. Das ist insbesondere dann der Fall, wenn die Betreffenden sich in ihrem bisherigen Leben immer mit großer Strenge zusammengerissen haben. Das war auch bei einer Frau der Fall, die ihren unermesslichen seelischen Schmerz in das Gefühl von Angst verschoben hatte. Sie war so daran gewöhnt, sich zusammenzureißen, dass sie den Schmerz über den Verlust ihrer Mutter im Alter von 12 Jahren meinte nicht überleben zu können. Das innere Kind von damals glaubte ernsthaft, zu sterben, wenn der Schmerz herauskäme. Es hatte verständlicherweise riesige Angst davor. Ich konnte ihr erklären, dass sie heute, im Alter von 35 Jahren, nicht daran zerbrechen würde, wenn dieser Schmerz herauskäme.

Auch hier ist wieder wichtig, mit der fürsorglichen inneren Instanz in Kontakt zu kommen, also nicht immer nur die kindlichen Gefühle im Blick haben, sondern auch das erwachsene Gefühl miteinzubeziehen. Die Gestalttherapie der frühen 1970er-Jahre krankte oftmals daran, dass die alten Bilder vielfach neu inszeniert und ausagiert wurden. Ausagieren bringt zwar eine vorübergehende Erleichterung, aber keine Lösung, wenn das Muster nicht analysiert und kein lebbares Modell entwickelt wird. Als die Frau verstand, dass nur ihr inneres Kind verständlicherweise viel Angst vor der Trauer von damals hatte, wurde die Angst davor immer weniger. Sie konnte den Schmerz würdigen und in „kleinen Portionen" abfließen lassen.

Angst kann aber auch die Folge davon sein, dass jemand ständig seine Freude, seine Leichtigkeit, seine Begeisterung und Lebenslust unterdrücken muss, weil ein Partner vielleicht depressiv ist und die gute Laune und Begeisterung des anderen nicht erträgt. Oder Menschen in der Umgebung haben ein völlig anderes Naturell. Hier muss man herausfinden, warum man diese „Standortwahl" getroffen hat, und genau klären, welches Ambiente man braucht, um in seiner Kraft bleiben zu können. Oft geht es um die Erlaubnis, ein eigenes geglücktes Leben zu führen, indem man sich klarmacht, dass es nicht gegen den Partner gerichtet, sondern für die eigene Gesundheit unabdingbar notwendig ist.

Letztlich dienen wir der Gesellschaft viel mehr, indem wir ihr unser eigenes Potenzial zur Verfügung stellen und in der Kraft bleiben. Um dies mit gutem Gewissen zu schaffen, ist es hilfreich, unser Mitgefühl für diejenigen zu pflegen, die nicht die gleichen Chancen und Ressourcen haben wie wir, und bewusst dankbar zu sein für die Möglichkeiten, die das eigene Leben bietet. Wir stärken mit dieser Haltung unsere Herzensebene. Mit der Übung der Herzatmung können wir dies fördern:

Die Herzatmung

Sie sitzen ruhig und gerade auf einem Stuhl und spüren sich zunächst einmal im Körper: Füße geerdet, Schwerpunkt im Unterbauch, Schultern, Kiefer, Stirn locker. Sie spüren, wie der Atem kommt und geht, ganz von alleine. Nach einer Weile atmen Sie bewusst so, als würden Sie die Luft durch Ihr Herz einatmen und durch den Oberbauch in der Gegend des Magens wieder ausatmen. Das beruhigt und weitet ihren Brustkorb und Ihr Herz.

Angst entsteht oft auch dann, wenn Menschen, die eher etwas zurückgenommen sind, sehr willensstarke Partner haben, denen es gleichzutun sie sich nicht trauen. Sie nehmen sich noch mehr zurück, der Partner nimmt noch mehr Raum ein und die Angst vor jeder Eigeninitiative nimmt zu. Bei einer Frau war das so extrem, dass sie ständig neue Körperbeschwerden entwickelte. Erst als ihr klar wurde, dass sie nicht so schwach war, wie sie dachte, suchte sie sich systematisch Gleichgesinnte, tat etwas für ihr körperliches Wohl und hatte Erfolgserlebnisse. Vor allem eine regelmäßige Yoga-Praxis unterstützte sie dabei.

Wie Sie sehen, kann aus allen „Handicaps" auch eine neue Kraft entstehen, die der Angst eine „viel zu große Garage" bietet. Da fühlt diese sich immer weniger wohl.

Und jetzt sind *Sie* dran:

Spüren Sie bei sich einmal nach, in welchen Situationen Sie Angst haben. Sind das vielleicht Situationen, in denen Sie eigentlich ein ganz anderes Gefühl haben: Angst, jemandem die Wahrheit zu sagen, weil Sie eigentlich gelangweilt, gekränkt, wütend, peinlich berührt sind oder den anderen nicht spüren lassen wollen, dass sie ihn durchschauen, ihm überlegen sind oder mehr Distanz brauchen, als Sie sich eingestehen wollen? Und dann prüfen Sie genau, welche Konsequenzen es hätte, wenn Sie ihm das sagen würden. Auch könnten Sie vor Ihrem geistigen Auge ein Best-Case-Szenario entstehen lassen, in dem Sie in Ruhe und mit Würde Ihr wirkliches Gefühl zum Ausdruck bringen. Das geht immer. Vielleicht ist es dann auch gar nicht nötig, weil Ihre Haltung eindeutig ist. Vor allem aber verschwindet Ihre Angst.

Angst als „Anpassungsstörung“

Das Schicksal fragt uns nicht, es schüttelt uns einfach.

Das Leben läuft nicht kontinuierlich „glatt“. Vielmehr überrascht es uns mit Herausforderungen, die wir glücklicherweise vorher nicht kennen, sonst wäre unser Leben oftmals belastender, als es ist. Das gilt im Großen, länderübergreifend und politisch gesehen, und im Kleinen, im Privaten. In Deutschland und ganz Nordeuropa blicken wir auf eine sehr lange Friedenszeit zurück. Wir haben uns an ein relativ sicheres Leben gewöhnt, jedoch bleiben dem Einzelnen Brüche in der Entwicklung nicht erspart. Sie können manchmal sehr heftig sein und uns mit tiefen Ängsten konfrontieren. An unseren Vorfahren, die sich wegen Not und Krieg auf die Flucht begeben mussten (ähnlich wie das Menschen aus anderen Ländern auch heute tun), können wir erkennen, wie stark die Kraft und der Wille zu überleben und damit auch die Anpassungsfähigkeit von uns Menschen sind.

> Je mehr Ressourcen ein Mensch hat, desto besser kann er oder sie in schwierigen Lebensphasen bestehen. Je größer unsere Flexibilität ist, desto besser kommen wir auf hilfreiche Ideen und desto weniger Angst haben wir.

Hier geht es schlichtweg um Anpassung an Bedingungen, die neu sind, die man nicht kennt und von denen man deshalb nicht weiß, ob man in der Lage sein wird, sie zu meistern. Den Begriff der „Anpassungsstörung“ hat man in der Psychologie für schwierige und ungewohnte Lebensumstände definiert, in denen Menschen zuweilen professionelle Hilfe benötigen. Nehmen wir nur eine häufige Situation, die jeder irgendwann erlebt, etwa den Einstieg in eine neue Arbeitsstelle oder den Umzug in eine fremde Gegend. Eine gewisse Angst ist dabei immer im Gepäck. Sie ist sogar eine treibende Kraft zur Veränderung und zur Anpassung der Persönlichkeit.

Je nach unseren Vorerfahrungen können Umbrüche im Leben jedoch über die Maßen mit Angst verbunden sein, sodass es erst einmal zu einer kleineren oder größeren Krise kommt. Bei manchen Menschen kriecht dazu noch eine Ladung alter Befürchtungen hervor, die vorher nicht zum Tragen kamen. Nehmen wir nur folgendes Beispiel: Ein Mann verliert seine Arbeitsstelle und ist gezwungen, den Wohnort zu wechseln. Die Partnerin geht mit. Während der Mann am neuen Ort seinen gewohnten Beruf ausübt und Kontakte hat, bricht für die Partnerin eine Welt zusammen. Was für den einen vielleicht eine interessante Erfahrung ist, kann für die andere den völligen Verlust einer gerade mühsam aufrecht erhaltenen Stabilität bedeuten. Altbekannte Verlassenheitsängste können auf einmal die Persönlichkeit überfluten, die der Frau vorher gar nicht bewusst waren. Angst und Panik können unter Umständen so heftig werden, dass Menschen ihre Situation auf einmal nicht mehr nüchtern einschätzen können. Sie sind dann häufig völlig identifiziert mit Gefühlen von Ohnmacht und Inkompetenz, obwohl sie bis dahin ihr Leben problemlos im Griff hatten.

Hier ist ein ähnlicher Mechanismus wirksam wie bei traumatischen Vorerfahrungen: Abgespaltene Seiten der Persönlichkeit, die vielleicht noch unreif, verletzlich oder schwach sind, treten auf die Bühne des Lebens. Die Betreffenden sind über die Heftigkeit ihrer schwierigen Gefühle meist sehr erstaunt und können nur schlecht damit umgehen. In solchen Situationen brauchen sie idealerweise Unterstützung, um zu verstehen, was hinter diesen heftigen Emotionen steckt. Angst und Panikreaktionen haben also immer einen wichtigen Grund. Wenn sie ihn verstehen – so unverständlich und „harmlos" er auch erscheinen mag –, können sie auch damit umgehen.

So war ein Mann, dessen Frau einen schweren Schlaganfall erlitten hatte, in eine heftige Angst und Panik hineingekommen. Auf einmal brach ihm die Person weg, die ihn seelisch immer sehr unterstützt und genährt hatte. Auf einmal wurde ihm bewusst, wie sehr er sich auf seine Frau verlassen hatte und wie wenig er emotional für sich selbst sorgen konnte. Er wurde sehr schmerzhaft auf seine eigenen Defizite gestoßen. In einigen tiefgehenden Gesprächen, in denen ihm bewusst wurde, wie sehr er sich bisher über Leistung definiert und wie wenig er selbst für seine seelische Balance gesorgt hatte, gab es Raum für Trauer, aber er erkannte auch seine eigenen Begabungen und Fähigkeiten. Therapeutische Begleitung ist oftmals wie eine Brücke, die über den Abgrund führt und vor dem Abstürzen schützt. Hinter der Brücke sieht der Betreffende im besten Fall für sich einen neuen Weg, der weiterführt.

Sich an neue Situationen anzupassen braucht Zeit – Zeit, sich neues Wissen anzueignen, Unterstützungsnetzwerke aufzubauen, materielle Quellen zu erschließen, Möglichkeiten auszuloten, Wagnisse einzugehen, aber vor allem auch die ungewisse Situation erst einmal auszuhalten.

Umbrüche im Leben wie der Verlust eines wichtigen Menschen durch Krankheit oder Tod, Verluste von Status und Beruf, Veränderungen durch eigene Krankheit oder Alter bergen in sich ein großes Entwicklungspotenzial. Alle Ressourcen, die jemand hat, kommen auf den Prüfstand, alle Schwächen und Defizite zeigen sich wie in einem Brennglas und warten darauf, in Stärken verwandelt zu werden.

Menschen sind in Krisenzeiten ungewohnt stark auf sich selbst zurückgeworfen, was allein schon beängstigend ist. Im Märchen wird davon erzählt, wie der Held in Not gerät und schwierige Aufgaben lösen muss. Im Märchen handelt es sich immer um Menschen, die ihrer Intuition folgen, indem sie auf die richtigen Hinweise vertrauen oder im richtigen Moment die passende Hilfe bekommen. Genau diesen Prozess machen wir im Leben meist mehrfach durch – deshalb lieben wir ja Märchen.

> Wenn wir Menschen uns an neue Lebensmodelle anpassen müssen, kommt es darauf an, entspannt und zugleich konzentriert auf das Ziel hinzuarbeiten und darauf zu vertrauen, dass wir irgendwie durch die Situation „geführt“ werden. Je mehr wir darauf vertrauen, desto besser gelingt es. (Mir jedenfalls ging es immer so.)

In Umbruchzeiten gilt es, sich nicht in der Angst zu verlieren, sondern die neue Situation als ein „neues Projekt“ zu verstehen, von dem man noch keine Ahnung hat und bei dem erst einmal ein Brainstorming der eigenen Möglichkeiten ansteht, am besten spielerisch und mit viel Gelassenheit. Die Frage ist: Was fällt mir dazu ein? Zur Not kann man sich Unterstützung holen.

Bei Frauen gelten klassischerweise die Wechseljahre als eine Phase, in der vermehrt Ängste und Verunsicherungen auftreten. Die Wechseljahre müssen oft als einzige Ursache dafür herhalten, dass Frauen sich unruhig, schwach und verzagt fühlen. Dabei sind die Wechseljahre ein ganz natürliches Phänomen, das die Natur sehr sinnvoll eingerichtet hat. Da wird Energie eingespart, statt sie unnötigerweise in die Produktion von Hormonen zu „verpulvern“, die nicht mehr gebraucht werden. Dass damit auch Alterungsprozesse verbunden sind, ist ebenfalls natürlich.

Die Wechseljahre sind eine Zeit, in der wir Frauen gegen Stress nicht mehr so „weich“ durch Östrogene „abgefedert“ sind. Unangemessene Anstrengungen, Unstimmigkeiten, Überforderungen und Defizite zeigen sich deutlicher. Auch seelische Ungleichgewichte treten zutage, Ängstlichkeit, Empfindlichkeit und Verzagtheit bei Anlässen, die die Betreffenden vorher nicht gekannt haben. Warum macht die Natur das? Um uns rechtzeitig „gesundzuschrumpfen“ und uns auf den Energieprüfstand zu stellen. Alles muss neu hinterfragt werden: Was und wie will ich arbeiten, was tut mir gut, was ist mir jetzt wichtig, wer soll an meiner Seite sein …? Entscheidungen, die Menschen manchmal lange aufgeschoben haben, drängen sich jetzt auf. Und das macht oft Angst.

Mit Hilfe der „Stressinventur“ (im Kapitel über die Schaltstelle Nr. 1) ist es möglich herausfinden, wie man für den eigenen Körper und die seelische Verfassung besser sorgen und wie man das Denken positiv verändern kann. Bisher haben vielleicht äußere Notwendigkeiten wie die Versorgung der Familie oder die Pflege kranker Eltern so überwogen, dass die Frage nach der eigenen Verfassung gar nicht gestellt wurde. Aber zur Zeit der Wechseljahre ist die intensive Sorge für die eigene Balance nicht mehr zu umgehen. Statt Hormonersatz, der nur in den seltensten Fällen angezeigt ist, geht es mehr um eine neue seelische Beziehung zu sich selbst, eine liebevolle Fürsorge für den Körper und darum, sich selbst gute Rahmenbedingungen zu schaffen. Um die geistige Regie geht es.

Konkrete Vorschläge dafür finden Sie in diesem Buch an vielen Stellen. Insbesondere Techniken zur Entspannung, aber auch meditative Bewegungseinheiten wie Yoga, Schwimmen oder Walken tragen dazu bei, eine neue innere Festigkeit zu bekommen. Vielleicht ist auch ein neues Hobby oder der Aufbau neuer Freundschaften sinnvoll, um den Fokus weg von der Ängstlichkeit und mehr auf den eigenen inneren Reichtum zu lenken. Allerdings können manchmal, wie erwähnt, Anteile der Kinderseele zutage treten, die gesehen und gewürdigt werden wollen. Dann ist es Zeit, sich diesen Gefühlen zuzuwenden. Meine Erfahrung ist, dass gerade in dieser Phase eine Aufarbeitung sehr gut gelingt, da andere Lebensthemen weniger vom Wesentlichen ablenken. Und oftmals entstehen dadurch eine ganz neue Stabilität und sogar eine größere Belastbarkeit!

Auch Schicksalsschläge wie der völlige Verlust der beruflichen und privaten Sicherheit können krisenhafte Ängste heraufbeschwören – ähnlich wie es vielfach nach der Wende von 1989 vorgekommen ist, als Menschen im Osten Deutschlands ihr vormaliges Lebenskontinuum verloren und ihre früheren Werte nichts mehr galten. Es gibt hier keine Patentrezepte, sondern nur die Rückbesinnung auf die uns innewohnenden Überlebenskräfte. Nach einem ersten Aufbäumen („Das kann ich nicht. Das darf nicht sein!“), einer Phase der Wut und Trauer, die durchgestanden werden muss, ist es wichtig, sich als Kind seiner Zeit zu sehen. Das Schicksal ist nicht gerecht. Der Wohnort entscheidet manchmal über Leben und Tod und über viele andere Dinge im Leben.

Ich selbst habe mir angewöhnt, alles, was mir geschieht, als wichtige Erfahrung zu betrachten, die mir etwas abverlangt: Das Schicksal will etwas von mir, nämlich dass ich darauf adäquat reagiere. Ich nehme die Dinge Schritt für Schritt als Herausforderung an. Angst mit der entsprechenden Sympathikusreaktion und einer geballten Ladung von Stresshormonen sind in der Lage, mein Gehirn auf die Veränderung einzustellen, die Synapsen zu lockern und mich auf Ideen zu bringen. Insofern leitet die Angst eigentlich einen kreativen Prozess ein. Wie immer wieder betont ist es sinnvoll, zu akzeptieren, sich zu entspannen, sich zu konzentrieren, denn dann kommen die richtigen „Eingebungen", denen wir mit Versuch und Irrtum Schritt für Schritt folgen können, wenn die Zeit reif ist. Auf einmal „passt es wieder".

Und nun sind *Sie* dran:

Besinnen Sie sich einmal auf Zeiten in Ihrem Leben, in denen Sie Umbrüche durchgemacht haben. Fragen Sie sich, wie Sie mit Ihren Ängsten umgegangen sind und welche Ressourcen Ihnen geholfen haben, mit der neuen Situation zurechtzukommen. Welche Fähigkeiten haben Sie neu gelernt? Eine Frau sagte einmal zu ihrem Mann: „Ohne dich hätte ich all das gar nicht durchstehen können." Darauf der Mann: „Aber ich bin auch nur *eine deiner* Ressourcen. *Du* hast mich gewählt."

Ich erinnere mich noch sehr genau an meine Studienzeit in Berlin, in der ich das erste Mal in meinem Leben völlig auf mich selbst gestellt war und mir beweisen konnte, dass ich meine Ängste aushalten und überwinden kann, dass ich Einsamkeit ertragen, Probleme selbst lösen und unter widrigen Umständen leben kann. Ohne massive Ängste vor der „Fremde" wäre ich nicht dazu gezwungen gewesen, mich selbst weiterzuentwickeln – was mir später wiederum sehr geholfen hat, kleinere und größere Krisen zu überstehen. Wie gesagt: Die Angst meint es gut mit uns. Was sagt sie Ihnen?

Angst als Ausgleich für ein inneres Ungleichgewicht

Die Seele ist eine Kompensationskünstlerin.

Wie oft liest man in den Medien von talentierten Sportlern oder Künstlern, die sich mit ihrer Angststörung outen. Wenn ich die Bilder von diesen gut aussehenden, fitten und leistungsstarken Persönlichkeiten sehe, dann kommt mir automatisch der Gedanke: „Das ist nur dein äußeres Gesicht, eine schöne Fassade, aber dahinter scheint sich noch ein ganz anderes Gesicht zu verbergen, das nicht so smart und stark ist."

Eine Frau beschrieb es so: „An manchen Tagen hab ich solch eine Power, dann verausgabe ich mich im Sport, erledige tausend Sachen mit links – und dann wundere mich, dass ich am nächsten Tag vor der Erledigung von Kleinigkeiten Angst kriege." Dieses Phänomen gibt es besonders bei Menschen, die sich im Leben schwer haben durchbeißen müssen. Sie legen sich oft einen „Funktioniermodus" zu. Kaum haben sie etwas „Oberwasser", schaffen sie Dinge, über die andere nur staunen können. Dass dieselben Menschen am nächsten Tag vor Kleinigkeiten Angst haben, ist für andere kaum nachvollziehbar. Was hier fehlt, ist die Balance der Kräfte, eine Ausgewogenheit in der Persönlichkeit, die garantiert, dass einerseits keine Überforderung entsteht und andererseits stets genügend Grundspannung und Leistungsbereitschaft vorhanden sind.

Angst, das wissen wir inzwischen, hat hier die Aufgabe einer eingebauten Bremse, die verhindert, dass jemand seine Kräfte völlig überschätzt und die Drähte im Gehirn zu heiß laufen. Die Angst warnt vor Gefahr. Es ist eben nicht ganz ungefährlich, wenn jemand in seiner Persönlichkeit unausgewogen ist.

So hatte eine Frau, die aus einer wenig unterstützenden Familie stammte, den Traum, Sportlehrerin zu werden. Der Vater war streng dagegen und drängte sie in eine Beamtenlaufbahn. Obwohl es ihr größter Wunsch war, hatte sie so große Angst davor, das Sportstudium zu beginnen, dass sie schließlich dem Wunsch der Eltern nachgab und den sicheren Beamtenberuf ergriff. Ihr ganzes Leben lang trauerte sie ihrem Traumberuf nach. Erst später verstand sie, dass sie ihren Wunschberuf mit ihrer damaligen geringen emotionalen Ausstattung nicht hätte durchstehen können. Also hatte sie das kleinere Übel gewählt, um sich selbst nicht zu destabilisieren. Nach dieser Erkenntnis konnte sie den Sport ganz neu als ein besonderes Hobby für sich entdecken und hörte auf, mit ihrem Schicksal zu hadern.

Wenn Sie bei sich feststellen, dass Sie einerseits viel schaffen und andererseits sehr ängstlich sein können, dann lohnt der Blick ins Innere der Persönlichkeit. Da kämpfen meist zwei oder mehrere Seiten der Persönlichkeit miteinander: Da gibt es zum Beispiel einen Kämpfer oder eine Kämpferin, aber auch einen eher schüchternen Teil, schnell verzagt, zweifelnd und überfordert. Oft bekommen die Betroffenen irgendwann das Gefühl, sich nicht mehr auf sich und ihre Belastbarkeit verlassen zu können. Auch werden Menschen auf die Dauer von ihrer Umgebung nicht ganz ernst genommen, wenn sie so unterschiedlich wahrgenommen werden. Das stresst zusätzlich. Wie ich schon mehrfach beschrieben habe, geht es hier darum, dass beide Persönlichkeitszustände einander kennenlernen und zu kooperieren lernen.

Ein oberflächliches Abtrainieren von Ängsten wäre hier völlig kontraproduktiv. Das wäre so ähnlich, als würde man im Auto die Warnleuchte für Benzin abstellen. Die Gefahr bestünde, dass der Tank leer wäre, ohne dass Sie es merkten. Die Angst ist hier also etwas sehr Wertvolles, das es zu verstehen gilt. Was hat die Angst zu sagen?

Bei einem Mann meldete sich jedes Mal sein innerer kleiner Junge: „Das geht mir zu schnell. Ich komme gar nicht mit. Ich komme hier überhaupt nicht vor!“ Ähnlich wie im Kapitel über die traumabedingten Ängste geht es darum, mit sich selbst und seiner „schwachen“ Seite in Kontakt zu bleiben. Eigentlich ist sie ja die starke Seite, denn sie hat ein seismografisch genaues Gespür dafür, wann in der Persönlichkeit etwas aus dem Ruder zu laufen droht. Die einzige Möglichkeit, diese Ängste zu überwinden, besteht darin, sich mit der „schwachen“ Seite anzufreunden und ihr die nötige Aufmerksamkeit zu schenken. Es kann eine geraume Zeit in Anspruch nehmen, bis die beiden „Geschwindigkeiten“ sich aneinander angeglichen haben. Ein Mann formulierte es so: „Normalerweise jogge ich sehr aktiv, aber im Moment geht nur langsames Gehen, wenn überhaupt. Aber ich fühle mich schon deutlich mehr in meiner Mitte und kann diesen Zustand schon viel länger aufrechterhalten. Ich merke ganz schnell, wann etwas nicht mehr stimmt.“

Klienten sind immer wieder erschrocken darüber, dass erst einmal „gar nichts“ geht. Es ist etwa so, als könnten sie plötzlich nicht mehr lesen, sondern müssten wieder anfangen zu buchstabieren. Je mehr Zeit Sie sich jedoch mit dem „Buchstabieren“ lassen, desto schneller wird das mit dem „Lesen“ wieder funktionieren, allerdings mit einem ganz neuen Verständnis. Wenn Sie diesen Prozess des Nachreifens der Persönlichkeit verstehen, annehmen und freundlich begleiten, kommt es schließlich sogar zu einer kontinuierlichen Leistungssteigerung. Manchmal braucht es auch professionelle Unterstützung, wenn der Kontrast zwischen angeblicher Macht und Ohnmacht zu extrem ist. Dann brauchen Menschen einen „Vermittler“, der oder die die Annäherung moderiert. Es ist äußerst erlösend, wenn Menschen ein Gefühl für die gesunde Mitte bekommen und immer besser merken, was für sie „normal“ ist.

Und jetzt sind *Sie* dran:

Gibt es bei Ihnen extrem unterschiedliche Verhaltensweisen, über die Sie sich schon öfter gewundert haben oder unter denen Sie oder Ihre Mitmenschen immer wieder leiden? Analysieren Sie genau – zum Beispiel anhand des Fragenkatalogs zur Stressdiagnose (Schaltstelle Nr. 1) –, welche Verhaltensweisen das sind, wann und in welchem Kontext sie auftreten. Was geht dem Verhalten voraus? Gibt es da Gesetzmäßigkeiten, die sich immer wiederholen? Und dann stellen Sie sich gefühlsmäßig in diese verschiedenen Verhaltensweisen „hinein“. Was für ein Körpergefühl ist das jeweils? Welche Gedanken und Assoziationen kommen Ihnen dazu?

Vielleicht sind Sie danach besser in der Lage, sich zu verstehen und auch etwas daran zu ändern. Sie wissen ja nun, wie dieses Verhalten zustande kommt. Machen Sie kein Drama daraus. Es gibt so viele Menschen, deren Persönlichkeit nicht ausgewogen ist, ohne dass es ihnen selbst oder anderen auffällt.

Das Thema Angst aus der Vogelperspektive

Umgang mit inneren Saboteuren, Trotzköpfen und sonstigen Widersachern des Heilungsprozesses

Aus einem „Nein“ erschließt sich oft erst das „Ja“!

Während ich dieses Kapitel schreibe, spüre ich förmlich die kritischen Mienen meiner Leser, die besagen: „Bei mir ist es aber noch anders“ oder „Nein, so ist es nicht.“ Da ich ihr Gesicht nicht wirklich sehen, ihre Reaktion nicht spüren kann, möchte ich an dieser Stelle auf so manche skeptischen Gedanken meiner Leser Bezug nehmen. Auch ich habe kein Patentrezept für alle Problemfälle, es ist eher ein Balanceakt, die komplexen Sachverhalte treffend zu beschreiben.

Nach Vorträgen kommen viele Zuhörer auf mich zu und berichten davon, dass es ihnen sehr schwerfalle, ständig erneut mit Angsttriggern umzugehen: „Ich mache schon so lange Therapie, aber die Angst kommt bei bestimmten Gelegenheiten immer noch so heftig.“ Aus der Art, wie Menschen mir davon erzählen, höre ich oftmals heraus, dass der Wunsch, die Angst in den Griff zu bekommen, zwar da ist, aber da zeigen sich auch innere Widerstände, „Saboteure“ und „Miesmacher“, die genau das verhindern. In der Seele der Betroffenen gibt es offensichtlich Instanzen, die nicht zulassen wollen, dass sie gesund und stark werden. Das klingt paradox, ist jedoch ein nur allzu bekannter Mechanismus, der genau verstanden werden muss.

> Innere Widerstände können gegen zwei verschiedene Adressaten oder Instanzen gerichtet sein (also sozusagen „stereo"): sowohl gegen therapeutische Behandlungen als auch gegen die eigene Psyche.

Zunächst zu Ersterem: In der psychoanalytischen Therapie früherer Zeiten wurde der „Widerstand" des Klienten diesem oft angelastet. Jeder Mangel an Erfolg einer therapeutischen Behandlung konnte damit gerechtfertigt werden. Widerstand gegen eine bestimmte Therapie gibt es tatsächlich, aber diesen kann man gezielt besprechen und klären. Liegt der Widerstand etwa daran, dass die Chemie zwischen Therapeut und Klient nicht stimmt, oder passt die Methode nicht zum Problem? Ist der Leidensdruck vielleicht gar nicht so groß?

Zum anderen kann es aber auch sein, dass es beim Klienten tatsächlich innere Widerstände gibt, die gute Gründe haben und die man nicht einfach so übergehen darf. Diese Art Widerstände richtet sich nach meiner Erfahrung insbesondere gegen gut gemeinte, aber nicht stimmige Strategien wie das Kontrollieren und Abtrainieren bestehender Angstmuster. Die Klienten spüren instinktiv, dass dies den Kern ihres Problems nicht wirklich trifft.

Wenn ich es in der Behandlung mit diesem Phänomen zu tun habe, dann spüre ich förmlich die Wut, aber auch das unglückliche Gefühl, auf dem jemand „sitzt". Die Antwort auf „gut gemeinte" Angebote wird in diesem Fall immer heißen: „Nein (danke)!" Was ist da los? Offensichtlich sitzt da ein Erwachsener, der gesund werden will, aber auch ein (inneres) Kind, das dabei nicht mitmachen kann. Die Schere zwischen dem vernunftgesteuerten „Wollen" und dem gefühlsmäßigen „Können" klafft noch zu weit auseinander. Es ist so ähnlich, wie wenn ein Erwachsener mit großen Schritten ein kleines Kind hinter sich herzieht. Anstrengend!

Ich selbst kenne noch sehr gut das Gefühl, das ich als Kind oft hatte, nämlich mich ganz und gar unglücklich in meiner Haut zu fühlen, und die Wut, aber auch den Schmerz, den es verursacht, wenn da keiner ist, der diese Wut versteht und einen „aus diesem Loch herausholt". Stattdessen kamen gute Ratschläge wie diese: „Mal doch was!" oder „Geh doch nach draußen, die Sonne scheint so schön!" oder „Lies doch in deinem Buch!" Mein Gefühl sagte aber: „Das ist es alles nicht, es geht um etwas ganz anderes, aber um was, das weiß ich nicht!" Anteilnahme wäre gefragt gewesen, zum Beispiel so: „Ich hab das Gefühl, du bist ganz unglücklich. Als würden wir alle dich nicht richtig verstehen?" – „Ja, genau!" hätte meine Antwort gelautet. (Hier möchte ich anmerken, dass eine Generation von Menschen, die selbst in einer Zeit von Krieg und Not groß geworden war, für solche psychischen „Befindlichkeiten" keine „Antennen" hatte. Das galt als Luxus in einer Zeit, da es um das materielle Überleben ging.)

Bei spürbaren Widerständen und wenn gerade alles nicht funktioniert, sollte man dies erst einmal anerkennen: „Irgendetwas passt jetzt gerade gar nicht!" Erst dann werden wahrscheinlich eine Menge schwierige Gefühle herauskommen. Der Wunsch, angenommen und verstanden zu werden, wird deutlich werden – und das bei allem Widerstand, allen neuen Sorgen und Symptomen. „Die Kopfschmerzen sind besser, aber jetzt hab ich ganz doll Bauchweh …", sagen Kinder oft, wenn sie sich noch nicht richtig verstanden fühlen. In ähnlicher Weise tragen Menschen ganz unbewusst immer neue Symptome zu ihrem Arzt, weil sie irgendwann auf echte Zuwendung hoffen. Erst wenn die „Symptome" als Ausdruck von Leid, als Wunsch nach Zuwendung und Klärung, aber zugleich auch nach Wahrung der eigenen Persönlichkeit gewürdigt werden, können sie langsam verschwinden.

> Widerstand gibt es so lange, wie die Voraussetzungen für eine Heilung noch nicht gänzlich gegeben sind, aus welchen Gründen auch immer. Nach diesen muss man akribisch fahnden.

Hier möchte ich einen **Exkurs in die kindliche Erziehung** machen: Widerstand ist in der kindlichen Entwicklung eine wichtige Phase, in der Kinder Bekanntschaft mit ihrer Autonomie machen. Sie trainieren in dieser Phase ihre Willenskraft. Je mehr Unverständnis und rigiden Gegendruck ein Kind erlebt, desto kräftiger muss es seine Stimme erheben. Das kann manchmal so weit führen, dass Menschen später immer erst einmal ganz laut „Nein!" sagen, selbst wenn es sich um Dinge handelt, die sie normalerweise mit Zustimmung quittieren könnten. Ich erinnere mich an so manche absurde „Vorstellung", die unsereins in den Jahren um 1968 bei jeder passenden und unpassenden Gelegenheit geboten hat: Protest um des Protestes wegen. Es ist mir heute noch peinlich, wenn ich daran denke, doch warum mussten wir das so machen? Angestaute Wut über eine jahrhundertelange Dressur in der Erziehung brach sich Bahn. Genau wie damals, als die meisten Erwachsenen nicht verstehen wollten, wie groß die angestaute Wut und Verzweiflung der Jugend berechtigterweise war, regt sich immer dann Widerstand, wenn es etwas zu wahren gilt, zum Beispiel die Integrität der eigenen Persönlichkeit – koste es, was es wolle.

Wenn sich Widerstand regt, geht es – ähnlich wie bei „nervigen" Kindern, die immer neue Gründe erfinden, herumzuquengeln („Ich will aber kein Brötchen, ich will ein Eis!") – darum, einen echten Kontakt auf Augenhöhe herzustellen. Statt genervt die Augen zu verdrehen, sollten Sie innehalten und sich fragen, was wirklich los ist. Echtes Interesse ist gefragt. Da braucht jemand dringend echte Resonanz, Orientierung und Halt.

Wenn also Betroffene immer neue Ängste anführen oder sich offensichtlich nicht in eine therapeutische Methode einbinden lassen, dann hat das einen entscheidenden Grund. In ihnen ist eine Seite, die nicht kooperieren will. Sie hat ihren eigenen „Kopf" und will verstanden werden. Es geht darum, sich diesem weggestoßenen Kind zuzuwenden. Dieses innere Kind, das ja immer mithört (oder hier mitliest), ist ja eigentlich Experte in der Einschätzung von Situationen. Es ist dankbar für kleine Gesten von echtem Verständnis. Allein die Bereitschaft, es wirklich zu verstehen, reicht schon.

So hatte ich vor einiger Zeit ein sehr gutes Gespräch mit einem Klienten, das viele Aha-Erlebnisse und eine neue Klarheit mit sich brachte, doch dann sagte mein Gegenüber plötzlich mit einer völlig anderen Stimme: „Sie haben mir da ja nicht viel Neues gesagt, das wusste ich ja schon!" Diese Bemerkung passte überhaupt nicht zu dem vorherigen vertrauensvollen Gespräch. Das ist ungefähr so, als würden Sie nach einer angenehmen Unterhaltung mit einem Bekannten kurz und knapp anfügen: „Bilde dir jetzt bloß nichts ein auf unser Gespräch".

Es war ein typischer Schuss aus der Hüfte. Auf diese Weise meldete sich ein misstrauisches inneres Kind, das so viel Harmonie und gute Gefühle nicht aushalten konnte. Als ich dem Klienten humorvoll zurückmeldete: „Gute Gefühle können manchmal ganz schön weh tun, nicht wahr? Mir scheint, da kommt der ganze Schmerz aus Kindertagen hoch, und da muss wenigstens einer noch mal richtig draufhauen. Könnte das sein?", da huschte ein Lächeln über das Gesicht meines Gegenübers und wir waren uns einig, dass wir über die argwöhnischen Seiten seiner Persönlichkeit noch gezielt sprechen müssten. Wenn diese Seiten sich hervorwagen, ist das eigentlich immer ein Zeichen von Vertrauen, ähnlich wie man es bei Pflegekindern kennt. Wenn sie in eine neue Familie kommen, geben sie sich erst einmal ganz angepasst; kaum aber spüren sie, dass sie es mit vertrauenswerten Personen zu tun haben, dann treten auch die schwierigen Gefühle hervor.

Widersacher, Saboteure und Miesmacher sollte man also immer mit ins Boot nehmen. Irgendwann werden sie zu Kooperateuren. Schließlich sind sie „Profis" im Erkennen von Unstimmigkeiten und lassen sich nicht so leicht täuschen. Und das ist eine sehr wichtige Ressource, die wir nutzen können.

> Kooperation entsteht dann, wenn Partner auf Augenhöhe miteinander ins Gespräch kommen, wenn Missverständnisse geklärt werden und eine neue Art des Umgangs verhandelt wird. Das gilt für die Kommunikation zwischen Therapeut und Klient genauso wir für die innerpsychische Kommunikation mit uns selbst.

Wenn also Nein-Sager, unkooperative Persönlichkeitsanteile auf der Bildfläche erscheinen, muss man analysieren, was sie sagen wollen. Sie brauchen sehr viel Verständnis, Halt und die Sicherheit, dass man sie nicht links liegen lässt. Und das geschieht mit Respekt für ihr Misstrauen, das das Ergebnis vieler Enttäuschungen ist: Um nicht noch einmal enttäuscht zu werden, macht man lieber selbst etwas Wertvolles kaputt ... Auch wenn dies hier nur ein Buch ist, könnte ich mir vorstellen, dass Ihre Saboteure diesen Absatz aufmerksam „mitgelesen" haben. Das würde mich jedenfalls freuen. Im Kapitel über die soziale Phobie gebe ich dazu noch weitere Hinweise.

Und jetzt sind *Sie* dran:

Wo bemerken *Sie* Ihre „Nein-Stimmen", Ihre „Ja-aber-Stimmen", Ihre „Das-kann-ja-gar-nicht-funktionieren-Einwände", Ihre „Misstrauens-voten"? Woher kommen sie? Sind es die verinnerlichten Eltern oder alte, wohlbekannte Kinderseelenängste? Welche Geschichte haben sie und was brauchen sie heute für ihre Sicherheit und ihr Vertrauen? Könnten Sie ihnen vielleicht einen neuen „Job" geben, vielleicht als Wachposten gegen seelische Vernachlässigung? Falls Sie sich in einer psychotherapeutischen Behandlung befinden, achten Sie darauf, dass Widerstände und jede Form von Skepsis geklärt werden. Nur so geht es mit dem Heilungsprozess voran.

Raus aus Dramatisierung und Identifizierung!

Nüchternheit!

Im Mittelpunkt der meisten therapeutischen Gespräche steht die Frage, wie die Betreffenden aus den schlimmsten Angstattacken, also der völligen Identifizierung mit der Angst, herauskommen können. Es ist leider so, dass Ängste immer wieder aufs Heftigste die Oberhand gewinnen, obwohl den Betreffenden längst klar ist, welcher Mechanismus dahintersteckt. Nicht selten wird dramatisiert: „Ich glaube, meinem Körper fehlen die elementarsten Nährstoffe, so, wie ich mich fühle!", heißt es dann. Dramatisierungen erkennt man sofort an der Stimmlage. Die Stimme klingt so, wie Jugendliche manchmal in übersteigerter Form miteinander reden: „Hey, da ist total was schiefgelaufen!", oder so ähnlich. Es klingt jedenfalls ganz anders als: „Ich bin Egon Grün und ich wohne in der …-Straße."

Was angesichts dieser Dramatik bezeichnend ist: Meist reicht ein kurzes therapeutisches Gespräch, um diesen Heißluftballon zum Platzen zu bringen und das Problem ad acta zu legen. Geradezu erleichtert atmen die Betreffenden auf und beruhigen sich. Es kommen dann Bemerkungen wie: „Stimmt, so schlimm ist es eigentlich gar nicht." Der Partner einer Frau pflegte in Momenten, in denen seine Frau außer sich geriet und in helle Panik ausbrach, zu sagen: „Du nimmst gerade wieder Fahrt auf" – was treffend den Moment bezeichnete, wenn bei ihr die überforderte, haltlose „Jugendliche" angetriggert wurde. Es reichten ein paar liebevolle Worte, um sie wieder auf den Boden der Tatsachen zurückzuholen. Wie kommt es, dass schon kleinste Befürchtungen sich so heftig zum Drama auswachsen, sich aber ebenso schnell durch ein paar klärende Worte beruhigen lassen?

Vor ein paar Tagen erzählte mir eine Frau verschmitzt eine kleine Begebenheit mit ihrer fünf Monate alten Tochter. Diese habe sich gerade heftig den Kopf am Boden angestoßen, als sie von einer Matratze heruntergerutscht sei. Sie habe ein paar Sekunden auf heftigste Weise geschrien; als sie aber das beruhigende, gleichzeitig humorvolle Lächeln ihrer Mutter sah, verbunden mit der Bemerkung „Alles gut, nicht so schlimm", habe sie sofort aufgehört zu schreien und fröhlich gelächelt, als wollte die Kleine sagen: „Ja, ich weiß, ich muss daraus jetzt kein Drama machen, es hat zwar einen Moment weh getan, aber so schlimm war es nun auch wieder nicht!"

> Menschen mit chronischen Ängsten haben in der frühen Kindheitsphase in der Regel zu selten eine stimmige Resonanz auf ihre Gefühle bekommen. Kinder lernen dann nicht, ihre Stimmungslage richtig einzuschätzen und adäquat damit umzugehen. Das ist verwirrend.

Wenn Kinder immer wieder die Erfahrung machen, dass da keiner ist, der ihnen spiegelt, ob etwas für sie schlimm ist oder nicht, bleiben sie ängstlich verwirrt. Diese seelische Verfassung ist das Ergebnis von zu wenig Empathie einerseits und übertriebenen Befürchtungen, aber auch übergroßer Strenge von Seiten der Erwachsenen andererseits. Auch später im Leben können die Betreffenden sich selbst und das, was passiert, nicht nüchtern einschätzen. Ihr Selbstvertrauen bleibt brüchig und schon kleinste beängstigende Vorfälle können zum Drama werden. Die Persönlichkeit schlägt eben lieber mal ganz heftig Alarm, um eine möglicherweise drohende Gefahr nur ja nicht auf die leichte Schulter zu nehmen. Auf diese Weise werden ständig unterschwellige Ängste konditioniert, die ganz schnell zu heller Panik ausarten können, obwohl bei nüchterner Betrachtung dazu kein Grund besteht.

Ich möchte damit Ängste jedoch nicht als etwas Eingebildetes abtun, sondern erklären, wie solche Mechanismen entstehen und wie man ihnen beikommt. Offensichtlich geht es wie bei meinen oben genannten Beispielen darum, von einem empathischen Gegenüber echtes Verständnis, aber auch eine realistische Einschätzung vermittelt zu bekommen. Wer –auch nachträglich – Trost, Verständnis und Halt bekommt, kann Schritt für Schritt eine realistischere Sicht auf sich selbst verinnerlichen. Wenn dann noch eine Portion Humor hinzukommt, lernen die Betreffenden immer besser, sich selbst mit gesunder Distanz zu betrachten. Ängste können dann leichter relativiert werden. Das hat nichts damit zu tun, jemandem seine Ängste abzutrainieren, sondern es geht darum, sie überflüssig zu machen.

So rief mich kürzlich eine Frau in heller Panik an: Ihr wachse alles über den Kopf, nun seien noch neue Körperdiagnosen dazugekommen und sie sei völlig verzweifelt. Schon seit zwei Tagen könne sie sich nicht mehr beruhigen und nicht mehr schlafen … Hier war von meiner Seite nur nötig, den Mechanismus deutlich herauszustellen, der ihrer Angst zugrunde lag: Wenn eine Kleinigkeit passierte, reagierte sie gleich wie ein Kind, das solche Geschehnisse noch gar nicht einordnen kann. Die erwachsene Person trat dann völlig zurück. Mit großem Verständnis für diese Kinderängste, aber auch mit Halt gebenden Hinweisen, konnte die Frau ganz schnell zu ihrer „erwachsenen" Sichtweise zurückkehren.

Wenn dieses Verständnis allmählich in der Tiefe der Psyche ankommt, können die Betreffenden es sich selbst geben, ohne Hilfe von außen.

Angst ist überdies oft ein Regulativ für Situationen, die sich nicht mehr stimmig anfühlen. Was „früher“ noch möglich war, nämlich unstimmige Situationen einfach zu übergehen, auszuhalten, durchzustehen oder so zu tun, als ob nichts wäre, diesen Dienst verweigert die Seele nun offensichtlich. Sie versetzt die Betreffenden oft in helle Panik und warnt sie auf dramatische Weise. Und das ist auch gut so; Sie erinnern sich: Nur durch den Angststress wird unser Gehirn nachhaltig lernfähig. Wichtig dabei ist allerdings, sich sehr schnell auf die Schliche zu kommen und zu einer nüchternen Betrachtung zurückzufinden.

Und jetzt sind *Sie* dran:

Lassen Sie vor Ihrem geistigen Auge einmal Bilder von Angstsituationen der letzten Zeit vorbeiziehen. Analysieren Sie, was jeweils der Auslöser dafür war und wie Sie damit ganz praktisch umgegangen sind. Machen Sie sich klar, welcher Teil in Ihnen hier die Angst hatte. Wenn Sie sich selbst immer wieder sehr genau hinterfragen, lernt Ihr Gehirn, das automatisch, und zwar schon im Vorfeld, zu tun, sozusagen ohne Sie. Statt wie bei der Dramatisierung außer sich zu geraten, können Sie immer besser in Ihrer Mitte bleiben. Dabei hilft ganz konkret, einen ruhigen Atemzug zu nehmen, ihn nach innen in eine gedachte energetische Atemachse mitten durch Ihren Körper bis zum Boden hin auszuatmen und sich bewusst zu erden.

Die Angst als Anker – oder als „Engel“?

Man kann aus allem eine Ressource machen.

Alles, was in unserem Leben geschieht, auch alles, was in unserem Leben schwierig ist, kann im Prinzip in eine Ressource umgewandelt werden. Alles wirkt als Erfahrung, die genutzt werden kann – auch das Gefühl der Angst.

Ich denke an eine Patientin, die täglich große Angst, ja fast Panik empfand, wenn sie sich nach der Arbeit auf den Weg in ihre Wohnung begab. Da war keiner, nur ihre Katze. Sie hatte Angst vor der großen inneren Leere, die sie dann regelmäßig überkam. Dieses Gefühl war ihr seit Kindheitstagen bestens vertraut. Da war früher auch keiner. Es war beängstigend. Sie hatte nie die Erfahrung gemacht, dass sie zu Hause freundlich erwartet wurde und jemand liebevoll für sie sorgte. So rutschte sie regelmäßig in einen Zustand von Verlassenheit und Verlorenheit, oder eher in ein unangenehmes „Nichtgefühl", eine Empfindung also, die mit der realen Situation kaum etwas zu tun hatte. Das Nach-Hause-Kommen war der Auslöser für ein altes Gefühl, das ähnlich wie eine Datei gut im Gedächtnisspeicher hinterlegt und wie aus Versehen angeklickt worden war. Dieses Anklicken lief immer so vollautomatisch ab, dass sie daran nichts ändern konnte. Der „Trigger" war die Tatsache, dass sie die Tür zu ihrem Büro hinter sich schloss und sich auf den Heimweg machte. Schon da ging es los mit dem unangenehmen Gefühl.

Es kostete sie zu Hause jedes Mal sehr viel Mühe, wenigstens aus der schlimmsten Panik auszusteigen. Sich abzulenken mit Fernsehen oder Essen half kurzfristig, erlösend war es aber nicht. Sie hatte schon öfter den Rat bekommen, sich doch mal etwas zu gönnen, mit sich selbst freundlich zu sein, es sich gemütlich zu machen in ihrer hübschen Wohnung, doch das funktionierte irgendwie nicht. Der Gedanke, demnächst in Rente zu gehen und dann noch mehr Zeit zu Hause verbringen zu müssen, obwohl sie eigentlich gerne mit der Arbeit aufhören wollte, löste noch mehr Panik aus. Frau A. galt bei der Arbeit als äußerst zuverlässig und kompetent. Sie war es gewohnt, alles perfekt zu machen, und hatte so ihr Leben sehr gut unter Kontrolle, nur eben diese Gefühle nicht.

Ich versuchte ihr zu vermitteln, dass nur ein Teil von ihr, nämlich das vernachlässigte, verlassene innere Kind aus ihrer Kinderzeit, diese Gefühle empfinde und nicht sie als erwachsene, tatkräftige Frau. Denn dieser Teil ihrer Persönlichkeit war sehr gut imstande, sein Leben zu meistern – ohne Angst und Panik. In diesen eben beschriebenen Momenten hatte sie aber keinen Zugang zu ihrer starken erwachsenen Persönlichkeit. Die Kinderangst war übermächtig. Es war ihr auch eher lästig und sogar etwas unheimlich, denn dieses Kind schien sehr viel Macht über sie zu haben.

In diesem Fall versuchte ich nicht, ihr dieses arme Kind zum „Versorgen" aufzubürden, sondern ihr eher Respekt vor diesem Kind zu vermitteln, das ihr ganzes Leben lang so tapfer mitgemacht hatte: in der Schulzeit, in der Ausbildungszeit, in ihrem anspruchsvollen Beruf. All das hatte dieses unterversorgte Kind unterstützt, weil es „wusste", dass all das zum Überleben notwendig war. Nur wenn es darum ging, nach Hause zu kommen, um sich auszuruhen, machte es auf sich aufmerksam.

Als der Klientin bewusst wurde, wie „anspruchslos" dieses innere Kind eigentlich war, berührte das sie sehr. Sie wurde ganz still, atmete ganz ruhig und lehnte sich zurück. Ich fragte sie, wie es ihr gerade gehe, und sie meinte: „Eigentlich wunderbar, wie noch selten. Es fühlt sich an wie nach Hause zu kommen, und da ist es gut!" Sie hatte in diesem Moment Kontakt zu diesem Teil ihrer Persönlichkeit bekommen. Sie meinte sogar, dass sich das gar nicht klein und schwach anfühle, sondern eher stark, ja fast souverän.

Wenn Menschen zu einem Teil von sich selbst Kontakt bekommen, den sie vorher abgespalten haben, dann fühlt sich das immer vollständiger an, so, als würde auf einmal die ganze Anstrengung wegfallen, nämlich die Anstrengung, *diesen* Teil *nicht* spüren zu müssen. Wenn Anstrengung wegfällt, entspannt sich automatisch das limbische System, die Neurotransmitter leben auf und neue Energie und Tatkraft stehen zur Verfügung; zumindest aber kommt mehr Wohlgefühl auf. Selbst wenn Schmerz über Vergangenes im Vordergrund steht, wird es leichter. Denn Schmerz ständig zu verdrängen ist anstrengend und stresst. Außerdem flaut der Schmerz nach einer Weile des Zulassens ab.

Ich schlug Frau A. vor, doch jedes Mal, bevor sie sich auf den Heimweg machte, dieses innere Kind zu sich einzuladen, ihm für seine Unterstützung bei der Arbeit zu danken und es an die Hand zu nehmen, und zwar so, als wäre es ihr kleines Mädchen. Diese Vorstellung, ein Kind an der Hand zu haben und mit ihm sprechen zu können, ließ Ihr Gesicht aufleuchten. Das konnte sie sich sehr gut vorstellen. Sie machte es sich zur Angewohnheit, dieses Bild immer wieder wachzurufen.

Während Sie diesen Text lesen, können Sie selbst an eine Situation denken, in der Sie auf bestimmte Auslöser hin „wie angefasst" in Panik oder Angst geraten. Und dann analysieren Sie einmal, warum das so sein könnte. Gab es entscheidende Erfahrungen in Ihrer Biographie, die Sie bis heute belasten? Nehmen Sie mit Ihrem Kind-Gefühl Kontakt auf. Was macht das mit Ihnen? Merken Sie sich, was das für eine Empfindung im Körper ist, denn unser Körper reagiert sofort auf vorgestellte Gefühle. Meist wird der Atem weicher, langsamer, der Bauch locker, das Gesicht entspannt sich, ein zartes Lächeln zaubert sich auf die Wangen. Sogar die Körpertemperatur der Glieder wird wärmer oder angenehmer.

Ich schildere Ihnen dieses Beispiel so ausführlich, weil es nicht so einfach ist, diese Verbindung zu sich selbst herzustellen, denn nichts anderes ist es, wenn wir zu unserem inneren Kind oder einem Teil unserer Persönlichkeit Kontakt aufnehmen. Denn das alles sind ja *wir.* Ich empfehle auch stets, dieses angenehme Gefühl bewusst sich ausdehnen zu lassen: im Herzen, im Brustkorb, im Bauch, im Becken, bis in die Arme und Beine. Tun Sie es jetzt, gerade jetzt beim Lesen! Das kann man mit dem Atem ganz sanft hinbekommen, so, als strahle das Gefühl ohne Grenzen überall hin – wie von alleine. Der besagten Frau kam wie von selbst die Idee, ihre Angst in Zukunft als Beschützerin und freundliche Begleiterin zu sehen.

Ich denke auch an eine andere Patientin, die davon überzeugt war, sie müsse erst alle Ängste los sein, ehe sie wieder zur Arbeit gehen und ein vollwertiges Mitglied ihres Arbeitsteams sein könne. Sie legte die Latte sehr hoch – und konnte sie nie erreichen. In diesem Fall machte ich deutlich, dass es niemals darum geht, etwas perfekt hinzubekommen, denn Perfektionismus kann sehr trügerisch sein. Oft hilft ein symbolischer Gegenstand, sich dieses Gefühl der Verbundenheit mit einem bedürftigen Teil von sich selbst immer wieder zu vergegenwärtigen, quasi als Verbindungsglied zwischen dem „Funktionier-Modus" und dem ängstlich-unsicheren Teil.

Einem Manager ging es ähnlich. Man hatte ihn entlassen, weil man ihn in der freien Wirtschaft nicht mehr „gebrauchen" konnte. Ein anderer Chef hatte seine eigenen Leute mitgebracht. Der entlassene Manager galt als sehr integer und hatte sich im Betrieb viele Verdienste erworben, die allerdings nicht an die große Glocke gehängt wurden. Er hatte sich schon seit seiner Kindheit unter schwierigen Bedingungen durchbeißen müssen und es trotzdem sehr weit gebracht. Nun fühlte er sich wie „aussortiert" und auf einmal brachen massive Ängste auf. Er zweifelte an seinen Fähigkeiten und hielt sich für unfähig für ähnlich qualifizierte Stellen.

Ich empfand auch hier großen Respekt für seinen Werdegang und für das, was er im Leben erreicht hatte, und empfahl ihm, die Angst ganz freundlich zu sich einzuladen, in dem Bewusstsein, doch schon viel erreicht zu haben. „Ja, das hat mir mein Coach auch gesagt", meinte er, „ich solle mich doch darauf besinnen, was ich schon alles ganz allein erreicht habe, aber das ist es ja gerade, das funktioniert nicht, wenn ich mir das sage."

Hier möchte ich einen kleinen Schlenker machen, denn genau solche Situationen kennen wir alle: Jemand rät uns etwas Sinnvolles, aber wir können es nicht umsetzen. Warum funktioniert es nicht? Es liegt ein kleiner Unterschied darin, ob etwas als stimmig empfunden wird – wenn einem jemand etwas empfiehlt, was durchaus logisch, verständlich, sinnvoll sein kann – oder eben nicht.

In diesem Fall meldete ich dem Klienten zurück: „Ja, das kann ich mir gut vorstellen, was da in Ihnen abgelaufen ist, nach dem Motto: Du hast gut reden!" Sich seine Verdienste zu vergegenwärtigen hatte er selbst schon oft genug versucht, aber es half nicht. Bei diesem Klienten (genauso wie bei der vorher genannten Frau) ging es darum, sich die eigenen Verdienste nicht nur rational zu vergegenwärtigen, sondern damit in einen echten Kontakt zu treten. Wir sprachen darüber, dass dieser kleine Junge, der er einmal gewesen war, so eine unglaubliche Tapferkeit und Zähigkeit bewiesen hatte und wie viel Angst er dabei hatte überwinden müssen: bei täglichen Mobbingübergriffen nach der Schule, bei den Hänseleien über seine guten Noten und der Tatsache, dass er immer alles hatte selbst entscheiden müssen.

Als er sich klarmachte, wie viel er da als Junge schon ertragen hatte, wurde ihm bewusst, welche Gefahren er bis dahin klaglos überstanden hatte. Da ihm eh niemand je zur Unterstützung zur Verfügung gestanden hatte, dachte er, das wäre ganz normal. Erst jetzt konnte er konkret fühlen, welch große Leistung es gewesen war, all diese Widrigkeiten zu überstehen. Es löste eine tiefe Betroffenheit, eine große Achtung sich selbst gegenüber, aber auch eine große Traurigkeit in ihm aus. An seiner Körperhaltung konnte ich erkennen, wie er sich dabei aufrichtete. Jetzt erst konnte er die Empfehlung, sich auf diese Kraft zu besinnen, auch umsetzen. Die neu erkannte alte Angst nahm er nun regelrecht als einen Anker, mit dem er sich seine schon immer vorhandene innere Stärke bewusst machen konnte. Der wertschätzende Blick auf sich selbst half ihm schließlich, einen neuen

Arbeitsplatz zu finden, der mit seiner Wertschätzung für sich selbst zusammenpasste.

Wir können nur das wirklich verändern, was wir auch auf der Gefühlsebene und auf der Körperebene verstanden haben. *Rationales* Verstehen alleine reicht nicht.

> Manchmal müssen wir Empathie und Respekt von außen erfahren, um diese Empfindungen auf uns selbst übertragen zu können. Wenn die Angst auf diese Weise anerkannt wird, entwickelt sich transformierende Kraft. Sie macht aus vermeintlicher Schwäche Stärke.

Schon in der Bibel gibt es in den Heilungsgeschichten von Jesus viele Beispiele für diese Wirkkraft. „Steh auf!“, heißt es da, und der vordem Lahme steht auf. Diese Geschichten sind Bilder für heilsame Begegnungen, wie sie zwischen uns Menschen in vielfacher Weise vorkommen. Angst wird dabei in ein Gefühl von Liebe transformiert. Angst oder Liebe, da geht immer nur *eines* von beidem. Da ich Sie in diesem Buch nicht persönlich ansprechen kann, hoffe ich, Sie mögen daraus Mitgefühl für Ihre Angst „herauslesen“ und sie zu Ihrem ganz besonderen Engel und Beschützer machen.

Und jetzt sind *Sie* dran:

Fahnden Sie einmal nach Angstmomenten, die sich bei Ihnen in eine fürsorgliche Haltung Ihnen selbst gegenüber verwandelt haben. Was ist passiert und wie haben Sie es geschafft, eine andere Haltung zu bekommen? Wie hat es sich danach angefühlt?

Spiritualität oder das heilsame „größere Ganze“

„Über den Wolken
muß die Freiheit wohl grenzenlos sein.
Alle Ängste, alle Sorgen, sagt man,
blieben darunter verborgen und dann
würde, was uns groß und wichtig erscheint,
plötzlich nichtig und klein …“

(Reinhard Mey)

Angst ist ein existenzielles Gefühl, das auch mit unserem Menschsein zusammenhängt. Wir sind die einzigen Wesen auf dieser Erde, die auf so differenzierte Weise ihr Handeln selbst steuern können. Und trotzdem: Nur der Mensch ist immer wieder zurückgeworfen auf seine Ohnmacht im großen Weltgeschehen. Allein das kann schon Angst machen. Angst nur als einen technischen Defekt oder eine reparaturbedürftige Angelegenheit zu betrachten, ist den Problemen, die Menschen haben, oft nicht angemessen. Bei komplexen Angstproblemen und traumatisch bedingten Ängsten, aber genauso bei den „kleinen“ Ängsten des kleinen Ich, führt eine übergeordnete Sichtweise weiter.

Ich habe es mir zur Angewohnheit gemacht, die persönlichen Probleme eines Menschen immer in einen größeren Zusammenhang zu stellen, und zwar historisch und evolutionär. Wir sind einerseits Kinder unserer Zeit, Bewohner eines bestimmten Landes – das kann schicksalhafte Folgen haben. Und wir sind alle auf einem Entwicklungsweg – einem individuellen und einem gesellschaftlichen. Wenn uns der Rahmen bewusst wird, in dem wir stehen, lassen sich unsere Ängste und Probleme sehr viel besser einordnen. Letztlich ist das Überwinden von Angst auch eine Art des Erwachsenwerdens und ein Erwachen aus der Unbewusstheit, hin zu dem Menschen, der wir in Würde sein können. Diese Haltung kann uns auch mit so manchem Nachteil versöhnen, den wir gegenüber anderen Menschen haben, die vielleicht von solcherlei Problemen verschont bleiben.

Ist die Angst sehr groß, hilft etwas ganz anderes, nämlich ein völliges inneres Loslassen und sich *Ver*lassen auf andere Kräfte. Manchmal geht es tatsächlich darum, auf etwas zu vertrauen, obwohl es da keine Gewissheit gibt. Es geht um eine spirituelle Anbindung. Das ist etwas ganz Natürliches, das den meisten Menschen aber nicht bewusst ist. Es ist ein Gefühl, zutiefst aufgehoben zu sein in der gesamten Schöpfung, in der alle Kräfte der Natur uns zur Verfügung stehen. Das Universum spiegelt sich exakt in jedem kleinsten Kosmos wider, auch im Menschen. Man könnte es das göttliche Prinzip an sich nennen. Wenn wir uns damit verbinden, wird es in uns ruhiger, das Wollen unseres kleinen Ich wird weniger und das Wirken der Schöpfung kann beginnen. Ich selbst habe viele solcher Momente erlebt, die jedes Mal meinen Denkhorizont erweitert haben.

Als ich einmal eine Frau, die sich in einer extremen Phase ihres Lebens befand, fragte, ob es da etwas gebe, worauf sie vertrauen könne, da entgegnete sie: „In manchen Momenten, wenn ich ganz am Ende bin, kommt so ein Gefühl, dass mir auf meinem Weg jemand den Boden unter die Füße schiebt und dass ich Schritt für Schritt weitergehen kann."

Manchmal geht es in einer Krise um mehr als darum, nur seine Ängste loszuwerden. Da geht es um einen Transformationsprozess der gesamten Persönlichkeit. Auch ich habe tiefgreifende Transformationsprozesse erlebt. Sie sind für diejenigen, die mittendrinstecken, äußerst schmerzhaft und können unter Umständen bis an die Grenze dessen gehen, was man ertragen kann. Die eben erwähnte Patientin sagte noch: „Ich bin auf dem Weg. Ich kann nicht mehr zurück." Und genau das ist es: Angst und Panik sind nichts anderes als die Initialzündung für einen tiefgreifenden seelischen Veränderungsprozess, der die gesamte Persönlichkeit auf neue Füße stellen will. Man hat keine Wahl. Die Fundamente wackeln, alte Muster funktionieren nicht mehr, Weglaufen geht auch nicht, nur Hindurchgehen hilft, und zwar mit einem tiefen Vertrauen in die menschliche Natur, die nichts Unsinniges inszeniert.

Für manche von Ihnen mag das etwas esoterisch klingen, doch gibt es in der Literatur, wenn sie gut ist, unzählige Schilderungen von solchen Prozessen. Da geht es um Sinnsucher, die an der Welt oder an sich selbst verzweifeln und auf geheimnisvolle Weise ihren Weg in ein neues Leben finden. Ängste sind dabei immer mit im Spiel. Ohne Angst würden sich die Synapsen im Gehirn nicht genügend lockern, um neue Verschaltungen zuzulassen. Alles würde beim Alten, beim nicht mehr Zeitgemäßen bleiben.

Die Frau in meinem Beispiel hatte sich in ihrem Leben stets „zusammengerissen" und mit übergroßer Leistung ihr unsicheres Ich stabilisiert, doch das funktionierte nun nicht mehr. Stattdessen überschwemmten sie schmerzhafte innere Bilder, vor denen sie Angst hatte. In dem Maße, wie sie diesen „Umbauprozess" zuließ und aufhörte, darauf zu lauern, wann endlich wieder alles wie früher sein würde, beruhigte sich ihr System. Auch die diversen schmerzhaften Körpersymptome wurden weniger. Ihre Seele und ihr Körper entspannten sich und wehrten sich nicht mehr gegen die Veränderung. Sie ließen das Wachstum ihrer Persönlichkeit zu.

Die Strategien, die Sie in diesem Buch kennenlernen, dienen alle dazu, sich zu stärken und auf diesen Schritt des inneren Loslassens vorzubereiten. Es gibt hier keine Abkürzung, den sogenannten „esoterischen Bypass“, wie manche das nennen. Meist kann man Veränderungen erst dann vollziehen, wenn die Zeit reif ist und wenn man wichtige Einsichten gewonnen hat.

In solchen Lebensphasen ist uns jedes Mittel recht, um sie durchzustehen. „Ich spreche mit Gott, obwohl ich nicht an Gott glaube, aber der Mensch braucht Beziehung“, lautet ein Satz von Alexander Mitscherlich. Gebet und Besinnung, ganz unabhängig von Religionszugehörigkeit oder Religiosität, sind Möglichkeiten, sich an das „Numinose“ zu wenden, wie Karlfried Graf Dürkheim es im 20. Jahrhundert ausdrückte. Es ist eine Kraft in uns, die man am ehesten mit intuitivem Wissen, mit Ahnungen unserer Seele beschreiben kann und die uns immer wieder hilft, in schwierigen Situationen Lösungen zu finden. Und das geschieht immer in Momenten des inneren Loslassens, wenn das selbstbezogene, verbissene Wollen aufhört.

Ich selbst erlebe solche Momente, wenn ich vor einer Frage stehe, für die es erst einmal keine Lösung gibt. „Mach es doch so …!“. rät mir der eine oder andere, aber darum geht es gar nicht. Es geht um etwas anderes, nämlich darum, sich in die Frage hinein zu entwickeln, im Sinne von: Was will die Frage von mir? Auch in Behandlungssituationen, wenn etwas erst einmal sehr schwierig erscheint, steckt der Auftrag, die Sichtweise zu ändern, auf eine höhere Ebene zu gehen. Oft ändert sich dann ganz schnell etwas. So auch bei der erwähnten Patientin. Hier ging es darum, die Angst auszuhalten, sich daran zu gewöhnen, dass es keine schnellen Patentrezepte gibt. In diesem Fall ging es um das Annehmen ihres Schicksals und um das Vertrauen auf kleine Schritte des Wachsens. Dazu ist man aber erst dann in der Lage, wenn man gelernt hat, gegenüber sich selbst wirklich liebevolle Fürsorge walten zu lassen.

Wie Gerald Hüther es in seinem Buch mit dem Titel *Würde* ausdrückt, geht es darum, uns unserer menschlichen Würde bewusst zu werden, denn in diesem Zustand hört die Angst auf. Würde ist ein Zustand von Menschlichkeit, Aufgerichtetheit und dem Bewusstsein, Teil eines größeren Ganzen zu sein, nicht weniger und nicht mehr. Und dafür brauchen wir einen geerdeten, aufgerichteten Körper, ein Empfinden für uns selbst, aber auch für das, was um uns ist. Der Satz von Friedrich Nitzsche: „Wer ein Warum zu leben hat, erträgt fast jedes Wie“, ist für mich sehr wahr. Wenn ich schwierige Phasen im Leben durchzustehen habe und den Sinn darin sehe, daran zu wachsen, dann stärkt und beruhigt mich das gleichzeitig. Es ergibt einen Sinn, nicht nur für mich selbst, sondern für alle, die mit mir zu tun haben – und über unser kollektives Unbewusstes hat auch die Gesellschaft, in der ich lebe, etwas davon. Es lohnt sich, immer wieder danach zu fahnden: Was lerne ich aus einer schwierigen Lebenslage? Welchen Sinn hat diese Erfahrung?

Diese Frage stelle ich grundsätzlich allen meinen Klienten. Erst kürzlich rief mich eine Frau in großer Panik an. Sie hatte nach einer gravierenden Fehlentscheidung viel Angst vor einer Verschlimmerung ihrer Symptome. Auf meine Frage, wofür diese Erfahrung gut gewesen sei, war ihr völlig klar, dass sie sich nicht mehr so leicht täuschen lassen würde. Sie hatte deutlich an Souveränität gewonnen. Sie war mehr in ihrer Würde. Die Ängste hörten immer mehr auf.

Im Blick auf das Thema Angst die höhere Warte einzunehmen weitet das Blickfeld, weg von der Problemfixierung zu einer Bewusstheit des Selbst.

> Im Grunde können wir Angst und Panik als Ausdruck der großen Not unseres kleinen, kindlichen Ichs sehen, das sich verlassen, ohnmächtig und hilflos fühlt – entweder in Anbetracht einer drohenden Überforderung oder als permanentes Empfinden von Mangel. Unser kleines Ich sieht nur sich selbst, und zwar als isoliertes Etwas im großen Weltgeschehen. Da muss alles, was sich seiner Kontrolle entzieht, als unheimlich und übermächtig erscheinen: Menschen, Ereignisse, das Leben an sich. Die Empfindung ist immer: Ich bin klein, alles andere ist groß. Und mit dieser Beurteilung steht der Mensch mitten im Spannungsfeld der Angst.

Vor einiger Zeit sprach ich mit einem Mann, der in seinem Betrieb von einem viel jüngeren Kollegen immer wieder gemobbt wurde. Der jüngere Kollege war ehrgeizig, schnell und redegewandt. Sein Verhalten erinnerte meinen Klienten an seine wunden Punkte und es triggerte bei ihm eine alte Angst, nichts tun zu können und völlig wehrlos zu sein. Ein altbekanntes Lebensgefühl von Verlassenheit überkam ihn. Er traute sich kaum noch zur Arbeit, weil er schon beim Anblick des Kollegen in Panik geriet. Es wurde klar, dass er sich selbst schon eine ganze Zeitlang aus den Augen verloren und sich dem Kollegen gegenüber viel zu devot verhalten hatte. Damit hatte er dessen Überheblichkeitsgefühle „angetriggert“. Erst jetzt konnte er das erkennen. Und erst jetzt konnte er diese Erfahrung als Auftrag verstehen, sich wieder mit seiner eigenen Selbstachtung und seinem Seelenkern zu verbinden.

Als ich ihn nach einer Weile fragte, wie es ihm gehe, meinte er: „Gerade kommt mir das Gefühl: ‚Ich bin mit allem verbunden, mit der Natur, dem Himmel, der Luft, mit allen anderen.‘ Es fühlt sich hoffnungsvoll an. Irgendwie gut. So normal.“

Wenn so etwas geschieht, sind Menschen wieder bei sich und ihrem universellen Selbst angekommen. Es ist meist ein sehr stilles Gefühl.

Wie selbstverständlich. Da muss nichts mehr kommentiert werden. Es *ist* einfach. Was ich hier mit wenigen Worten geschildert habe, ist manchmal ein anstrengender Gang durch den Wust widersprüchlicher Gefühle, den man oft nicht ganz alleine schafft.

> Der tiefe Kontakt mit unserem universellen Seelenkern lässt sich am ehesten beschreiben mit einem Gefühl von universeller Liebe – zu uns selbst und zu allem. Dieses Gefühl erfahren wir am besten in der Stille, dann, wenn unser beurteilender Verstand und die damit verbundenen Ängste eine Weile zum Schweigen kommen und unsere Worte uns ausgegangen sind.

Wir spüren unseren Atem dann wie selbstverständlich. Es ist, wie wenn alles stillsteht und nur noch – ist. In solchen Momenten vergeht die Angst zu versagen, die Angst vor Nähe und Intimität, die Angst vor Distanz und Trennung. Ich bezeichne dieses Gefühl gerne als spirituelle Nabelschnur. Ohne sie – und das hat nichts mit Religionszugehörigkeit zu tun – laufen wir immer wieder Gefahr, uns im kleinen Ich des „Ich will es so und nicht anders" zu verlieren und dem Leben und unseren Leistungen hinterherzulaufen. Wir machen uns abhängig von Personen, die uns entweder geneigt sind oder nicht, von Situationen, die entweder gut sind oder schlecht. Aus diesem Gefühl von Mitte, wie man es auch nennen könnte, stehen uns all unsere Talente zur Verfügung. Wir sind dann „im Flow", wie es so treffend heißt. Angst und Enge haben hier keine Chance. Es ist gut, sich tagsüber immer wieder einmal Zeit zu nehmen, um dieses innere Bild von Schutz und Geborgenheit wachzurufen und zu pflegen.

Ich möchte noch einmal herausstellen, dass wir hier zwar ganz banale Selbsthilfe bei Angst und Panik betreiben, gleichzeitig aber etwas viel Umfassenderes tun, nämlich wirklich zu uns selbst und zu unserer wahren Natur zu finden. Das ist der eigentliche Sinn dieses Buches und der Sinn jeder Krise.

Und jetzt sind *Sie* dran:

Gibt es Momente in Ihrem Leben, in denen Sie zunächst sehr viel Angst verspürt haben, die sich jedoch durch eine heilsame Begegnung oder ein berührendes Erlebnis in eine große Ruhe und Zuversicht verwandelt hat? Was in Ihrem Leben trägt dazu bei, Ihre spirituelle Nabelschnur immer wieder neu zu knüpfen? Unterbrechen Sie einmal Ihre sämtlichen Medienkontakte für ein paar Stunden. Gönnen Sie Ihren Sinnen, Ihrem Körper und Ihrem Gehirn harmonische Außenreize in der Natur. Lassen Sie es in sich still werden. Schauen Sie sich bewusst um und staunen Sie ganz neu – zum Beispiel über einen alten Baum oder das Wolkenspiel am Himmel. Lassen Sie die Größe und Erhabenheit der Natur auf sich wirken. Nehmen Sie die Eindrücke in sich auf, „atmen“ Sie sie ein und nehmen Sie sie zu sich. Auch das sind Sie! Auf diese Weise werden Sie Ihren Horizont weiten und Ihre innere Kraft spüren.

Unterstützung für Angehörige oder Freunde und Grundsätzliches zu professioneller Hilfe

Wie man Kinder davor schützen kann, Ängste zu entwickeln

Bewusstheit – auch im Fehlermachen.

Viele Menschen mit Ängsten fragen mich besorgt, ob die Gefahr besteht, dass sie ihre Kinder mit ihren Ängsten anstecken. Sie plagen sich mit großen Schuldgefühlen und befürchten, dass ihre Kinder – genau wie sie selbst – später ebenfalls ernsthafte Probleme mit Ängsten bekommen werden. Dazu ist zunächst einmal zu sagen: Jeder Mensch hat sein persönliches Schicksal. Das bedeutet: Jeder Mensch bekommt seine Chancen, aber auch seine Aufgaben, die er oder sie im Laufe des eigenen Lebens ergreifen und bewältigen muss. Jede Generation gibt nach Möglichkeit ihr Bestes, um eine positive Entwicklung zu ermöglichen.

Andererseits muss man wissen: Alles, was unserem Bewusstsein zugänglich ist – und seien es unsere eigenen Ängste und Probleme – richtet viel weniger Schaden an als Probleme, die uns *nicht* bewusst sind oder die wir nicht wahrhaben wollen. Allein dadurch, dass Sie, die Sie dieses Buch lesen, gerade dabei sind, sich mit Ihren Defiziten auseinanderzusetzen, erweisen Sie Ihren Kindern einen großen Dienst. Sie „filtern" sozusagen Ihre Ängste. Ihre Ängste laufen durch den Filter der Selbstreflexion und sind dadurch weniger brisant. Außerdem kann man alles, was man bewusst wahrnimmt und erkennt, schrittweise transformieren. Aus Angst kann so eine besondere Achtsamkeit, Fürsorglichkeit und Liebe entstehen.

Eine Frau, die nach der Geburt ihrer Tochter die extreme Angst entwickelte, ihre Tochter könnte sich durch mangelnde Hygiene infizieren, brauchte mehrere Monate, um sich mit der eigenen Angst vor Krankheiten auseinanderzusetzen. Ihre Eltern hatten sie sehr „keimfrei" erzogen und sie hatte wie ihre Mutter Asthma entwickelt. Indem sie sich noch einmal mit ihrer Lebensgeschichte beschäftigte und vieles betrauerte, konnte sie ihren Sauberkeitsdrang zunehmend humorvoll sehen und bekam immer mehr Freude daran, ihre Tochter im Matsch spielen zu sehen.

Wir können unseren Kindern auch dadurch einen großen Dienst erweisen, dass wir sie geistig nicht durcheinanderbringen, sondern ihnen helfen, sich erst einmal als „Körperwesen" zu erleben, und ihnen emotionalen Rückhalt und verlässliche Rahmenbedingungen geben. Alle übertriebene Fürsorge, Verherrlichung und pädagogisch gut gemeinte ehrgeizige Pläne richten in der frühen kindlichen Entwicklung nur Schaden an. Kinder werden verwirrt, wenn sie viel zu früh mit Informationen überschüttet werden, mit denen sie gar nichts anfangen können; wenn sie individuelle Entscheidungen treffen sollen, statt erst einmal zu lernen, wie das Leben funktioniert, in das sie hineingeboren worden sind. Auch übertriebenes Lob für jede Kleinigkeit und die Verherrlichung des eigenen Sprösslings wirken verwirrend auf ein Kind. Kinder verlieren dann ihre unbefangene Neugierde auf das Leben, achten nicht auf ihre eigenen Wahrnehmungen und werden angepasst und unflexibel oder renitent.

Entspannen Sie sich, achten Sie auf sich selbst, gehen Sie mehr ins Fühlen. Gewöhnen Sie sich an, sich selbst und Ihre Ängste immer wieder mal mit Humor zu betrachten und sie in humorvoller Weise zu kommunizieren. Ein altmodischer Spruch aus der Psychotherapie lautet: „Humor ist der Feind jeder Neurose", was so viel heißt wie: Humor hilft dabei, sich nicht mit allen Familiendramen zu identifizieren und alle kranken Muster zu verinnerlichen. Kinder lernen so, dass die Welt bunt ist und dass es viele Möglichkeiten zu leben gibt. Wie im Kapitel über den Humor beschrieben, kann jeder lernen, humorvoll zu sein. Benutzen Sie einfach mal ungewöhnliche, „schräge" Wörter, übertreiben Sie oder sprechen Sie in einem komischen Tonfall. Werden Sie zum Clown. Hauptsache, Sie signalisieren: „Das ist jetzt Blödsinn!" Je drastischer Sie das machen, desto leichter ist das für Ihr Kind zu verstehen, und vor allem: Es bringt Sie selbst zum Lachen und entspannt die Situation. Und das ist das Wichtigste, denn ängstliche Menschen übertragen ihren Stress auf ihre Kinder. In einer entspannten Situation ist Ihr Kind in der Lage, sich selbst und die eigenen Impulse wahrzunehmen und ihnen zu folgen.

Wie anfangs bei der Schaltstelle Nr. 4 ausgeführt, sollten Sie Probleme ansprechen, Fehler zugeben, aber auch das nicht ständig und in übertriebenem Maße. Die gewaltfreie Kommunikation nach Rosenberg ist hier eine sehr sinnvolle Art, miteinander ins Gespräch zu kommen. Gefühle sollten immer erst gewürdigt und verstanden werden. Erst bei ernsthaftem Zuhören und Verstehen vonseiten des Erwachsenen kann ein Kind sich auf eine andere Sichtweise einlassen.

> Wir stärken unsere Kinder am meisten dadurch, dass wir ihnen helfen, sich in ihren Gefühlen zurechtzufinden. Indem *Sie* bei sich selbst „aufräumen", entlasten Sie Ihr Kind gleich mit. In einer fast komplett kontrollierbaren Welt ist es gut, den Kindern genug Freiräume, aber auch genauso viel Halt zu geben.

Ganz wichtig ist, dass die „Triangulierung" gelingt, das heißt, dass aus der Zweierbeziehung der Eltern ein stabiles Dreieck entsteht, in dem das Kind ein gleichberechtigter Teil ist, aber auch nicht mehr. Falls es mehrere Kinder sind, können Sie sich vorstellen, dass alle durch einen Kreis miteinander verbunden sind, in dem die Liebe frei und im Überfluss fließt. Liebe ist immer genug da, wir brauchen nur unser Herz dafür zu öffnen und sie wahrzunehmen.

Oft entstehen nach der Geburt ungesunde Allianzen zwischen einem Elternteil und einem Kind, sodass es zu ständigen Spannungen und Missverständnissen kommt. Kinder bekommen dann eine falsche Rolle zugewiesen. Das macht auf lange Sicht unsicher und ängstlich. Eltern zu sein bedeutet auch, Verantwortung für die eigenen kindlichen Gefühle und Sehnsüchte zu übernehmen und sich seelisch selbst zu nähren – oder sich um Unterstützung zu bemühen. Statt unausgesprochene Erwartungen zu hegen („Mein Mann sollte viel netter zu mir sein …“) ist es sinnvoller, Wünsche nach Nähe von Partnern oder Freunden deutlich auszusprechen („Ich möchte mal ganz fest in den Arm genommen werden …“). So werden sie auch eher erfüllt. Auf diese Weise entlasten Sie Ihr Kind von einer seelischen Versorgerrolle und es wird frei für sein eigenes Leben.

Wenn in der frühen Entwicklungszeit große Defizite entstehen, hat das Auswirkungen auf die spätere Leistungsbereitschaft beziehungsweise die Angst vor jeglicher Anforderung: So schreibt Jean Liedloff in ihrem Buch *Auf der Suche nach dem verlorenen Glück*, dass sich solche Kinder später weniger gut auf die Lösung vor ihnen liegender Probleme konzentrieren könnten, „dürstet doch ein Teil von ihnen noch immer nach der sorglosen Euphorie des Säuglings in den Armen eines Menschen, der alle Probleme löst. Sie können auch nicht gänzlich von ihrer zunehmenden Kraft und Fähigkeit Gebrauch machen, solange noch ein Teil von ihnen sich danach sehnt, hilflos getragen zu werden. Jede Anstrengung steht in gewissem Maße im Konflikt mit einem darunter verborgenen Wunsch nach dem mühelosen Erfolg des geliebten Babys.“

Als spätere Erwachsene haben sie dann ständig unterschwellige Wünsche nach Versorgtwerden und es fällt schwer, die Verantwortung für eigene Kinder zu ertragen. Die einzige Möglichkeit, diesen emotionalen Mangel auszugleichen, ist die, ihn bewusst zu registrieren, zu betrauern und in ein tiefes Mitgefühl für sich selbst zu transformieren. Diese Haltung wirkt sich positiv auf die emotionale Sicherheit der eigenen Kinder aus.

Oft wird die Institution Familie mit einem emotionalen Versorgungsinstitut verwechselt und mit unangemessenen Erwartungen nach Erfüllung aller Wünsche überfrachtet. Enttäuschung und Verbitterung sind oft die Folge, wenn man feststellt, dass das nicht möglich ist. Der Traumpartner wird zum Hassobjekt, mit allen Folgen für die Kinder. Ja, die Familie bietet einen sicheren Rahmen, aber sie braucht sehr viel emotionale Pflege. Ein achtsamer Umgang, der gegenseitige Respekt der Eltern mit einem hohen Maß an Loyalität untereinander sorgt dafür, dass Kinder sich selbst achten und ernst nehmen können. So entwickeln sich keine übertriebenen Ängste. Deshalb: Konzentrieren Sie sich nicht zu sehr auf Ihr Kind, sondern achten Sie darauf, dass Sie sich selbst kraftvoll und souverän fühlen.

Ich habe mir in der Phase der Kindheit meiner eigenen Kinder angewöhnt, darauf zu achten, wann ich ein Gefühl von Anstrengung und Stress hatte. Immer, wenn ich merkte, „jetzt ziehst du wieder die Schultern hoch und dein Gesicht ist ganz angespannt", nahm ich es als Zeichen, dass gerade etwas nicht stimmte. Ich versuchte, mich neu zu erden, locker zu lassen und mit dem Denken noch einmal „von vorne anzufangen". Humor war dabei eine große Hilfe. Zumindest habe ich es versucht. Es kommt auch nicht darauf an, perfekte Eltern zu werden, es reicht, wenn Kinder merken, dass Sie sich Mühe geben, und wenn Sie Ihre eigenen Maßstäbe nicht für die einzig richtigen halten. Auf diese Weise bekommen Kinder die Erlaubnis, sich auch bei anderen Erwachsenen, bei anderen Familien Fähigkeiten abzuschauen und zu lernen. Wenn sich Familien nach außen zu sehr isolieren, verinnerlichen Kinder das oft wie ein Verbot, andere Erfahrungen machen zu dürfen, und bekommen Ängste, wenn sie das Familiensystem verlassen. So entsteht die besagte Beziehungsabhängigkeit, deren Grundlage Angst ist. Kinder werden dann unsicher und unflexibel.

Lassen Sie Ihr Herz weit werden: Nicht umsonst breiten wir die Arme aus, wenn wir unseren Kindern zurufen: „Wer kommt in meine Arme?" Die „Weite-Übung" aus der Schaltstelle Nr. 2 kann Sie dies spüren lassen:

Weite

Ausatmen in die innere Atemachse

Erdung

Zentriert bleiben

Ist es nicht tröstlich, dass unser Gehirn ein Leben lang lernfähig bleibt und es jederzeit die Chance gibt, etwas zu verändern, aufzuarbeiten und neu zu strukturieren? Jede Generation steht auf den Schultern der vorherigen. Dank der heutigen Möglichkeiten, an Wissen heranzukommen und Unterstützung zu erhalten, haben wir Menschen heute ein Repertoire an Hilfestellungen, von denen unsere Vorfahren nur träumen konnten. Da unser Leben aber sehr viel komplexer geworden ist, ist das auch gut so, denn unsere Kinder stehen vor Herausforderungen, die man Anfang des Jahrhunderts noch nicht ahnen konnte.

Das Beste, was wir unseren Kindern mitgeben können, ist eine optimistische Weltsicht und das Gefühl, immer wieder Lösungen finden zu können. Machen Sie es Ihren Kindern vor: Wenn es kompliziert wird und Sie nicht weiterwissen, entspannen Sie sich, lehnen Sie sich einen Moment zurück und dann lassen Sie Ihr Gehirn nach Lösungen suchen. Überbrücken Sie Ihre Ratlosigkeit mit einem lockeren Spruch wie diesem: „Ich weiß gerade auch nicht, wie wir es machen wollen, aber schaun'wir mal …!“ Ihr limbisches System wird sich mit der Großhirnrinde vernetzen und Ihnen eine Eingebung servieren. Mit diesem „Vor-Bild“ lernen Kinder auf sich selbst zu vertrauen – eines der besten Gegengifte gegen Angststörungen.

Und nun sind *Sie* dran:

Überlegen Sie einmal, welche typischen Defizite Sie mit sich herumtragen. Und dann stehen Sie dazu. Nutzen Sie den Satz aus der Klopfakupressur (im Rahmen der Psychokinesiologie nach Fred Gallo wissenschaftlich untersucht; vgl. das Kapitel über die Notfallmaßnahmen) und sagen Sie sich: „Auch wenn ich die Macke XY habe, bin ich gut so, wie ich bin, und werden meine Kinder ihren Weg finden.“

Falls Sie sich ernsthafte Sorgen um eines Ihrer Kinder machen, scheuen Sie sich nicht, Hilfe in Anspruch zu nehmen. Damit ermöglichen Sie Ihrem Kind die Erfahrung, dass Eltern nicht alles perfekt können müssen und dass es andere Menschen gibt, die einem weiterhelfen können. Das tut der Liebe zu den eigenen Eltern keinerlei Abbruch, im Gegenteil: Die Bindung wird tiefer.

Viele Entspannungsmethoden, so unter anderem das autogene Training, das inzwischen zur psychosomatischen Grundversorgung gehört und sogar von Krankenkassen finanziert wird, können das Wohlgefühl einer Basissicherheit vermitteln. Kinder können das schon sehr schnell erlernen und sich damit in einen ausgeglichenen Zustand bringen. Kindgerechte Anleitungen regen die Kinder zu eigenen Wohlfühlbildern an, die einen heilsamen Effekt haben.(Beispiel: „Wenn du in deinem Bett liegst, dann stell dir vor, du liegst wie ein kleiner Vogel in einem kuscheligen Nest oder wie ein kleiner Fisch in wohlig warmem Wasser.") Auch die klassischen Märchen helfen Kindern, sich die Überwindung von Schwierigkeiten vorzustellen, denn sie gehen immer gut aus.

Umgang mit Angehörigen, Partnern oder Freunden, die von Angst geplagt sind

Nähe braucht Abstand.

Im Gespräch mit Klienten entsteht oft das Bedürfnis nach einem Gespräch mit den Angehörigen – unter der Voraussetzung, dass eine grundsätzlich unterstützende Beziehung und ein gutes Einvernehmen besteht. Das können Partner, das können aber auch Freunde oder eigene Kinder sein. Solche Gespräche sind nach meiner Erfahrung sehr nützlich, denn auch Angehörige werden in die Probleme mit hineingezogen und sollten sich dazu reflektiert verhalten. Gerade Partner haben es nicht immer leicht, damit umzugehen, wenn der andere sich nur noch um die eigenen Probleme dreht und als seelischer Unterstützer, zumindest als gleichstarker Partner, wegfällt. In Hinblick auf Beziehungen ist es mir immer wichtig zu betonen, dass jeder Mensch für seine Probleme selbst verantwortlich ist. In diesem Fall heißt das, dass man sich *nicht gänzlich* auf andere Menschen stützen kann. Auf die Dauer ist das für die Betreffenden zu belastend und letztlich verliert man auf diese Weise genau das, worauf man angewiesen ist: Unterstützung.

Als Angehörige sind Sie sehr wichtig – und zwar allein dadurch, dass Sie da sind und dass Sie eine verlässliche Person an der Seite eines Menschen in der Krise sind. Das deckt schon mal die wichtigsten „Grundlagenbedürfnisse" der Maslowschen Bedürfnispyramide ab: Sicherheit, soziales Eingebundensein, Wertschätzung und Selbstverwirklichung. Erst kürzlich führte ich ein kurzes Telefonat mit dem Ehemann einer Frau, die unter großen Ängsten litt; dabei war der wichtigste Punkt, ihm zu vermitteln, dass ich daran glaube, dass seine Frau aus eigener Kraft, aber mit Unterstützung, wieder gesund werden kann.

Auch Angehörige brauchen Entlastung und oftmals Wissen, das ihnen fehlt. Unter anderem sind Kenntnisse über die Neurobiologie sinnvoll, damit sie sich erklären können, wie die Symptome zustande kommen und wie das Gehirn umlernen kann. Selbst wenn Partner schon viele Jahre mit Problemen zu kämpfen haben, halte ich fest an der Erfahrung, dass sich mit einem geeigneten Setting auch für langjährige Probleme Lösungen finden lassen. Oftmals gab es vielleicht noch nicht die richtigen Einsichten oder die Klienten sind über Jahre, vielleicht schon seit der Jugendzeit, mit Antidepressiva behandelt worden, die die Ängste lediglich zugedeckt haben. Vielleicht ist die Zeit auch noch nicht reif dafür gewesen, dass die Betreffenden wirklich daran arbeiten konnten.

Angehörigen rate ich besonders nachdrücklich, sich gut um sich selbst zu kümmern: ihre Freizeitaktivitäten nicht völlig aufzugeben, eigene Freunde nicht zu vernachlässigen und sich Ruhe zu gönnen. Ermutigung und Trost sind manchmal sehr wichtig, doch gilt es oft auch, die Betreffenden zu fragen: „Was kannst *du* jetzt für dich tun, damit es *dir* besser geht?" Damit werden die Betroffenen daran erinnert, dass sie nach wie vor selbst die Verantwortung für ihren seelischen Zustand haben.

Auch Angehörige möchte ich dazu ermutigen, sich eine Prise Humor im Umgang mit ihren betroffenen Partnern zuzulegen. Das deeskaliert die Probleme deutlich und wirkt entlastend, denn dadurch demonstrieren die Angehörigen, dass sie sich nicht völlig vereinnahmen lassen. Wichtig ist, dass Angehörige – vielleicht manchmal sogar mit freundlichem Nachdruck – darauf bestehen, dass die Betroffenen sich Hilfe holen. Auch ist *ständiges* Helfen völlig kontraproduktiv. Wer zum Beispiel wegen seiner Ängste nicht mehr Auto fahren kann, muss eben zeitweilig andere Verkehrsmittel benutzen – so lange, bis das mit dem Fahren wieder klappt. Es kann hier keine allgemeingültigen Regeln geben; allein die Persönlichkeit und die Frustrationstoleranz des Angehörigen entscheiden über das Ausmaß seiner Unterstützung.

Wichtiger als alle Hilfe ist der Glaube an die Fähigkeiten des anderen, wieder in eine gesunde Balance zu finden. Ich habe schon viele Male erlebt, wie Menschen auf einmal in ihre Kraft gekommen sind, nachdem Angehörige sich nicht mehr als „Allround-Helfer zuständig gefühlt haben. Hilfe zur Selbsthilfe ist manchmal die einzige Chance. Und sie wird ergriffen.

Und noch etwas: Einen angstgeplagten Menschen in seiner Umgebung zu haben fühlt sich an wie ein ständiger „Gefühlsstaubsauger“. Es ist, wie wenn ständig Energie von dem gesunden zu dem belasteten Partner abfließt. Es entsteht ein Gefühlssog, der sehr anstrengend ist. Wer nicht merkt, dass er seinen Partner ständig emotional versorgt, brennt selbst mit der Zeit aus. Außerdem entstehen unterschwellige Aggressionen, es sei denn, es handelt sich um eine Abhängigkeitsbeziehung, in der jeder seine festgeschriebene Rolle hat – was auch nicht gesund ist. Oft ist es sinnvoll, dass auch die „gebenden“ Partner sich Unterstützung holen und den Unterstützungswünschen des angstgeplagten Partners Grenzen setzen. Wie es im 12-Schritte-Programm der anonymen Alkoholiker so treffend heißt, geht es darum, den Partner „in Liebe loszulassen“.

Und nun sind *Sie* dran:

Gibt es Menschen in Ihrer Umgebung, mit denen Sie keinen ausgeglichenen Kontakt „auf Augenhöhe“ haben, sondern die Sie ständig ermutigen, emotional versorgen und unterstützen müssen? Machen Sie sich klar: Ängste sind keine schicksalhafte Krankheit, die nicht mehr weggeht, sondern ein Gefühlszustand, an dem man etwas ändern kann. Und dann muten Sie diesen Menschen zu, das zu tun. Sich selbst aber erlauben Sie zunehmend eine freundliche Abgrenzung und ein eigenständiges Leben.

Psychotherapie – eine heilige Kuh?

Die Heilkunst ist immer noch eine Kunst und Heilung ist etwas Heiliges.

Speziell in meiner Arbeit habe ich viel mit Menschen zu tun, die oft schon mehrere Therapieversuche hinter sich haben, ohne dass es zu einer deutlichen seelischen Entlastung gekommen wäre. Die Betroffenen sind oft sehr verzweifelt, weil sie denken, das liege nur an ihnen selbst. Viele von Angst und Panik Betroffene haben nicht genügend Vertrauen zu sich selbst, um sich in ihrem Urteil auf ihr „Bauchgefühl" zu verlassen. Sie wissen nicht, ob etwas für sie gut ist oder nicht. Deshalb ist es mir ein Anliegen, Hilfe Suchenden eine Orientierung zu geben, woran sie erkennen können, inwieweit eine Psychotherapie hilfreich ist oder nicht.

Dabei möchte ich betonen, dass dies keine grundsätzliche Kritik an dieser oder jener Psychotherapierichtung ist. Untersuchungen haben nämlich ergeben, dass der Therapieerfolg bei einer psychischen Störung weniger von der Therapierichtung abhängt als von der Persönlichkeit, die eine bestimmte Therapierichtung anwendet. Auf die „Passung" zwischen der Persönlichkeit des Klienten und der des Therapeuten kommt es an. Stimmt die „Chemie"? Sprechen beide eine ähnliche Sprache? Wünschenswert ist, dass ein Therapeut einen breiten Horizont hat, in der Lage ist, unterschiedliche Herangehensweisen pragmatisch zu verknüpfen, und auch offen ist für andere hilfreiche Ansätze.

Letzthin bekam ich eine Anfrage von einem Mann, der sich in einer therapeutischen Behandlung befand: ob denn bei schweren Ängsten eine „Aufarbeitung der Kindheit" notwendig sei oder nicht? Er habe in einem wissenschaftlichen Artikel gelesen, das sei nicht notwendig. Der Mann war offensichtlich mitten in die Grabenkämpfe der heutigen Psychotherapiemethoden geraten. Während früher in der klassischen Psychoanalyse die Kindheit völlig im Mittelpunkt der Betrachtung stand, wurde in der Verhaltenstherapie allein das Lernen neuer Verhaltensmodelle im Hier und Jetzt propagiert. Die Wahrheit liegt auch hier in der Mitte. Man kann dazu nur sagen, dass das Wissen um die persönliche Geschichte eines Menschen in der therapeutischen Arbeit für das Verständnis ungesunder Verhaltensmuster stets genutzt wird.

> Nur auf dem Hintergrund seiner individuellen Geschichte kann man einen Menschen wirklich verstehen. Das Wissen darüber, wie jemand aufgewachsen ist, dient also nie einem Selbstzweck, sondern dem individuellen Heilungsprozess, und zwar ganz praktisch. Das gilt für alle therapeutischen Methoden!

Viel Leid könnte vermieden werden, wenn Menschen mehr auf ihre Wahrnehmung achten und gezielt überprüfen würden, ob sie durch eine Therapie weiterkommen. Ich höre Ihren Einwand: „Ja, aber überhaupt mal einen Therapieplatz zu erhalten ist schon schwer!" Das ist richtig, aber jahrelang in eine falsche Richtung zu gehen ist nicht sinnvoll. Da ist es besser, sich weiter auf die Suche zu machen, sich in Selbsthilfegruppen zusammenzuschließen oder sonstige Unterstützung zu nutzen. Informationen findet man heute bei den Krankenversicherungen, bei Ärztekammern und Psychologenverbänden und auch über das Internet.

Grundsätzlich ist es die Aufgabe eines Therapeuten zu verstehen, welche Art von Problem hinter den oft widersprüchlichen Symptomen eines Klienten steckt und ein vertrauensvolles Arbeitsbündnis zur gemeinsamen Problemlösung herzustellen. Das ist eine große Aufgabe, die vom Behandler nicht nur eine gute Ausbildung und einiges an Erfahrung, sondern auch sehr viel Empathie und Professionalität erfordert.

Wenn Sie mit einem Therapeuten zu tun haben, zählt selbstverständlich der erste Eindruck. Wer Ihnen nach dem ersten Gespräch völlig unsympathisch ist, scheidet von vornherein aus. Entscheidend ist die therapeutische Beziehung oder zumindest die Aussicht auf ein tragfähiges Arbeitsbündnis auf Augenhöhe. Manche finden ihren Therapeuten allerdings so überaus „nett", dass sich das schon einengend anfühlt und sie meinen, ihn auf keinen Fall belasten zu dürfen. Ausschlaggebend ist deshalb, ob Sie das Gefühl haben, dass dieser Mensch Ihnen gewachsen ist. Es ist kein gutes Zeichen, wenn Sie denken, Sie seien für den Therapeuten ein zu „schwerer Fall".

Es kann aber auch ein anderes Problem vorliegen. So hatte eine Klientin nach ihrem Klinikaufenthalt Probesitzungen bei einer Therapeutin, die in keiner Weise auf ihren aktuellen krisenhaften Zustand einging, sondern ihr wie eine Lehrerin vorkam, die darauf bestand, erst einmal alle notwendigen Fragebögen abzuarbeiten, um zu prüfen, ob die Klientin überhaupt therapiefähig sei. Das war im Prinzip kein falscher Ansatz, doch bei dieser Klientin völlig fehl am Platz, da sie das in der Klinik hinreichend bewiesen hatte. Eventuell „nicht therapiefähig" zu sein oder angeblich eine zu große „Ichschwäche" zu haben ist bei einem hoch motivierten Menschen eine niederschmetternde Zuschreibung, die nicht wenige Klienten von Seiten ihrer Psychiater oder Therapeuten erhalten. Nicht der Klient ist dann „nicht therapiefähig", sondern der Behandler ist mit der Problematik überfordert. Das ist nicht ungewöhnlich. Auch ich selbst habe Klienten manchmal an einen Experten weiterempfohlen, wenn ich das Gefühl hatte, jemand anders wäre für sie geeigneter.

Grundsätzlich ist jeder Mensch „therapierbar", der sich ernsthaft zur Unterstützung an jemanden wendet, um an seinen Problemen zu arbeiten. Hier wird oft eine ungesunde Grenze zwischen Psychotherapie und Psychiatrie gezogen: Therapeuten arbeiten angeblich mit differenzierten, „schon fast gesunden Luxuspatienten", Psychiater mit „Bekloppten jenseits der Einsichtsfähigkeit, die so krank sind, dass sie mit Gesprächen angeblich nur noch kränker werden können". (Zitate aus einem Internetforum)

Diese Denkweise stammt aus einer längst vergangenen psychoanalytisch geprägten Sichtweise und leider auch aus psychiatrischer

Ignoranz früherer Jahre; da hatte man für Menschen mit frühen oder traumatischen Störungen keine wirklichen Behandlungskonzepte. Eingeengte Sichtweisen sind immer noch nicht ganz aus den Köpfen verschwunden. Allerdings wären wir heute nicht auf unserem hohen Erkenntnisstand, hätten sich nicht die damals revolutionären Vorgänger der heutigen Psychotherapie analytisch mit der Psyche des Menschen beschäftigt. Und auch damals gab es schon begnadete Menschen, die eine sehr gute therapeutische Arbeit leisteten – trotz dieser Methode.

Zurück zum oben angesprochenen Fall: Probesitzungen dienen tatsächlich der Diagnostik, doch mit etwas Erfahrung kann man Diagnostik und Hilfestellung immer miteinander kombinieren. In einer akuten Situation braucht es auch akute Unterstützung. Die genaue Diagnostik hat oft noch Zeit. Jedoch kann es einen Mangel an Flexibilität bedeuten, wenn jemand nicht auf die Bedürfnisse seines Gegenübers eingeht, sondern nur seine Routine abarbeitet. Die besagte Klientin folgte schließlich ihrem Gefühl, das ihr riet, die Therapeutin zu wechseln. Sie fand nach einer Weile eine andere Therapeutin, bei der sie sich gesehen, verstanden und herausgefordert fühlte.

Die Zeiten sind vorbei, da gerade analytisch ausgebildete Psychotherapeuten eine sehr hohe Messlatte an die angeblich nicht therapiefähigen Klienten legten. Sie suchten sich ihre Klienten nach sehr engen Kriterien aus. Schließlich verbrachten sie mit ihnen oft viele Jahre, und das bis zu dreimal wöchentlich. Gott sei Dank sind auch die Zeiten vorbei, in denen Verhaltenstherapeuten behaupteten, aktuelle Probleme ihrer Klienten hätten nichts mit ihrer Familiengeschichte zu tun. Allerdings gibt es immer noch einige Hardliner, die Verletzungen aus der Kindheit in keiner Weise zu würdigen wissen und die immer noch der Meinung sind, dass die Betreffenden sich ihre Symptome „abtrainieren" müssten. Das hat insbesondere bei traumatischen Hintergründen fatale Folgen. Wie oft habe ich in Gesprächen Menschen auf den traumatischen Hintergrund ihrer Ängste hingewiesen, was bei den Betroffenen wie ein Aha-Erlebnis ankam. Endlich konnten sie sich ihre hartnäckigen Probleme erklären und gezielt Hilfe suchen.

Heute sind sowohl die kognitive Verhaltenstherapie als auch tiefenpsychologische Verfahren hervorragend dazu geeignet, mit solchen psychischen Problemen umzugehen. Der Umgang mit Traumata ist inzwischen in die Ausbildung integriert. Wichtig ist, dass Therapeuten nicht Vertreter einer „reinen Lehre" sind und meinen, es gäbe nur einen einzig richtigen therapeutischen Ansatz. Methodenvielfalt und Flexibilität im Umgang mit Methoden setzen sich bei fähigen Therapeuten immer mehr durch. Insbesondere in der Traumatherapie sind energetische Methoden wie die Klopfakupressur oder die Meridiantherapie (zum Beispiel EFT) schon kaum mehr wegzudenken, obwohl sie nicht zum klassischen Repertoire einer psychotherapeutischen Ausbildung gehören. Auch sind kinesiologische Testungen oft sehr hilfreich bei dem Bemühen, gezielt nach Ursachen für bestimmte Symptome zu suchen. Man kann sie sehr gut als Zusatzinformationen nutzen.

Dazu muss man auch sagen: Bis eine neue Methode es schafft, wissenschaftlich anerkannt und in die Kostenerstattung der Krankenkassen aufgenommen zu werden, vergehen Jahre. Meist erheben dann bestimmte Ausbildungsinstitute den Anspruch, die „reine Lehre" ihrer Methode zu vermitteln. Bis diese anerkannt ist, sind längst wieder neue Methoden im Kommen. Was ich damit sagen möchte: Die sogenannten anerkannten Methoden werden heute längst angereichert mit Erkenntnissen aus anderen Disziplinen, aus Fachgebieten wie der Neurobiologie, aber auch aus hervorragenden sogenannten „Außenseitermethoden", wie zum Beispiel der energetischen Medizin. Insgesamt entwickeln neue Erkenntnisse den Arbeitsbereich der Therapie ständig weiter und verfeinern jede Methode. Ich selbst habe sowohl für meine eigene Entwicklung als auch im Kontakt mit meinen Patienten immer Wissen aus unorthodoxen Methoden mit einbezogen – mit großem Erfolg.

Außerdem passt nicht jede Methode zu jedem Krankheitsbild. So hat bei komplexen Traumatisierungen die klassische Verhaltenstherapie ihre Grenzen und muss ergänzt werden durch tiefenpsychologische Elemente – was auch längst geschieht. Auch energetische Methoden, die den Körper von traumatischen Erinnerungen entlasten können, sind sinnvoll. Verlassen Sie sich nicht auf Menschen, die behaupten, die einzig richtige Vorgehensweise zu praktizieren. Verlassen Sie sich auf Ihr Bauchgefühl.

Wenn Sie in einer Therapie stets nur „Hausaufgaben“ erfüllen sollen oder sich gemaßregelt fühlen (Ja, so etwas gibt es!), sollten Sie die therapeutische Beziehung hinterfragen. Auch ist es kein gutes Zeichen, wenn Sie sich zunehmend zur Therapiesitzung quälen, weil Sie das Gefühl haben, ihrem Therapeuten nichts an positiven Ergebnissen „liefern“ zu können. Trauen Sie dann Ihrem Gefühl, dass hier etwas nicht stimmt.

Kürzlich berichtete mir eine Frau, ihre Therapeutin lasse sie völlig auflaufen, wenn sie nicht imstande sei, etwas zu berichten. Die Bemerkung ihrer Therapeutin „Wenn Sie nichts erzählen wollen, dann kann ich auch nicht mit Ihnen arbeiten“ hatte zur Folge, dass sie sich völlig zurückzog. Ihr blieben da förmlich die Worte im Halse stecken. Das war ein Erlebnis, das sie von zu Hause kannte. Solche Erlebnisse sind nur für eines gut, nämlich grundlegend zu begreifen, dass man seine eigene Würde wieder herstellen muss und ein empathisches Gegenüber braucht. Das sollte man sich dringend suchen. Eine andere Klientin – und das ist kein Einzelfall – berichtete, Ihre Therapeutin habe sie in einem emotional aufgewühlten Zustand mit den Worten abgespeist: „Sie sind jetzt noch viel zu instabil, um sich mit Ihren Emotionen beschäftigen zu können. Wir müssen Sie erst einmal stabilisieren.“

In so mancher Traumaausbildung ist typischerweise eine mehrwöchige „Stabilisierungsphase“ und dann die „Konfrontation“ mit dem Trauma und dessen „Löschung“ vorgesehen. Dieses Vorgehen ist zwar grundsätzlich nicht falsch, doch wird ein schematisches Vorgehen der emotionalen Heftigkeit der Situation selten gerecht. Emotionen lassen sich nicht kontrollieren, sondern müssen kanalisiert werden.

Konfrontationen sind nicht immer die geeignete Methode, um Traumen aufzulösen. Der hier erwähnte Fall zeigt nur, dass die Therapeutin selbst vor den Emotionen der Klientin Angst hat. Die aufgebrochenen Emotionen werden auf diese Weise nur noch mehr angestaut. Denn ihre Ängste zu kontrollieren, das haben die Klienten schone lange genug vergeblich versucht. Hochgradige Emotionen brauchen manchmal geradezu ungewöhnliche Interventionen, um es einmal ganz lapidar zu sagen. Wie oft sind in meiner Praxis Menschen in extreme Gefühlszustände geraten, nachdem ich nur die Frage gestellt hatte: „Was ist los mit Ihnen?“ Oft ahnt die Seele, wen sie mit ihrer Not belasten kann.

So kam einmal ein großer, schwergewichtiger Mann zu mir, aus dem auf einmal sein schwerstes Kindheitstrauma, nämlich der Tod seines kleinen Bruders, den er als Zwölfjähriger miterlebt hatte, mit heftigsten Emotionen herausbrach. In dieser Situation fiel mir nichts Besseres ein, als diesem Mann eine dicke Wolldecke ganz fest um seinen Körper zu schlingen und nichts weiter zu tun, als eine Weile beruhigend zu sagen: „Ja, das war das Allerschlimmste, was einem Menschen passieren kann. Und Sie waren so klein! Sie haben es seelisch überlebt. Sie haben es wirklich überlebt. Gott sei Dank. Es ist vorbei!“ Dabei legte ich ihm meine flache Hand fest in den Rücken. Das machte ich eine ganze Weile, bis der Mann sich beruhigte und wir in Ruhe sprechen konnten.

Meist finde ich eine leicht humoristische Überleitung zur sachlichen Analyse, um dem Klienten die Peinlichkeit zu nehmen, die sich oft einstellt, wenn man ganz unerwartet so emotional geworden ist: „So, nun lassen Sie uns mal den dicken Knoten aufdröseln, der da gerade geplatzt ist. Gut dass das passiert ist! Das war wohl dran. Das ist eine große Leistung Ihrer Seele!“ Und dann erkläre ich sachlich, was passiert ist und wie der Klient es als gute Erfahrung integrieren kann. Solche unorthodoxen Interventionen lernt man nicht in einer Ausbildung, doch sie sind manchmal die einzig passenden Antworten auf ungewöhnliche emotionale Reaktionen. Auch Körperberührung kommt in der Psychotherapie normalerweise nicht vor, sie gehört nicht zum Repertoire, aber manchmal ist angemessener Körperkontakt genau das, was ein Mensch in diesem Moment braucht.

> Eine Berührung im richtigen Moment (die genauso gut durch berührende *Worte* geschehen kann), hilft seelische Schockzustände aufzulösen. Selbstverständlich muss der Therapeut souverän genug und sich seiner Rolle bewusst sein, um professionell mit Nähe umgehen zu können.

Es gibt dafür keine „Richtlinien", die allein durch eine Ausbildung zu vermitteln wären. Vertrauen Sie deshalb immer auf Ihr eigenes Gefühl, das Ihnen sehr exakt vermittelt, ob etwas für Sie stimmig ist oder nicht, und zwar ganz unabhängig von dem, was ich hier gerade niederschreibe. Bilden Sie sich stets Ihre eigene Meinung.

Nach meiner persönlichen Erfahrung mit psychotherapeutischen Interventionen kommt es darauf an, Empathie zu erfahren, zu erleben, wie heftige Emotionen sinnvoll kanalisiert werden, und vor allem: erklärt zu bekommen, was gerade passiert ist und wie man es verstehen kann. Auf diese Weise werden die Körperebene, die Gefühlsebene und der Verstand angesprochen. So findet ein Mensch wieder zur eigenen Ganzheit zurück. Therapeut und Klient können die psychische Arbeit dann mit viel Liebe, aber auch aus einer sachlichen Distanz und vielleicht sogar mit einem gewissen Humor betrachten. Es kann sein, dass der Klient erstmalig mit dem tieferen Sinn seines Leidens in Berührung kommt.

Oft haben Klienten angeblich nur negative Erfahrungen mit Therapien und Klinikaufenthalten gemacht und jegliche Hoffnung auf Hilfe aufgegeben. So war es auch bei einer Klientin, die sich an mich wandte. Sie zeigte sich äußerst hilflos, ängstlich und bedürftig und konnte nicht aufhören zu weinen. Es wurde schnell deutlich, dass dahinter etwas ganz anderes steckte, nämlich Angst vor einer ungeheuren Wut, mit der sie unbewusst alle Therapeuten von sich „wegbiss". Angeblich konnte keiner sie verstehen. Das war auch nicht möglich, solange sie ihre Hilflosigkeit für ihre einzige Identität hielt. Eine humorvolle, aber sehr direkte Konfrontation mit dem, was sie tat, half ihr, sich selbst in ihrer manipulativen Art zu verstehen und sich weiter um einen Therapieplatz zu bemühen. Sie konnte dies dann adäquat mit einem passenden Therapeuten besprechen, der sich durch ihre verschobenen Gefühle nicht verschrecken ließ.

Ich möchte Sie dazu ermutigen, genau das bei Ihrem Therapeuten einzufordern, nämlich in hilfreicher, fördernder Weise mit Ihnen und Ihren Problemen umzugehen. Sie als Klient können sehr genau ermessen, ob eine Behandlung für Sie gut ist, nämlich daran, ob Sie sich nach jedem Gespräch geklärt und aufgebaut fühlen, zumindest aber eine wohltuende Betroffenheit spüren.

Und noch etwas: Ja, es besteht manchmal die Gefahr, dass in einer therapeutischen Beziehung so etwas wie ein Abhängigkeitsgefühl aufkommt. Dieses Phänomen ist insbesondere in der Psychoanalyse stark ausgeprägt, da diese Therapieform oft dreimal wöchentlich stattfindet. Klienten sind dann stark eingebunden in den therapeutischen Prozess und kommen sehr intensiv in kindliche Gefühle, die bei Menschen mit wenig erwachsenen, gesunden Strukturen nicht hilfreich sind. Kindersehnsüchte nach völligem Versorgtsein breiten sich zu stark aus und eine zu großen Abhängigkeit vom Therapeuten kann diese Menschen in der Unselbstständigkeit halten.

Ein gewisses Angewiesensein auf ein therapeutisches Gegenüber ist aber durchaus angemessen. Man sollte nicht verkennen, dass Menschen bei ihrem Therapeuten oft *erstmals* das klärende Gegenüber und die entsprechende Resonanz erfahren, die in ihrer Entwicklung schon immer gefehlt haben. Heute wird aber eher eine Therapie auf Augenhöhe angestrebt, bei der diese Unterstützung sich einfach nur stimmig anfühlt und nicht in ungesunder Weise abhängig macht.

> Entscheidend ist, dass Ihr Therapeut, Ihre Therapeutin Ihnen etwas von sich selbst gibt, das Ihnen ganz persönlich hilft, damit Sie sich selbst immer besser verstehen und lernen, sich selbst zu helfen. Er oder sie als Person treten dabei immer mehr zurück und bestärken Sie in Ihren Fortschritten.

Und jetzt sind *Sie* dran:

Falls Sie sich in einer psychotherapeutischen Begleitung befinden, erinnern Sie sich daran, was zu Beginn der Behandlung mit Ihnen los war und was sich inzwischen schon verbessert hat, beziehungsweise: was Sie bei sich selbst schon besser verstehen. Spüren Sie nach, wie Sie *vorher* mit sich umgegangen sind und was Sie *jetzt* schon „können". Dazu empfiehlt sich ein Tagebuch, in dem Sie alle paar Wochen notieren, auf welchem Stand Sie inzwischen sind. Ich fordere meine Klienten dazu immer auf, weil sie sonst ihre Fortschritte gar nicht mitbekommen. So hatte ein Mann seine schlimmsten Panikzustände immer besser im Griff, erlebte aber eine Zeit extremer Erschöpfung und empfand die Angst: „Eigentlich kann ich noch so wenig." Diese Einschätzung hatte damit zu tun, dass er sich einem brisanten Thema gegenübersah – sozusagen einem „Luxusthema", mit dem wir uns am Anfang der therapeutischen Arbeit gar nicht zu befassen wagten . Inzwischen war der Klient jedoch stark genug, um sich auch damit zu beschäftigen. Indem ich ihm dies erklärte, relativierte sich seine Einschätzung.

Benutzen Sie also die Schaltstelle Nr. 4 und reflektieren Sie sehr genau, wo Sie stehen, gerne auch *mit* Ihrem Therapeuten. Falls Sie gerade keinen Therapeuten haben, spüren Sie nach, was ein *innerer Therapeut* zu Ihnen sagen, wie er (oder sie) sich Ihnen gegenüber verhalten würde. Diese innere Selbstreflexion ist das Ziel all unserer Bemühungen.

Schlussbetrachtungen

Zukunftsangst & Co – Angst als gesellschaftliches Phänomen

Vielleicht ist alles Schreckliche im tiefsten Grunde das Hilflose, das von uns Hilfe will.

(Rainer Maria Rilke)

Wir haben uns in diesem Buch intensiv damit beschäftigt, die ganz individuelle Angst zu verstehen und zu überwinden. Diese individuelle Angst hat jedoch oft auch eine gesamtgesellschaftliche Ebene, denn wie schon C. G. Jung es im vorigen Jahrhundert so treffend formulierte, sind wir Menschen durch unser kollektives Unbewusstes miteinander verbunden. Heute würde man sagen: vernetzt. Und das ganz konkret, denn in Bruchteilen von Sekunden gelangt das Wissen eines Einzelnen um den ganzen Erdball. Diese „Vernetzung" über die „Sterne" ist ja nur der phänomenologische Ausdruck dessen, was in unseren menschlichen Gehirnen schon von jeher geschieht. In gewisser Weise ähneln wir Menschen Fischschwärmen oder Bienenvölkern: Informationen, Stimmungen, Ereignisse an *einem* Ort haben sofort Auswirkungen auf das gesellschaftliche Großklima auf der ganzen Erde, ähnlich wie Wetterereignisse auf das meteorologische Klima wirken. Unsere Vorfahren hatten es in dieser Hinsicht leichter, da sie viel weniger über die Welt erfuhren. („Was ich nicht weiß, macht mich nicht heiß."). Und sie hatten auch weniger Möglichkeiten einzugreifen.

Das erweiterte Wissen geht nun einerseits mit einem nie dagewesenen Bewusstwerdungsprozess des Menschen und einer Fähigkeit zur Selbstreflexion einher, die in früheren Zeiten nur wenigen Menschen vorbehalten war. Andererseits *überrollt* uns der technische Fortschritt, für den wir Menschen vielfach noch nicht die nötige seelische und ethische Reife haben, mit all seinen gesellschaftlichen Konsequenzen. Das narzisstische Ego des Menschen und die Gier der Wirtschaft schaffen Probleme, für deren Lösung uns im Moment noch Visionen fehlen. Das macht dem Einzelnen Angst und ist auch als unterschwellige oder lautstark formulierte Angst ganzer Bevölkerungsgruppen zu vernehmen.

Außerdem werden heute über die Medien Ängste geschürt, die frühere Generationen für absurd gehalten hätten, denn: Obwohl nach polizeilicher Statistik unser Leben sehr viel sicherer geworden ist, halten uns ständige Verbrechensmeldungen in Atem oder besser: in Atemlosigkeit. Aufgrund der in der Gesellschaft verbreiteten Ängste sprießen beispielsweise die typischen „Helikoptereltern" aus dem Boden: Kinder werden unangemessen überbehütet, was deren Selbstvertrauen und Angstfreiheit nicht gerade fördert.

Die Menschheitsentwicklung ist aufgrund der Art, wie wir gesamtgesellschaftlich zusammenleben, wie ein großes Experiment, das entweder gelingt oder nicht. Eine nicht gerade angenehme Vorstellung, denn sie macht uns bewusst, dass es letztlich keine wirkliche Sicherheit, gibt, die uns verlässlich jede Angst nehmen könnte.

Nun könnten Sie sagen (was ich auch von vielen Klienten höre): „Wenn ich die täglichen Horrormeldungen von der weltweiten Zunahme der Gewalt und der Zerstörung der Erde in den Medien verfolge, dann wird meine Angst vor unserer Zukunft und der des Planeten Erde täglich geschürt. Bei solch alarmierenden Entwicklungen kann man das Leben nicht mehr genießen." Diese Gedanken sind verständlich, doch offensichtlich haben sich Menschen immer schon mit unvorstellbaren Kriegen, aber auch mit Naturkatastrophen wie Überschwemmungen und Vulkanausbrüchen auseinandersetzen müssen. Es gab noch nie eine garantierte Sicherheit für das Leben auf der Erde und trotzdem ist es mit uns Menschen immer wieder weitergegangen. Offensichtlich ist der Mensch in der Lage, mit dieser Unsicherheit zu leben.

Wenn wir jedoch das, was gegenwärtig geschieht, analysieren und zu verstehen versuchen, bleiben wir nicht mehr in der Angst vor dem Leben stecken. Sehen wir es als Ergebnisse einer schiefgelaufenen Menschheitsentwicklung, die vielfach selbst verschuldet sind, so ist das zwar bitter, aber man kann sich auf den Weg machen, um die Probleme zu lösen. Auch sind alle derzeitigen gesellschaftlichen und klimatischen Phänomene nur Symptome und nicht die Ursache der Probleme selbst. Aller Raubbau, der aus menschlicher Gier im Laufe der Geschichte betrieben wird, alles Unrecht, das auf gesellschaftlicher Ebene geschieht, fällt in Form von Problemen auf uns zurück: Die Folgen des Kolonialismus sehen wir gegenwärtig in Form massiver Völkerbewegungen. Der verschwenderische Umgang mit unseren Ressourcen verursacht den Klimawandel. Wohl erstmals in der Geschichte fängt der Mensch an, global zu denken.

Angesichts dessen ist es interessant, dass Menschen nach wissenschaftlichen Beobachtungen immer dann im Laufe der Menschheitsgeschichte ein größeres Gehirn entwickelt haben, wenn sie gezwungen waren, sich an neue Bedingungen anzupassen. Das waren zum Beispiel extreme Klimaveränderungen in der Erdgeschichte. Und tatsächlich hat der Mensch von allen Geschöpfen der Erde das anpassungsfähigste Gehirn.

Was ist also der „Auftrag“ der die Gesellschaft prägenden Ängste an uns?

Ähnlich wie auf der individuellen Ebene sind wir aufgerufen, die Komplexität der Probleme zu hinterfragen und darauf zu reagieren. Das braucht reflektierte Menschen, die nicht in der eigenen kleinen „Angstwelt“ gefangen bleiben, sondern in der Lage sind, die Ursachen ihrer eigenen Ängste zu verstehen und nüchtern damit umzugehen. Sie erinnern sich? Schaltstelle Nr. 4!

In Deutschland haben wir uns bequem eingerichtet in einer seit mehreren Generationen bestehenden Friedenszeit. Dass diese

Sicherheit auch durch die Armut anderer Völker erkauft wurde, haben wir verdrängt. Berechtigterweise bekommen wir nun Angst vor den Folgen dieser globalen Schieflage – und projizieren diese Angst auf „Fremde", Andersdenkende.

Wir haben es derzeit mit einer Radikalisierung am linken und vor allem am rechten Rand der Gesellschaft zu tun, die unterschwellig schon immer da war, die sich aber jetzt wieder deutlich zeigt. Es ist wie eine Eiterbeule, die langsam platzt. Einzelne Gestalten in der politischen Landschaft bringen in geradezu grotesker Weise das Unterschwellige zum Ausdruck und „ermöglichen" dadurch, dass sich „das Böse" deutlich zeigt. Wir können es erkennen. Wir können nun in Angst erstarren, in Trauer versinken, vor Wut kochen, doch all das ist keine adäquate Reaktion. Es ist wichtig, dass sich das grundsätzlich Gute im Menschen zeigt – zum Beispiel in Form einer ethisch bewussten Haltung zum Leben, in Form von kraftvollen Aktionen und deutlichem Widerstand gegen „das Böse". Im Kleinen wie im Großen. Vielfach wird sichtbar: Je mehr „Böses" erscheint, desto mehr gute Tendenzen treten zutage.

Auf politischer Ebene haben wir Deutsche einschlägige Erfahrungen mit dem „Super-Gau" der Geschichte gemacht. Allerdings ist seitdem auch erstmalig in unserer Geschichte eine starke Friedensbewegung in Gang gesetzt worden sowie eine tiefgehende Reflexion darüber, was Demokratie bedeutet. Doch sind in Deutschland unterschwellige Ost-West-Konflikte nicht wirklich verstanden, gewürdigt und bewältigt worden. Im Osten wurden die traumatischen Folgen unserer schwierigen deutschen Geschichte nicht gewürdigt. Der Osten Deutschlands hatte zwei Diktaturen zu überstehen statt nur eine wie im Westen. Die Folge ist, dass unterschwellig eine große Angst vor Überfremdung und Verlust der eigenen Sicherheit besteht. Die Globalisierung schürt dazu noch die Angst davor, dass nationale Besonderheiten verloren gehen.

Man muss also auch die berechtigte Angst von Völkern aufgrund ihrer Geschichte verstehen und anzuerkennen lernen. So wird die von USA und England formulierte „German Angst" oft belächelt, haben wir Deutschen bereits eine harte Lektion in Sachen Gewalt und Zerstörung hinter uns. Wir scheuen aus gutem Grund die Beteiligung an kriegerischen Konflikten in der Dritten Welt. Infolge der schnellen digitalen Informationsverbreitung haben wir die rasanten Effekte politischer Entwicklungen weltweit kaum noch unter Kontrolle. Das kann Angst machen. Traditionelle demokratische Regierungsformen können in Krisen geraten. Nichts ist sicher. In dieser gesamtgesellschaftlichen Situation wird jeder Einzelne gebraucht, um ein friedliches Zusammenleben zu gewährleisten und unsere Ressourcen zu beschützen.

Meine Intention in diesem Buch ist es, den Einzelnen zu stärken, damit er seine individuellen Ängste ernst zu nehmen, zu verstehen und zu überwinden lernt. Sie sind als etwas zu sehen, was Sinn macht und die Kraft hat, uns aufzurütteln. Wenn Sie sich also Ihrer ganz individuellen kleinen Angst stellen, erweisen Sie sich selbst, aber auch unserer Gesellschaft einen großen Dienst, denn dadurch werden Sie urteilsfähig. Sie sind zunehmend in der Lage, die Wirklichkeit nüchtern zu betrachten und mit Besonnenheit zu reagieren. Sie werden sich nicht so leicht von irritierenden Meldungen der Medien ins Bockshorn jagen lassen. Allein das ist für unsere nachfolgende Generation etwas sehr Wertvolles. Vielleicht wird es in Ihnen auch die Kraft freisetzen, sich für eine gute Sache zu engagieren.

Ich selbst habe als Nachkriegskind viel Zeit meines Lebens damit verbracht, transgenerationale traumatische Erfahrungen meiner Vorfahren zu überwinden, um der nachfolgenden Generation die Last unbewältigter Probleme zu nehmen. Die nachfolgende Generation sollte den Kopf frei haben, um sich mit den drängenden Zukunftsthemen beschäftigen zu können.

Die beängstigende eskalierende Gewalt in der derzeitigen Welt macht das Böse in uns Menschen sichtbar und mobilisiert – bei aller Angst, die sie erzeugt – immer auch positive Gegenbewegungen. So sind Friedensprozesse im Laufe der Geschichte oftmals erst nach auf die Spitze getriebener Gewalt möglich gewesen und zeigen uns, wozu der Mensch im Guten wie im Bösen fähig ist. Wir müssen begreifen lernen, dass ethisch „gutes“ Verhalten etwas sehr Fragiles ist, das gepflegt werden muss, da es sehr leicht durch Egoismus und Unbewusstheit ins Gegenteil umkippen kann. Das Böse lehrt uns, dass der Mensch, obwohl er neurobiologisch gesehen ein äußerst soziales Wesen ist, in Destruktivität versinken kann, wenn menschliche Würde und menschliche Werte nicht gepflegt werden.

Wir brauchen ein Klima von Würde, aber auch von Klarheit und Grenzen, um immer wieder das Gute in uns und in der Welt zum Ausdruck zu bringen. Angst als Gefühl von Ohnmacht ist letztlich der Zündstoff für Kriege und Gewalt, deren Folgen verheerend für die menschliche Entwicklung sind und sie, wie man sieht, immer wieder auf eine niedrige Stufe zurückwerfen. Es wird Zeit, dass wir unsere Ängste voreinander – auch auf der Ebene von Nationen – anerkennen und verstehen und trotzdem (oder gerade deshalb) aufeinander zugehen. Jeder einzelne von uns kann etwas dazu beitragen, dass Angst einem Klima von Vertrauen und Tatkraft weicht.

Es gibt zu diesem Thema eine schöne Geschichte: Ein Indianerhäuptling sagt zu seinem Sohn: In uns tobt ein Kampf zwischen einem guten und einem bösen Wolf. Der böse Wolf kämpft mit Ärger, Eifersucht, Gier, Lügen, Gewalt und Missgunst. Der gute Wolf kämpft mit Liebe, Freundschaft, Dankbarkeit, Gelassenheit, Frieden, Hoffnung. Auf die Frage seines Sohnes, wer den Kampf denn gewinnt, antwortet der Vater: „Der, den wir füttern.“

Und jetzt sind *Sie* dran:

Lassen Sie vor Ihrem geistigen Auge einmal Ereignisse vorbeiziehen, die in Ihnen angstvolle Gedanken auslösen. Haben sie etwas mit der gesellschaftlichen Situation, mit der politischen Lage, den Umweltprozessen oder sonstigen Themen zu tun? Hören Sie auf, sich pauschal über die Ereignisse aufzuregen, sondern analysieren Sie die Meldungen und fragen Sie sich, was dabei der Lernschritt auf gesellschaftlicher und persönlicher Ebene wäre. Überlegen Sie, wie Sie Ihre eigenen Emotionen beruhigen und im Außen deeskalierend wirken könnten.

Falls Ihnen die Meldungen der Medien zu sehr zusetzen, machen Sie mal eine „Medienpause“ oder gewöhnen Sie sich an, die Medien nach *aufbauenden* Nachrichten zu durchforsten. Es gibt sie! So freue ich mich zum Beispiel über Berichte vom zunehmenden Widerstand gegen Probebohrungen für Gasvorkommen. Der Widerstand formiert sich, seit die verheerenden Folgen der giftigen Fördermethoden insbesondere in den USA bekannt werden. Die Angst vor derartigen Praktiken ist also ein guter Ratgeber.

Ich freue mich auch über Jugendinitiativen für den Schutz des Klimas und zur Völkerverständigung sowie Meldungen über die Annäherung der Religionen. Bleiben Sie also nicht in der Angst hängen, sondern sehen Sie sie als Aufforderung, sich ihr zu stellen. Treten Sie in Aktion: Fördern Sie persönlich oder materiell Initiativen, die die Welt ein wenig besser machen. Sie wissen ja nun: Unsere Gehirne sind längst „vernetzt“. Was Sie an Positivem denken, das denken sich auch andere – und umgekehrt!

Der Weckruf der Angst

Die Frage ist immer: Wie lautet der Lernauftrag?

Menschen, die im Leben viel Schwieriges haben durchstehen müssen, beeindrucken uns oftmals durch ihre besondere Ausstrahlung. Es sind Menschen, die schon durch viel Angst gegangen sind, denn Schwierigkeiten zu überwinden heißt immer auch: Angst überwinden. Gerade das kann uns offensichtlich auch stark machen. Nach meiner Erfahrung geht für Menschen, die mit Angst und Panik ein ernstes Problem haben, kein Weg daran vorbei, in die tieferen Beweggründe der eigenen Angst einzutauchen, sie zu verstehen, dazu zu stehen, sie durchzustehen und auf diese Weise zu *über*stehen. Es hat buchstäblich etwas mit dem Stehen zu tun, mit der eigenen Standfestigkeit, aber auch mit dem Mitgefühl für sich selbst. Die übersteigerte Ängstlichkeit muss durchschaut und verstanden werden.

Wissen allein reicht dabei nicht. Wir brauchen eine ganz pragmatische Form des Umgangs damit. In einem Telefonat fragte mich kürzlich ein Mann, dem ich erklärte, dass es so wichtig sei, den Kontakt zu seinem ängstlichen inneren Kind zu pflegen: „Ja, aber wie krieg ich das ganz konkret hin?" In diesem Buch geht es immer wieder darum, auf diese ungeliebte Seite von sich selbst zuzugehen, statt dagegen anzukämpfen oder sie immer nur weghaben zu wollen. Und dazu muss man manchmal über seinen eigenen „Schatten" springen. Genau das bezweckt der Weckruf der Angst. Als ich dem Mann in dem Beispiel etwas provokant sagte, dass er wohl Zeit seines Lebens darauf hoffe, dass er darum herumkomme, sich selbst zu verstehen, da musste er lachen.

Auch dieser Mann liebte sich mehr als „Alleskönner" oder „Sonnyboy", mit einer glatten Oberfläche, stark und immer funktionstüchtig. Die Angst gab aber nicht auf. Sie gab sich auch nicht zufrieden mit ein paar Techniken zur Beruhigung und einer kurzen rationalen Erklärung. Sie ärgerte ihn Tag und Nacht und rüttelte an seinen Überzeugungen. Er mochte die ängstliche Seite an sich überhaupt nicht, und schon gar nicht mochte er sich damit beschäftigen. Wir mussten diese Weigerung erst einmal humorvoll aufs Korn nehmen und die Wut über diesen lästigen Begleiter, den „Angsthasen", anerkennen, bevor eine zumindest kumpelhafte Annäherung – allerdings mit ausreichender Distanz – möglich war. Nach dem Motto: „Auch wenn ich dich ‚Weichei' hasse, will ich doch wenigstens deine Existenz anerkennen und verstehen." Wut, gewürzt mit einer ordentlichen Prise Humor, wirkt manchmal Wunder. Ihm half es, deutlich ruhiger zu werden. Der „kleine Junge" wurde größer und kooperierte immer besser.

Sowohl auf unserer ganz persönlichen als auch auf gesellschaftlicher Ebene machen wir immer wieder den Fehler, das Dunkle, Unbequeme nicht sehen zu wollen. Wir suchen nach Patentrezepten, die mit einem einfachen Dreh die Sache aus der Welt schaffen. Doch das macht alles nur schlimmer. Unser Menschsein strebt vielmehr nach Ganzheit. Wenn unsere Ganzheit gefährdet ist, wenn in unserem seelischen Erleben etwas fehlt, etwas ausgegrenzt wird, dann sorgt die Angst dafür, dass wir uns auf die Hinterbeine setzen, um genau diese Ganzheit wieder herzustellen. Durch eine tiefe Verbeugung vor unserem Menschsein, vor diesem „humpelnden", unschönen Teil unserer Seele, mit dem man keinen Staat machen kann. Ich sehe mich gerne als augenzwinkernde Anwältin für genau diesen Teil von uns selbst, in dem ja letztlich ungeahnte Kräfte verborgen sind. Es ist, wie wenn man einen Schatz hebt, der irgendwo vergraben ist.

Aber wie das bei Schätzen so ist: Man muss sie erstmal finden und dann die Schaufel in die Hand nehmen und manchmal sogar im Schlamm schippen. Ähnlich wie der Mann in dem Märchen „Die Skelettfrau“ (aus dem Buch *Die Wolfsfrau* von Clarissa Pinkola Estés) das klappernde Skelett nicht loswird und es am Angelhaken bis in seine Schlafstatt hinter sich herziehen muss. Erst als „es ihn irgendwie dauerte“, er also Mitleid mit ihm hat, geht von dem Skelett auf einmal eine unglaubliche Wärme und Energie aus, die auch sein Herz erwärmt. Das Skelett wird lebendig und zu seinem weiblichen Gegenstück. Er erkennt es erstmals und nimmt es in die Arme. Ähnlich wie im Märchen geht es immer um die Überwindung von Widerständen, um Transformation. Menschen, die diese persönliche Transformationsarbeit leisten, werden frei für das Leben im Hier und Jetzt. Sie befreien sich von alten Mustern der Enge, Verzagtheit, Unentschiedenheit und Opferhaltung.

Erst kürzlich fiel bei einer Frau der Groschen, die nun wirklich keine Vertrauen weckende Biographie hatte und aus ihren Ängsten nur schwer herauskam. Sie verstand auf einmal, dass sie sich genau das, was sie sich schon immer gewünscht hatte (nämlich ermutigt, bestätigt, getröstet zu werden), jetzt sich selbst geben könnte, rund um die Uhr. Ja, es ist richtig, das Leid, das man erfahren hat, erst einmal anzuerkennen, aber der wichtigste Schritt ist dann, an sich selbst Wiedergutmachung zu leisten, statt diese von außen zu erwarten. Menschen, denen dieser Schritt gelingt, werden frei, um als Erwachsene die Verantwortung für ihr Leben zu übernehmen und sich dann auch in der Gesellschaft nützlich zu machen. In uns als sozialen Wesen ist dies nun einmal angelegt. Erst dann können wir auch auf andere deeskalierend, Frieden stiftend wirken. Deshalb: Tun Sie was, erst für sich selbst und dann auch für andere!

Immer wieder etwas zu wagen, obwohl man Angst hat, ist eine Erfahrung, die uns Menschen dazu bringt, über uns selbst hinauszuwachsen, Grenzen zu sprengen und unser Bewusstsein zu erweitern. Angst ist, wenn wir sie neu bewerten, eine starke Triebfeder für unsere eigene Entwicklung. Ich habe viele Menschen in Krisen oder bei lebensverändernden Krankheiten wie Krebs durch ihre panischen Ängste begleitet: Angst vor dem Tod, vor dem Leben, vor anderen Menschen und vor sich selbst. Sie haben oftmals gerade durch diese Herausforderung zu einer tieferen Identität gefunden. Sie konnten auf einmal sehen, wie kostbar ihr Leben eigentlich war und wie viele Ressourcen sie im Grunde bereits besaßen.

Nachdem Sie dieses Buch gelesen haben, ist es Ihnen vielleicht geläufig, sofort eine „Diagnose" Ihrer Angst zu stellen. Sie werden, wie in Schaltstelle Nr. 4 angesprochen, sich nicht in der Angst verlieren, sondern mit sich ins Gespräch kommen und sich gezielt darum kümmern. Sie werden, wie in Schaltstelle Nr. 1 ausgeführt, danach fahnden, was Sie selbst dazu beigetragen haben, dass Ihr limbisches System zu sehr in Alarmbereitschaft geraten ist. Sie werden sich, wie in den Schaltstellen Nr. 2 und 3 ausgeführt, sofort nach geeigneten Maßnahmen umsehen, wie Sie Ihr emotionales Gehirn beruhigen und etwas Aufbauendes für sich selbst tun können. Sie werden einerseits Mitgefühl mit sich selbst und Ihrer Angst haben und andererseits für Ihre Balance kämpfen, wenn es nötig ist.

Statt „Angst essen Seele auf" (nach dem gleichnamigen Film von Rainer Werner Fassbinder) werden Sie den Auftrag der Angst annehmen – als Weckruf zu neuer Klarheit und Initiative, statt in der Opferhaltung zu verharren, denn: Angst raubt uns den Schlaf, lässt unser Herz rasen, und zwar so lange, bis wir eine Lösung gefunden haben. Bis wir immer wieder neu eine geeignete Strategie verfolgen, um Mut zu fassen und Selbstvertrauen zu entwickeln.

> Nach meiner Erfahrung erreicht Angst etwas, was durch kaum etwas anderes erreicht wird. So können wir bei Müttern und Vätern, die Angst um ein krankes Kind haben, erleben, welch ungeahnte Lebenskräfte es freisetzt, für ein Kind zu kämpfen; und wie viel Liebe diese Angst in den Eltern zu wecken in der Lage ist. In diesem Buch geht es darum, für sich selbst und die eigene Gesundheit genau *diese Liebe zu wecken*.

Eine Frau, die mit schweren traumatischen Vorerfahrungen zu kämpfen hatte, erzählte von einem besonderen Schlüsselerlebnis, als es ihr erstmalig gelang, ihre panische Angst vor dem Einschlafen zu besiegen. Einschlafen bedeutete für sie den totalen Kontrollverlust. Indem sie sich erstmals auf die tiefe Liebe in ihrem Herzen konzentrieren konnte, verschwand die Panik Schritt für Schritt. Sie erzählte: „Es war wie ein Kampf zwischen Angst und Liebe. Die Angst war erst stärker. Es war, wie wenn sie recht behalten wollte, dass nur sie existierte. Doch da gab es auch den Impuls, es mit der Liebe zu versuchen. In mir war nur ein Wunsch, nämlich der, gesund zu werden. Ich schickte meinen Atem ganz sanft in die Herzgegend – immer wieder – und belud ihn bei jedem neuen Atemzug mit aller Liebe für mich selbst. Je mehr ich davon in mein Herz fließen ließ, desto ruhiger wurde es. Doch zwischendrin kam immer wieder die Angst zurück. Sie wollte mir beweisen: „Du schaffst es nie, da rauszukommen!" Aber dann fing ich an, mit ihr zu sprechen: „Ja, ich spüre dich. Ich schiebe dich nicht weg. Ich nehme dich zu mir." Immer wieder machte ich das. Es war total anstrengend, aber ich gab nicht auf.

Irgendwann fing ich an, die Angst in meine Liebe mit einzubeziehen. Irgendwann wurde es ganz leicht. Mein Herz wurde weit. Es fühlte sich wohlig an. Und die Angst war mit dabei – und fühlte sich dort wohl. Es vermischte sich alles, und es war alles eins. Meine Augen schlossen sich und ich beobachtete mich selbst dabei, wie ich ganz langsam einschlief – wie noch nie in meinem Leben. Das war wohl das Gefühl, das man mit Urvertrauen bezeichnet." Die Klientin konnte sich ab diesem berührenden Erlebnis zunehmend auf ihr abendliches Schlafritual freuen. So ist es, wenn die Liebe sich ganz konkret im Körper ausbreitet. Sie kann das Gefühl der Angst regelrecht auflösen. Dieses Schlüsselerlebnis war bei der Klientin erst nach einem intensiven Bewusstwerdungsprozess möglich und half ihr auch auf anderen Ebenen zu einem neuen Gefühl von Stabilität.

Wie Sie diesem Bericht entnehmen können und wie auch im Kapitel über den ernsthaften Entschluss ausgeführt, brauchen wir sehr viel Tatkraft, ja,ganz real auch Körperkraft, Willensstärke und Disziplin, um uns aus angstvollen Momenten herauszuschälen. Wir müssen dranbleiben *wollen!* Aber wie entsteht Willenskraft? Durch überzeugende Informationen, die verstanden worden sind, durch eine gute

Gewohnheit, für sich etwas Wirkungsvolles zu tun, schließlich durch die Lust am Erfolg, gepaart mit einem ordentlichen Schuss an Endorphinen im Gehirn.

Wenn dies auf der individuellen Ebene möglich ist, so wirkt der Weckruf auch bei Ängsten auf gesellschaftlicher oder globaler Ebene. Was die Angst vor den Katastrophen dieser Welt betrifft, so fangen Sie vielleicht an, sie in eine neue Liebe zu diesem Planeten Erde mit all seinen verschiedenen Bewohnern zu transformieren. Suchen Sie nach Berichten über positive Entwicklungen in der Welt, wie zum Beispiel dem „Waldmacher" in der afrikanischen Wüste, der mit dem Beschneiden von Sträuchern das Wurzelwachstum anregt. Den Wasser speichernden und Leben spendenden Effekt dieser Maßnahme kann man sogar vom Weltall aus deutlich sehen. Lesen Sie Berichte über Bemühungen, den Plastikmüll aus dem Meer zu fischen. Fangen Sie an, selbst Müll zu sammeln. (Ich selbst bringe von jedem Spaziergang etwas mit und freue mich, dass es in der nächsten Generation keinen Schaden mehr anrichten kann.) Kleinigkeiten helfen. Lesen Sie über engagierte Menschen, die sich für andere einsetzen. Es gibt sie. Sie als Leser können die Gedanken weiterspinnen und andere dazu anregen, mit sich selbst gut umzugehen …

Sie werden auch zunehmend dagegen gefeit sein, falschen Propheten nachzurennen, *zu* gutmütig zu sein und Menschen zu vertrauen, die es nicht wert sind oder die Sie nur ausnutzen wollen. Sie werden in der Lage sein, sich abzugrenzen, nein zu sagen, wo es nötig ist, und deutlich ja zu sagen. Sie werden zunehmend ein Gefühl für die eigene Würde bekommen, die Sie weitgehend vor ängstlicher Verzagtheit schützt, aufrichtet und frei macht.

So wird sich Ihre Angst in eine wertvolle Erfahrung für Sie selbst und andere verwandeln. Ich freue mich, wenn ich Sie ein Stück auf dem Weg zu einem deutlichen Mehr an Ganzheit und Mut begleiten konnte. Angst ist ansteckend. Ganzheit und Mut auch!

Verzeichnis verwendeter und weiterführender Literatur

Becker, Eni, u. Hoyer, Jürgen: *Generalisierte Angststörung*, Göttingen: Hogrefe, 2005

Besser-Siegmund, Cora, u. Siegmund, Harry: *Wingwave-Coaching. Wie der Flügelschlag eines Schmetterlings,* mit einer Wingwave-CD, Paderborn: Junfermann, 2010

Bode, Sabine: *Kriegsspuren. Die deutsche Krankheit – „German Angst“*, Hamburg: Klett-Cotta, 2016

Dahlke, Rüdiger: *Angstfrei leben, Audio-CD, 1998*

Diegelmann, C., u. Isermann, M.: *Kraft in der Krise. Ressourcen gegen die Angst,* Stuttgart: Klett-Cotta, 2011

Estés, Clarissa Pinkola: *Die Wolfsfrau. Die Kraft der weiblichen Urinstinkte*, München: Heyne, 1992

Fallon Morell, S., u. Daniel, K.: *Die Super-Suppe,* Kirchzarten: VAK, 2015

Fell-Hagen, Monika: *Die Energie der Chakren. Mit Yoga in die 50 plus,* München: Kösel, 2006

Gapp-Bauß, Sabine: *Depression und Burn-out überwinden. Ihr roter Faden aus der Krise: Die wirksamsten Selbsthilfestrategien,* Kirchzarten: VAK, 2015

Gapp-Bauß, Sabine: *Stressmanagement. Zu sich kommen statt außer sich geraten*, Ahlerstedt: Param, 2012

Gauglitz, Waltraud: *Angst ist die andere Seite von Liebe*, Norderstedt: BOD, 2016

Hof, Wim, u. de Jong, Koen: *Nie wieder krank. Gesund, stark und leistungsfähig durch die Kraft der Kälte,* München: Riva, 2019

Hüther, Gerald: *Die Biologie der Angst. Wie aus Streß Gefühle werden*, Göttingen: Vandenhoeck & Ruprecht, 2012

Hüther, Gerald: *Die Macht der inneren Bilder. Wie Visionen das Gehirn, den Menschen und die Welt verändern*, Göttingen: Vandenhoeck & Ruprecht, 2005

Hüther, Gerald: *Würde. Was uns stark macht – als Einzelne und als Gesellschaft*, München: Knaus, 2018

Iding, Doris: *Yoga gegen Ängste. Dem Körper vertrauen und den Geist stärken*, mit CD, Oberstdorf: Windpferd, 2014

Liedloff, Jean: *Auf der Suche nach dem verlorenen Glück. Gegen die Zerstörung unserer Glücksfähigkeit in der frühen Kindheit*, München: Beck, 1980

Muller, Mary Louise: *Selbsthilfeübungen zur kranialen Integration*, Kirchzarten: VAK, 2002

Neuenfeld, Gabriele, u. Förder, Gabriele: *Kinesiologie für jeden Tag. Stress abbauen, Schmerzen lindern, Blockaden abbauen,* Kirchzarten: VAK, 2017

Plinz, Nicole: *Yoga bei Erschöpfung, Burnout und Depression*, Köln: Balance, 2009

Rosenberg, Stanley: *Der Selbstheilungsnerv. So bringt der Vagusnerv Psyche und Körper ins Gleichgewicht,* Kirchzarten: VAK, 2018

Seehofer, Tanja, u. Iding, Doris: *Yin-Yoga des Herzens. Geschmeidiger Körper, offener Geist,* Oberstdorf: Windpferd, 2015

Seehofer, Tanja: *Yoga gegen Burnout. Gelassen und selbstsicher im Stress*, mit CD, Oberstdorf: Windpferd, 2015

Steindl-Rast, David: *Auf dem Weg der Stille. Das Heilige im Alltag leben*, Freiburg: Herder, 2016

Yalom, Irvin : *In die Sonne schauen. Wie man die Angst vor dem Tod überwindet*, München: btb, 2008

Verzeichnis der Selbsthilfemaßnahmen, Strategien und Übungen

Danksagung

Hiermit möchte ich dem Verlag VAK meinen herzlichsten Dank aussprechen für die Bereitschaft, sich auf meine thematischen Vorstellungen und deren gestalterische Umsetzung sehr offen und außerordentlich kooperativ einzulassen. Insbesondere gilt mein Dank meinem Lektor, Norbert Gehlen, für sein hervorragendes Lektorat und seinen kritisch-konstruktiven Blick für die sprachliche Feinarbeit und die Gestaltung der Texte, die immer den Leser im Fokus hatte, mit dem Bemühen, die Inhalte korrekt und verständlich zu übermitteln. Auf solch eine kompetente Begleitung ist man als Autorin angewiesen, wenn es um komplexe und gleichzeitig sensible Themen geht.

Mein Dank gilt selbstverständlich auch den vielen Klientinnen und Klienten, die ich in schwierigen Lebenslagen begleiten durfte und ohne deren Vertrauen ich nicht die Inspiration für dieses Buch gehabt hätte. Mein Dank gilt ferner Uta Nenneke, die mich in ihrem hohen Alter für die Einfachheit einiger Yoga-Übungen so begeistert hat, dass es mir plausibel erschien, ihren ganz pragmatischen Nutzen für das Thema Angst aufzuzeigen.

Schließlich gilt mein Dank auch meiner Tochter Franziska für ihre Fotos, die den Lesern vermitteln sollen, dass es nicht um Perfektion geht, sondern um den Genuss, die Schulung und die Wahrnehmung des eigenen Körpers im Einklang mit der Natur. Nicht zuletzt danke ich dem Schicksal, das mich selbst immer wieder vor neue und nicht immer ganz einfache Aufgaben gestellt – und mir die Möglichkeit zum Wachstum gegeben hat; denn nur wer selbst hat wachsen müssen, kann andere dazu animieren. Danke!

Sabine Gapp-Bauß
(April 2019)

Über die Autorin

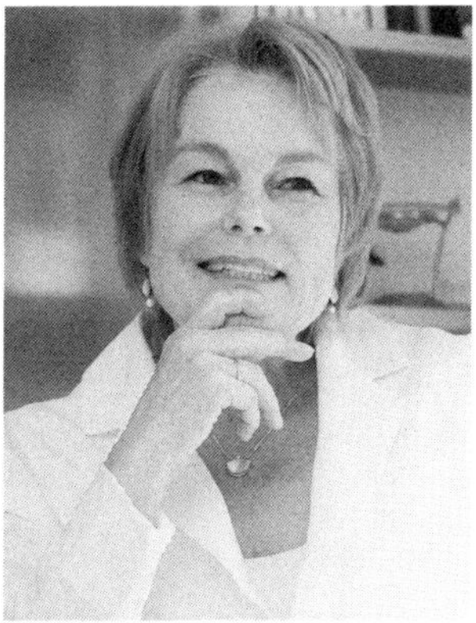

Dr. med. Sabine Gapp-Bauß studierte nach dem Staatsexamen für das höhere Lehramt (in den Fächern Biologie und Geografie) in Heidelberg und Berlin Medizin. Nach ihrer schulmedizinischen Ausbildung spezialisierte sie sich schon früh auf eine ganzheitlich-naturheilkundliche Behandlungsweise mit Einbeziehung der Hypno- und Entspannungstherapie. Aus ihren Erfahrungen in der eigenen Praxis mit Menschen in schwierigen Lebenssituationen entwickelte sie ein pragmatisches Stressbewältigungskonzept, das in ihren Büchern *Stressmanagement. Zu sich kommen statt außer sich geraten* sowie *Stressmanagement. Das Übungsbuch Woche für Woche* seinen Niederschlag fand.

Als Hypnosetherapeutin kam sie zunehmend in Kontakt mit Menschen, die seit Jahren vergeblich versucht hatten, aus ihren chronischen Depressionen oder schweren Angst- und Panikstörungen – vielfach infolge traumatischer Vorerfahrungen – herauszukommen. Dies inspirierte sie dazu, fundierte ganzheitliche Konzepte für die Selbsthilfe von Betroffenen zu formulieren. Nach ihrem Bestseller *Depression und Burn-out überwinden. Ihr roter Faden aus der Krise: Die wirksamsten Selbsthilfestrategien* liegt nun ihr Buch zum Thema Angststörungen und Panikattacken vor.

Die Autorin widmet sich der Verbreitung dieses Wissens in Vorträgen für Fachleute und Betroffene, in Institutionen und Kliniken. Als Expertin für Stress- und Selbstmanagement ist sie seit vielen

Jahren insbesondere in der Lehrerfortbildung gefragt. In persönlichen Coachings begleitet sie Betroffene im Sinne einer Hilfe zur Selbsthilfe. Ihr geht es dabei stets um eine bewusste Werte- und Sinnorientierung sowohl auf privater als auch auf gesellschaftlicher Ebene. Nähere Informationen: www.gapp-bauss.de

Dr. Sabine Gapp-Bauß:

Depression und Burn-out überwinden

Ihr roter Faden aus der Krise: Die wirksamsten Selbsthilfestrategien

Leseprobe: www.vakverlag.de

Die erfahrene Hypnosetherapeutin und Ärztin stellt in ihrem Buch die wirksamsten Selbsthilfestrategien vor, die sich in Krisen und Zuständen von Burn-out und Depression bewährt haben. Dabei geht sie von dem schwer zu ertragenden Lebensgefühl der Betroffenen aus und begleitet sie Schritt für Schritt durch ihre verstörenden Gefühlswelten. Das Ziel ist: selbst aktiv zu werden, statt untätig auf das Wirksamwerden von Medikamenten oder Therapien zu warten.

Ein Buch für Betroffene und Angehörige, das leicht zu lesen ist und Mut macht: Es gibt ein Leben nach Depression und Burn-out!

336 Seiten, 13 Abbildungen, Paperback (15 x 21,5 cm)

ISBN 978-3-86731-172-4

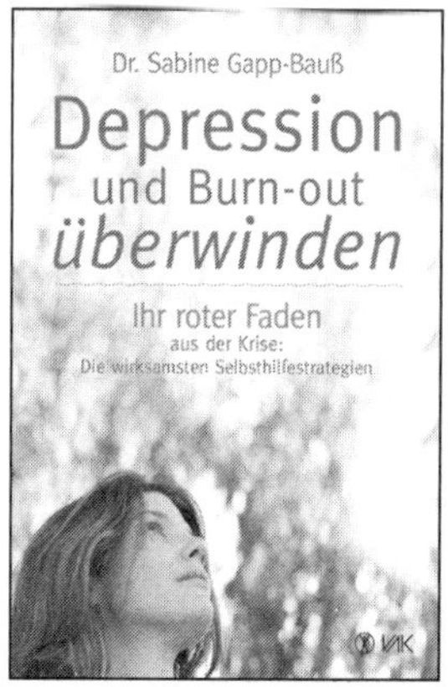

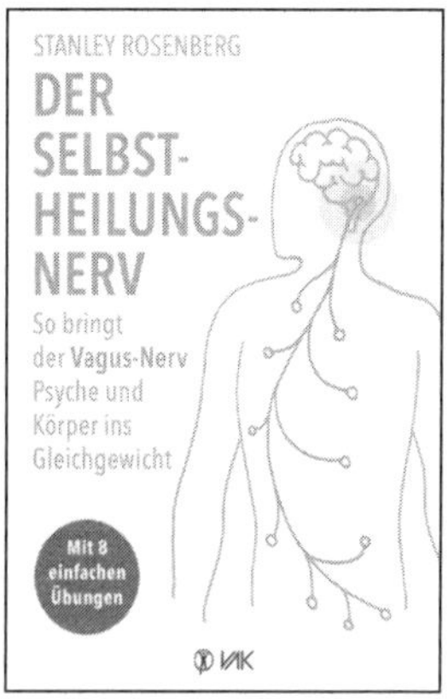

Stanley Rosenberg:

Der Selbstheilungsnerv

So bringt der VAGUS-Nerv Psyche und Körper ins Gleichgewicht

Leseprobe: www.vakverlag.de

Der Vagusnerv ist der größte Nerv des parasympathischen Nervensystems und für Ruhe, Entspannung und Verdauung zuständig. Ist seine Funktion gestört, kann der Körper sich nicht mehr von Stress erholen. Symptome wie Verdauungsbeschwerden, Migräne, Herz-Rhythmus-Störungen oder Ängste und Depressionen können die Folgen sein. Der Autor hat in seiner mehr als 30-jährigen Erfahrung als Körpertherapeut erkannt, welche zentrale Rolle der Vagusnerv für körperliche und seelische Gesundheit spielt. Er erklärt die Zusammenhänge im Körper und stellt acht Übungen vor, um den Vagusnerv zu aktivieren und Blockaden zu lösen.

328 Seiten, 52 Abbildungen, Paperback (15 x 21,5 cm)

ISBN 978-3-86731-211-0

Dr. med. Dietrich Klinghardt, Amelie Schmeer:

MentalFeldTechniken – ganz praktisch

20 Methoden für Selbsthilfe und Heilung

Leseprobe: www.vakverlag.de

Jeder hat sie schon erlebt: Konfliktsituationen, verletzende Äußerungen, Beziehungskrisen, Erschöpfungszustände, Ängste … bei sich oder bei anderen. In diesem Buch werden ausgewählte Selbsthilfetechniken mit der bewährten Klopfakupressur kombiniert. Diese Kombination potenziert die Wirkung: Die heilenden Kräfte werden intensiviert und damit noch tiefgreifender und rascher wirksam. Sie sprechen mehrere Sinne und Erfahrungsebenen gleichzeitig an.

Wenn Sie sich selbst oder anderen helfen wollen, finden Sie hier leicht anwendbare und sofort nutzbare Techniken.

256 Seiten, 20 Abbildungen, Paperback (13 x 20,5 cm),

ISBN 978-3-86731-074-1

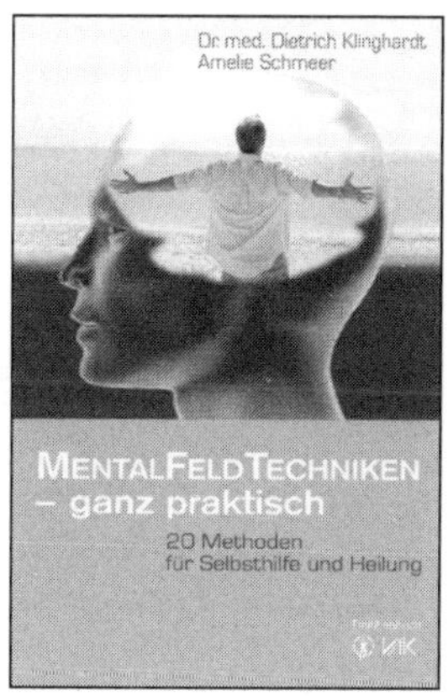

Abonnieren Sie unseren Newsletter (gratis) unter: www.vakverlag.de